死とスピリチュアルケア論考

窪寺俊之

関西学院大学出版会

死とスピリチュアルケア論考

死とスピリチュアルケア論考

目次

第九章　スピリチュアルケアへの宗教の貢献　295

第I部

死と向き合う

第一章　魂の遍歴

――「スピリチュアリティ」の探求

要旨

人は科学的・客観的・論証可能なものを信じている。その反面、論証できないものを否定する傾向がある。しかし、重篤な病になり、死が迫ってくると論証可能なものよりも、心の安らぎや希望を与えるものを求める傾向がある。

西田英史は高校生のときに「脳幹部グリオーマ」と診断された。病気の悪化と共に、科学的思考、競争的価値観、個人中心の生き方から、親友に感謝、一日一日の質を高める生き方へと変わった。また、目に見えない世界に関心をもつ生き方へと変わった。西川の人生を六期に分けて、魂の遍歴をたどりつつ、祈りや超越者へと関心が広がったことを明らかにする。そこに西田のスピリチュアリティの覚醒の跡を見ることができる。

◆キーワード：自己中心、競争的価値観、科学的認識方法、質の高い生活、祈り

一　はじめに

科学的思考を尊び、科学的論証ができるものしか信じない現代人の多くも、心の深層では科学の限界をうすうす感じている。科学的思考方法を物事の認識論の土台に据えながらも、科学が認識し得ない事柄の存在することをあえて否定するものは少ない。さりとて科学的認識方法以外の認識法を積極的に認めることはしない。不思議なことに科学的認識方法以外を認めないと言いながら、神秘的現象・超能力・占い・透視能力などに興味と関心をもっている。実に不思議なのは、知的で理性を重んじる高学歴の人が、科学的で客観的でもないものに自分の人生を委ねることも起きている。そこには、頭脳の理性的領域と魂の霊的領域との二分化があるかのようである。理性的領域で物事を観察・分析・解釈していながらも、それ以外の超理性的・超感覚的事柄が存在することを予想しているかのようである。

魂の存在や霊的事柄を予感しながらも、確証がないことに現代人が戸惑い、不安になり、それらの事柄への関心を表明することをひかえて、私的関心事に留めている。その私的関心事は一種の期待や願望を表現しているように見える。

そのような状況の中、医療界でスピリチュアルケアが問題になっている。ホスピス運動が日本の医療の在り方を急速に変えつつある。医療費が国家財政を圧迫し、医療制度の改革が求められてきた。同時に、医療の基本的方針が問い直されて、医療哲学が真剣に問われてきた。医師主導の医療から患者中心の医療が求められてきた。医療者が最善を尽くしたとしても、患者の意思や願望が無視された医療に問題が投げかけられている。患者が医療内容を選択し、自己の生命の主体となることが重要な課題となってきた(1)。

患者の医療選択権が認められ始めたことで、医療者が考えている医療行為の範囲が拡大し、身体的疾患治癒に限らず、患者の全体的苦痛の緩和が問題となった。患者が身体的治癒のみで満足せず、病気に伴う多様な苦痛の緩和を求める気運が起きてきた。特に末期ガンに襲われた患者が、精神的不安や死の恐怖にとらわれ、それが患者の残された時間の「生活の質」を左右する場合には、医療者は当然精神的ケアも医療行為の範囲内のこととして受け止めざるを得なくなってきた(2)。

魂への配慮は、死に直面した人に平安と励ましを与えるものである。この事実が医療の現場ではなかなか認められずにきた。特に、医療の使命を疾患の治癒のみに限定して考える者にとっては、死の事実を認めた上での霊的ケア（spiritual care）の必要性を考えることは、医療者としての責任放棄であり、医学の敗北と思えるかもしれない(3)。死の現実は万民に訪れることである。医療者は、死の現実を引き延ばし生命の時間を延長することで、人間としての生命を充実させようと意図してきた(4)。

この章は、死をとりまく以上のような事情を考慮して、死に直面したものの魂の遍歴をたどりながら、「スピリチュアリティ」とはどういうものかを明らかにしようとするものである。特に、一つのケースを取り上げる。脳腫瘍という病を負い、死の告知を受けながら、生きることを放棄せずに、自分なりに生き抜いた青年の生き様を取り上げてみたい。この青年の魂の遍歴の中に、肉体的苦痛や精神的苦痛とは異なる霊的な苦痛（スピリチュアル・ペイン）が観察できる。そこから「スピリチュアリティ」とは何かを明らかにしたい。

ここでは患者本人が遺した闘病日記『ではまた明日』（西田英史、草思社、一九九五年）を資料として採用する。闘病日記が資料として用いられるのには利点と欠点がある。欠点は、個人的心情や苦悩を書き残した闘病記の研究が、人間の普遍的法則性を引き出せるものかどうかということだ。個人研究の範囲を超えられないのではないかという疑問が残る。利点は、内面的世界を吐露し、個人の魂の叫びや悲痛、生きることへの切々とした願望、極限状況に置かれた自己を透徹した目で見る眼識、日常性を削ぎ落とした地点に立って見ようとする究極的視点、自己と他者との本質的違いなどが、純粋に近い形で表現されてくることであろう。それに加えて、闘病記の多くは私的な目的で書かれている。公に刊行する目的をもたず、個人的理由で書かれた闘病日記は、弱さ、脆さ、恥をさらけ出しながら自己の真の姿をあらわにしているものが多い。外部の評価や批判を意識せずに、自由に、自然に、純粋に、自分のありのままの姿が表現されているという利点をもっているのである。この利点こそが、魂の遍歴を調べようとするときの重要な要因となる。

闘病日記が個人的目的で書かれていれば、周りからの外的影響が少ない形で、魂の真実の姿が表現されていると見てよい。本章の目的は人間の根源的本質としての「スピリチュアリティ」を明らかにすることである。

二　危機に直面した西田英史の魂の叫び

西田英史は、昭和五〇年一月二五日、父 西田裕三、母 真弓の長男として誕生。妹 仁子がいる。千葉県柏市立富勢小学校を卒業、柏市立富勢中学校入学、一年後、西原中学校に転校し卒業。千葉県立東葛飾高等学校に入学したが、三年生（一九九二年の秋）のときに身体的異常を感じ、翌年一月に慈恵医大柏病院で検査を受けた。その結果、「脳幹部グリオーマ」（神経膠腫＝脳腫瘍の一種）と診断され、入院加療する。両親は、本人の性格と予後の悪いこと、残されたいのちを本人らしく生きることを可能にしてやりたいとの願いから、本人に病名を告知し、両親も共に病気と戦う意志を固める。病気が発見されたため、その年は大学受検を諦めて病気の治療に専念するが、病床にあっても病気の快癒を願い、来年の大学入学を希望して、将来の専門分野である物理学の勉強に努力する。闘病中にもかかわらず、河合塾松戸校（ハイレベル国公立理系クラス）に入学している。病気は一時的に安定するが、徐々に進み、視力は落ち、身体の痺れが大きくなり、平成五年一二月二〇日、満一八歳一〇か月の生涯を閉じる。

死後、両親が亡き長男の身辺整理をする中で、闘病日記（四〇〇字詰原稿用紙約四八〇枚、計二六六日分）が見つかった。日記は発病直後に書き始められ、死の二四日前の一一月二六日まで書かれた。日記の約半分の一二七日分が編集され公刊されている（西田英史『ではまた明日』草思社、一九九五年）。その前年に自費出版された初版は一三〇〇冊印刷され、本人が生前親しくしていた人たち、同級生、同世代の人たちに配られた。広い読者を念頭に置いて発行されたものではない。本人は公にされることを予定していなかったと思える。その分、あるがままの心情が吐露されていると見てよい。

三　遍歴の区分

このケースを観察すると、病気の進行と共に魂の遍歴の跡が見えてくる。その遍歴を、内容から六期に分けることができる。

1　第Ⅰ期（平成四年一一月二四日―平成五年二月二七日）

病気が発見され、慈恵医大柏病院に入院し、治療が始まる。退院して一時自宅療養する。体力的には健康体とさほど変わらない。

関心、興味は大学受検に集中し、テストの点数によって、学友と競争し、自己評価する「今日返ってきた数学のテストは八五点、友人に負けた」（一一月二四日、一〇頁）（西田英史『ではまた明日』から。以下月日と頁数のみ記載）。学友とテストの成績で競争して自己存在を確かめようとする傾向が強い。学友に勝とうと「意志する」ことに価値があり、たとえ負けたときにも、反発力を触発することになれば、前に進むことへの原動力となるとの認識がある。「負けず嫌いはすべてにおいて原動力になると信じてはいる」（一一月二四日、一一頁）とある。

学友と友となる（親しくなる、親切になる）ことが、競争心や闘争心の原動力を削ぐと考えて、かえって競争心、闘争心を、煽り立てることで生きる力を引き立てようとしている。

学友を敵と見て（一一月、一〇頁）、親切にされることを苦痛（一一月、一〇頁）、だとか「優しいという言葉は最低の言葉だ」（一月一二日、一三頁）などとある。自分を、競争に負けないこと（一一月二四日、一一頁）、落伍者にならないこと（一二月九日、一一頁）、そのために気合を入れてやらねば（一月八日、一二頁）、それにめげずに勉強する（一二月九日、一一頁）とか、「強気でみんなに嫌われるくらいであればちょうどいい」（一月一二日、一三頁）などと、ひたすら自分を鼓舞して、強くあろうとする言葉で満ちている。自分が強い者であるためには多少、回りから何を言われても嫌われても恐れるな（一月一二日、一三頁）、回りの人からの批評や評価を無視し、自己の目的達成に専念することを優先し、多少でも、回りの人の評価が気になることは、「弱気になる」（一月一二日、一三頁）、

「まわりに合わせすぎ」（一月一二日、一三頁）、「臆病者」（一月一二日、一三頁）になることだとしている。

表面的には、強気、回りの評価に無頓着、唯我独尊、弱者蔑視的に見えるが、心の中には、正反対の感情が見える。「他人に真の自分を知られる恐怖から、こんなに完璧に隠せるようになっていたのだな」（一月一二日、一三頁）とあり、ここには真の姿を他人に知られることへの恐怖心が大きく見られる。「自分から『僕に近づかないでください』と言っているようなもんじゃないか」（一月一二日、一四頁）と述べて、人との人間関係が接近することを警戒し、自ら距離を保とうとする心理が働いている。過剰な自意識と自尊心（プライド）が傷つけられることへの恐怖心がある。この過剰な自意識をもち、自尊心の傷つけられることを恐れる心理は、青年期の心理として一般的である。それに加えて受験戦争の真中にいる西田は、負けたら駄目だという強迫観念があった。同じ過剰な自意識は「自分が劣等生だと思いたくないプライドから来ている」（一月一二日、一三―一四頁）と言って、本人の中に自尊心が強く働いているのを告白しているところにも見られる。ここでの自尊心とは、弱い自分を被い隠し、背伸びし、他人から低く見られたくないという心理である。それは回りの人の存在や言葉を恐れない真の強さではなく、むしろ、回りの人を極端に意識し、回りの人からの評価を恐れ、それに過敏に反応している姿である。

回りの人を極端に意識し、回りの人からの評価に過敏に反応する自分を無意識的に感知して、自分を変革したいと願っている。「自分を変えることから逃げてきた」（一月一二日、一四頁）とも述べて、自己変革への強い願望をもっている。ここでは、現状の自己への不満と嫌悪感が背後にあって出てきたものである。

慈恵医大柏病院で眼科と脳外科を受診し、二日後の平成五年一月二一日に再検査を指示されてＭＲＩ検査（核磁気共鳴画像検査）を受ける。その結果、脳幹部グリオーマ（神経膠腫）であろうと診断され、悪性のもので手術が不可能だとわかる。本人は両親の様子から、診断の結果は悪く生命はあまり長くないことを察する。「もう帰れないと思って」（一月二二日、一八頁）、「飯を食うのもこれが最後だ」（一月二二日、一八頁）、「俺の運命は決まったと感じた」（一月二二日、一八頁）、「俺の気持ちは、ほとんど暗く絶望的なものに変わった」（一月二二日、一八頁）、「俺は、死ぬ確認の検査をするんだという思いが心を占めていた」（一月二二日、一九頁）、「もうダメなんだと思った」（一月二二日、一九頁）、「死ぬことについてばかり考えていた」、「死ぬ意思を固めていた俺は、……」（一月二二日、一九頁）と一月二二日の時点で、ＭＲＩ検査結果から精神的ショックを受けたのが明らかである。このショックは大きく「ほとんど口をきかなかった」（一月二二日、二〇頁）、「涙がこみ上げてきた」（一月二二日、二〇頁）と述べているほどにショックが身体的な症状に現れていた。

以上のように、本人の心は絶望の谷底に突き落とされたかのようなショックであった。父親は本人の気持ちを察して、慎重に本人と話した。それが功を奏して、本人は不安の中にも一種の安堵感をもった。「幸いなことに、俺は死ぬ人間ではなかったのだ。父は笑って否定した」（一月二二日、二二頁）とあるように本人は安心したようである。父親の言葉は本人を安心させたが、いつも同じ安心が心を占めていたわけではなく、医師の言葉で「心配性の俺は、また死ぬのではないかという不安を抱いてしまった」（一月二三日、二三頁）と書いているように心理的動揺があった。父親の言葉が本人の不安を取り除き、精神は落ち着きを取り戻し、比較的正常な精神状態にあった。

自分の回りの自然の風景を明るく見ているのも、精神状態が安定し、予後を明るく見ていた結果である。「カーテンはすでに開けてあり、窓は明るかった」（一月二三日、二三頁）と、身の回りを明るく受け取ったのは心の状況を反影していると解釈できる。

心の落ち着きは、とりまく病院の環境や状況を広く観察する余裕となって現れている。「いったい脳外科には何人の先生がいるのだろう」（一月二三日、二三頁）、「看護婦さんが出迎えにやってきた。気の強そうな人だと思った。この人がずっと俺の担当になるそうだ。でも信頼のおけそうな人で、いかにも頼もしそうだった。」（一月二三日、二三頁）とか「回診に来た若い脳外科の先生には、どこか冷たい雰囲気が漂っていてあまり好きになれなかった」（一月二三日、二三頁）と「この先生は、名前もさることながら、とても気のよさそうなヒゲの先生で、白衣の下にはジーパンをはいていた。」（一月二三日、二四頁）と看護師や医師の人物描写が人物の性格や印象と一緒に把握されている。このことは、本人の心に余裕があったことを示していると言ってよい。

父親の言葉は心の平安と予後の希望を与え、それが心の余裕となり自己洞察を深める契機となっている。「とても多くの人に支えられ、心強くなった」（一月二三日、二五頁）と述べているように、自分が多くの人たちに支えられている現実に気づき始めている。この現実の気づきが感謝の思いを引き起こした。感謝の思いは平凡な状況の中から生まれるよりも、危機とその脱却との落差から生まれるものである。死の恐怖や不安が大きければ、危機感が増大してくる。死が現実から遠のけば、危機感、不安、恐怖感が取り除かれて逆に、平安や歓喜や感謝が湧いてくる。

一月二六日に両親が訪室する。「母、父とも訪ねてきてくれた。高3にもなってとも思ったが。実際親の援助はひじょうに助かる。……何より精神的に楽になる」（一月二六日、二八頁）と述べている。そして一月二七日には同じ高等学校の友人が二人面会に来てくれる。「話が盛り上がり、とても楽しかった」（一月二七日、二九頁）、「知り合いに会って話ができるというのは、本当に楽しい」（一月二七日、二九頁）といい、一月二八日には、更に野球部の五人が見舞いに来てくれた。「話に花が咲き、2時間余りもしゃべった」（一月二八日、三〇頁）と、脳腫瘍をもつ病人とは思えない喜びである。

更に、一月二九日には高校の担任の川畑先生が訪問し、一月三一日には高校一年生のときの担任の高橋先生と学友三人が訪問。そしてまた二人の学友が来てくれた。「やっぱり友はいい」（一月三一日、三四頁）といい「お見舞いに来てくれるのは絶好の暇つぶしにもなり、ひじょうにうれしい」（一月三一日、三六頁）と訪問客が来てくれることを素直に喜び歓迎しているのがわかる。学友を敵と受け取っていた前年の一一月、一二月時点での心境と比べると、その変化は大きい。

この頃、特に医者や看護師への感謝の念が現れて「恩返しをしたい」（二月一日、三九頁）と述べている。一旦死を覚悟し危機状況に落とし入れられたが、一応危機が回避されたことでの心の余裕が強く見られる。二月一日には「最近、生きる希望、楽しみ、自信を持てた代わりに、どうしても自分が病人だという自覚が薄れてきている」（二月一日、四〇頁）と言って、病院生活にも慣れ、全治の可能性を信じている様子が見える。全治の可能性を信じているから「あと2か月くらいはじっくり腰を据えて病気を根治することに努めようと思う」（二月二日、四一頁）と述べている。「人生のんびり行こう、ということを知った」（二月二日、四一頁）とも述べて「心を落ちつけてじっくりと将来を見据えながら、一歩一歩踏みしめていくほうが、かえって早くゴールや目標に到達するかもしれない」（二月二日、四一—四二頁）と、時間と忍耐を要するものの、必ず全快するのだという将来への希望が見える。

2　第Ⅱ期（平成五年二月二八日—四月八日）

二月二八日まで外泊を許され自宅で数日を過ごした（二月二五日—三月一日、四泊五日）。家での生活は、「気力は本当に充実する。メシもはるかにうまい。気分はひじょうに落ち着いていていい」（二月二五日、五九頁）とあるように、緊張感からの解放と心の冷静さを取り戻した。病院での生活は相当精神的苦痛を与えていたようで、「外泊できなかったら、今頃、精神的におかしくなっていただろう」（二月二五日、五九頁）と言うほどに緊張の高いものであったようである。自宅では、発病のために大学受験できなかった悔しさや残念さと、大学合格者への羨ましさなどがあった（二月二六日、六〇頁）

二月二八日は、外泊から病院に戻る日の前日であるが、父親が詳しい説明をした。息子に精神的ショックを与えるのを恐れて、配慮しつつ説明したようである。「精神的ショックは今日のところあまり大きくない。その証拠には、夕方にはナベさんちに電話して長く話してしまった」と書いている（二月二八日、六〇頁）。一見動揺が少なかったかに見えるが、このときの父親からの病状や予後説明は、決定的打撃を与えたようである。そのときの精神的ショックは、次の日（三月一日、六二頁）の日記に現れている。

また、三月一日の日記には、それまでの一種の病気への楽観的観測と、それに伴う精神的余裕が消えて、病気への緊張した姿勢が顕著に見えてくる。その緊張した心の状況は下記のようにまとめることができる。

(1) 医療への不満

医療行為への非歓迎的態度がある。第二クールの抗ガン剤治療が、点滴の方法ではなしにカテーテルの方法で行われることへの不満がある。自分の予測や想像に反して、このカテーテルが用いられることに、不満と不平をもった。「カテーテルをやるらしい」と書いているが、自分の意志ではなしに医療者の意志が医療内容を決断したことへの不満や、病状の悪化をくい止めるための処置として仕方ないという一種の諦観も見られる。「てっきり点滴の薬だけかと思っていた」（三月一日、六二頁）と予想違いの失望と不満もある。「もう二度とやらないだろうと思っていたのに……」とも語っている（三月一日、六二頁）。ここには、新しく始まる医療への不満・不平と共に、一種の諦めが顕著に現れていると言える。

（2）病状悪化への失望

「……わずか1か月後にまたやるとは」（三月一日、六二頁）と、第二クールの抗ガン剤治療が始まることへの不本意な気持ちが出ている。更に「……ただ、左手の指の開き具合がここ数日少し悪い。明日医者に話そう」（三月一日、六二頁）と述べているが、左手の指の開き具合が悪いことで、病状の進展が確実な事実であることを察している。「医者に話そう」と述べたことは、単なる報告の意味ではなく、むしろ医者に伝え、病状が悪化していることを告げ、今後の治療方針を決めてほしいと言っているように見える。確実になっている悪化への対応と今後の方針への適切な治療を求めているものである。完全な回復は望めないにしても生命が延びることへの期待と、それへの処置を求めているものと見られる。それを期待して対処への処置をしているところに、本人の失望の深さを見ることができる。

（3）医療への過度の期待

病状が悪化し、失望しているだけではない。病気から回復して物理学の研究をすることが本人の切なる希望であり人生の目的である。「全世界が待っている」（三月一日、六二頁）とは過剰な自信ではあるが、生きることが自分の人生の責任、目的であると受け取り、病気から回復して生きることを人々から期待されていると見ている。期待されている者はその期待に応えたいと望む。その特徴は、自分の人生を自己目的のためだけにあるとは捉えていない点である。自分の存在をより大きな目的の中で把握しているので、病気の回復を強く望むことになる。「ぜったい治ってやる。頼むぞ」（三月一日、六二頁）と述べているが、そこには強い願望があるのが明らかで、医療への過度の期待が見える。

(4) 精神的自己鼓舞

生命が危機に直面し、死が緊迫して感じられるとき、精神的に打ちのめされて落胆し、目の前が暗黒に閉ざされるに違いない。将来に希望も光も見出せなければ、立ちすくみ、生きることを断念するしかない。それがいやなら立ちすくみそうになる自分を励まして先に進むしか道はない。「時代が俺を呼んでいる。こんなところで死んでる場合じゃないんだ。生き還ってやる」（三月一日、六二頁）と生きること、生還へと自身を賭すことで、自己鼓舞する姿勢が見える。そうすることで、絶望的状況からの奇蹟的な生還を熱望しているのかもしれない。

(5) 小さな病状変化への敏感な感性

父親からの詳しい病状説明は、それ以前の安心と心の平安を破った。時間の経過と共に病気から回復していくと思っていたのは、病気の真実を知らされていなかったことによる。途中で不思議に思える事柄もあり、病気が快方に向かっているとは思えないこともあった。「…治るとずっと思ってきた」（三月二日、六四頁）だけで、特に尋ねることもなかった。快方に向かっているという先入観が、病状の悪化の兆候をも見過ごさせている。体調の小さな変化に対して、やや鈍感になっていたのである。

しかし、一旦、父親から病状の詳しい説明があり、病気は快方に向かっていない事実が知らされると、症状の変化に敏感になり、楽観的になれなくなる。余裕をもって見るというよりも、敏感に受けとめるように変化している。

(6) 新しい治療法の試み

父親が詳しい病状説明をしたところ、西田は抗ガン剤治療以外の治療法にも関心が向いていく。父親がイメージ療法（サイモントン療法）のテープと本を買って来た。本人は「今日の夜からもう聴いてみよう」（三月一日、とイメージ療法を始めた。この療法が効果を発揮するかどうかよりも本人がやってみたところに、病気治療への意欲と病気と闘う積極的姿勢が明らかに見える。「テープの声も聴きやすい声で気に入った」（三月一日、六三頁）とイメージ療法に特に心理的抵抗はなかったようである。

以上のように、この時期は、以前の楽観的観測は消え、緊迫感が強くある。自ら病気と闘う姿勢をとり、生きる意欲をかき立て、可能な限りの治療法を試み、生き抜いて生還したいという強い希望を抱いた。

二月二八日以後、新しい局面に入ったが、特に数日間（二月二八日—三月三日）は動揺、不安、自己鼓舞が顕著である。同時に、以前よりも現実的に自分の置かれた状況に対処しようとする点が強く見られる。

また、この頃から現実を厳しく認識して「病気と正面切って闘おう」（三月二日、六四頁）とする姿勢も見える。「病を治すのは俺だ」（三月二日、六五頁）「病気に立ち向かえるのは俺しかいない」（三月二日、六五頁）と述べて、自己意識が鮮明化し、現実味を帯び、内実化している。悪性の腫瘍をもって死に確実に向かっている自己を意識する度合いが強く深く現実的になるほどに、自分の人間的弱さや脆さに気づいていく。この現実認識は、死の現実に迫られてはじめて気づき認め始めたものである。「いざ悪性の腫瘍と聞くと、人間もろいもんだなあ。精神の動揺を感じる」（三月二日、六五頁）と述べ、自分の内面的世界をさらけ出し、崩れそうになる自分を認めている。崩れる自分を支え立たせる方法として「泣きたいのなら泣け。わめきたいのならわめけ」（三月二日、六五頁）と言う。泣くこと、わめくことが、本人の心の緊張を解し、心の中にしまい込まれている心のエネルギーを引き出す結果となる。泣かず、わめかないことは、心の表層に被いをかぶせて心の苦痛や魂の叫びを抑圧するだけである。だから、泣き叫びわめくことで、抑圧されていたものが意識化され、生命の源が触発されて、新しいエネルギーが湧き出てくるのである。

このケースで明らかなのは、以下のような四つの要因が重なって、本人の中から病気と闘うエネルギーを引き出していることである。

(1) 死の厳しい現実の直視。現実を否定せず、病気は悪性だったことを認め受け入れる。
(2) 病気を治すのは自分だとの自意識。
(3) 病気に対する受け止め方が大切だとの洞察。
(4) 「泣け、わめけ」と飾らない、肩をはらない、「いい顔」をしない生き方。

以上のような要因が相互に働いて、本人の中から病気と闘うエネルギーを引き出したようである。

さて、この第Ⅱ期から徐々に変化が見えるのは、自分の内的世界への意識と、同時に「いい子ぶりすぎていて、本当の自分を隠そうと」(三月二日、六六頁) していた、「俺は俺だ」(三月二日、六六頁) との意識である。また、友人を大切にする意識の変化が目立つ。「入院時に見舞いに来てくれるってのは本当にうれしい。真の友って感じがする」(三月二日、六六―六七頁) と言っている。発病前には、学友は敵であると見ていた。親切にすることも、親しくなることも避けていた。この第Ⅱ期になって、友人の訪問や手紙に対する感謝の気持ちが大きく膨らんでいるのが見える。三月六日は高校の卒業式であったが、父親が出席。午後、担任の川畑先生と四人の学友が病室に来て、卒業証書を授与してくれた。「やっぱり友達というものはいいものだ。久々のクラスメートとの会話も弾み、なかなかおもしろかった」(三月六日、六九頁) とある。学友との同窓意識、クラス意識、高校生の共通の意識、連帯感などが、会話を弾ませ楽しいものにしたに違いない。

また、この第Ⅱ期のはじめには、父親から病気の詳しい説明を受けた。それが彼の予後への不安を増加させている。「治らないのではないかという不安が、しょっちゅう頭をもたげてくる」(三月八日、七〇頁) と言い、「気合いでいつもそれを乗り切っている」(三月八日、七〇頁) と述べている。病気回復への意欲を与えたのは、一つは「何せ、俺にはやりたいことがたくさんある。こんなところで終わりたくない」（三月八日、七〇頁）という意識である。そして、もう一つは「入院中に、本当に大事なものを知った。愛情と友情。人間関係の奥深さをかい間見た」（三月八日、七〇頁）と言うように、家族や友人たちから与えられる愛情や友情に応えたいという願望である。「本当に大事なものを知った」と告白しているように、人生で本当に大切なものの発見である。「ひとりよがり」（三月八日、七〇頁）で「いつも何か見返りを期待して」（三月八日、七〇頁）「『条件付きの愛』しか知らなかった」（三月八日、七〇頁）ことで、「友情が深くならない」（三月八日、七〇頁）し、「『無条件の愛』」（三月八日、七〇頁）による信頼関係で結ばれた友をもてなかった。そんな自分に気づいたとき、「俺は恥ずかしくなった。何かとても寂しく切ない人生だと思った」（三月八日、七一頁）と、過去の友人関係を反省しながら薄っぺらな人間関係しか作れなかった原因を、自分の生き方や人生観に問題性があったと気づくのである。

この人生の新しい気づき・洞察は、脳腫瘍という不治の病いへの見方さえ変えてしまう。「人生をより楽しく充実する方向に目を向けさせてくれたこの病にお礼を述べつつ、……今日のこの日記を終わらせようと思う」（三月八日、七一頁）。不治の病いに罹ったことは苦しいが、そのことがきっかけで、家族や友人がもつ意味や価値を実感させ、感動さえ与えてくれた。この発見と感動体験は、よほど価値のあるものだったと想像できる。「この病にお礼」と述べているほどに大きかったのである。

3　第Ⅲ期（平成五年四月九日―四月二九日）

抗ガン剤治療の第三クールが、病状変化（ヘルペス）の前に延期になる。この延期は二度目で、本人は第三クールに期待していたので失望に終わった。「俺が、せっかく第3クールを受けて癌をやっつけようとしているのに」（四月九日、八二頁）と述べている。この治療延期は、癌をやっつける機会を失わせたのに加えて「予想以上に体力が落ちているという証拠だろう」（四月九日、八二頁）と述べているように、病状回復、あるいは現状維持を期待していたのが覆されたという深刻な経験であった。それ以後、病状変化に敏感になり「飲み込み具合が、すこし悪くなっている。一時期、まったく気にならなくなるまで回復したが、ここ数日、意識して飲み込むという状態になっている」（四月一八日、八四頁）と述べている。この病気の悪化への意識は、心の中では死への確かな接近として意識され、死への不安が増大したと見える。日記では続けて、「畜生、ぜったいに治してやるからな。見てろ、癌細胞め。俺の白血球がお前を食ってやる。MRIでお前の姿形はわかっているんだ。覚悟しな。俺は癌細胞と闘う。そして勝つ。ぜったいに」（四月一八日、八四頁）と書き、更に「どの療法にせよ、治った人に共通なのは、その療法を信じ、ぜったいに治るという強い信念を持っているということだ。俺には3Sがある。サイモントン、散歩、深呼吸だ」（四月一八日、八五頁）と死の不安を打ち消し、勝利は確かにわが手中にありと宣言しているかのようである。

そして、そこでは「自己」、「自己の責任」、「自己の今の課題」、「自己のすべきこと」が鮮明に繰り返し発言されている。「そして勝つ。ぜったいに」（四月一八日、八四頁）と緊迫した自己意識と自己決断の宣言が見られる。この緊迫した自己意識と自己決断の宣言は一見、自立性と内的確信の堅さの表明に見えるが、他方においては、病気と死の恐怖に敗けそうになる自分を奨励し、鼓舞している。そうせずには自分が保持できないほどに病気と死を恐れていたと見える。この状態がいつまで続けられるかが問題である。このような自己保持の方法では、病状の変化に過度に敏感にならざると得ないし、病状が悪化すれば更に一層自己鼓舞の必要が増していく。「昨日の夜、気の先生か、中国医学の先生のような人が、夜中に現れた気がして、その先生が何か言っているうちに鼻が痛くなり、目と頭にも激痛が走るようになった。幸いにも20秒くらいで痛みは収まったが、何なんだ、あれは。突発的に来たからなあ」（四月二五日、八七頁）と述べているが、日常生活の中でも体調に敏感になっているのがわかる。

この時期、病状の悪化が体調に現れた。病状の悪化は「左目や頭の激痛を引き起こす」（四月二六日、八八頁）が、それに対して「気合いで痛みに耐え」（四月二六日、八八頁）ていた。気合いによって病気の悪化と格闘しながら、死の不安と恐怖は確かに心を動揺させていた。そんなときに叔母が見舞いに来たので、ことのほか嬉しかったらしい。「また見舞いに来てくれた。ありがたいというより、もう、すごいという感じだ」（四月二六日、八八頁）と言っている。そして、叔母の訪室は緊張した心にゆとりを与え、自己反省、自己客観化の時間となった。「俺は、家族をはじめ本当にたくさんの人々に支えられている、というのが実感できる。これらできるだけ多くの人々に感謝の目を向けなさい、ということを神様は俺に伝えたかったんじゃないのかな。」（四月二六日、八八頁）と、ここではじめて神様を口にする。「神様」は本人の生き方への反省を促す役を果たしている。「できるだけ多くの人々に感謝の目を向けなさい」という洞察は、人々への感謝がなかったことへの反省と、人々への感謝の重要性の発見、覚醒、開眼である。「人々への感謝」の詳しい意味はわからない。ただ自分が両親、医療者、友人たちに身体的、精神的に支えられていることに改めて気づいたのである。そのことは、この時期になってようやく自己を客観視できる心の状態になったとも言える。より高い視座から自分を客観視して見ているのである。

「神様」をどれほど深い意味で使っているかは明らかではない。しかし「神様」が使われたことは、それ自体に大きな意味がある。「神様」という言葉を少なくとも、本人は好意的な意味合いで用いている。神様は自分の利益を考えて、忠告してくださっていると言っているように見える。「神様」への受容的態度がある。自己の中にある反省内容を神様の名称を使って表現したのかもしれない。しかし「神様」という名称があっても、それが信仰の対象となっているわけではない。

4　第Ⅳ期（平成五年四月三〇日―五月八日）

この時期には、身体的症状にも精神的状態にも大きな変化が認められる。「右足の痛覚と温度感覚がなくなり、左手と左足の動きが鈍くなったため、緊急に点滴が入」（四月三〇日、九〇頁）った。それと同時に「今日の昼下がり頃、生きるのにまったく無気力になった」（四月三〇日、九〇頁）、「もう、何をするのも面倒くさくて、生死などどうでもいいという思いにとらわれたのだ。自分はどうやって死ぬのかと考えたり、自分の葬式を想像したり」（四月三〇日、九〇頁）と書いているが、確かに目に見えて病状は悪化していた。痛覚や温度感覚がなくなり、手足の動きが鈍くなった。気合いで病気に勝ってみせると、自分を鼓舞していた緊張感が突然切れて、反動的に無気力になったのかもしれない。この状態が数日続いた。「ひじょうに強い無気力感にとらわれた。生死なんて、どうだっていいやと思ってしまった。このままじゃヤバイやと思いながらも、どうすることもできない」（五月一日、九二頁）と、病気と闘う意欲が消え、生きることさえどうでも構わないほど無気力状態になった。サイモントン療法への意欲も失い、五月一日はやめてしまう。「研究ノート」（五月一日、九三頁）には、「癌と闘う気力を失い、生死などどうでもよくなる」と書き、「自分の死」、「最後の別れ」「それが運命」「死んだら」などという言葉が目立つ（五月一日、九四頁）。更に「安らかに眠りたい」（五月二日、九四頁）、「この世との別れ」（五月二日、九五頁）、「『葬式の想像をしたら涙が出てきた』」（五月二日、九五頁）と死に関わる言葉が多くなり、「回復するかと思って期待した第3クールがぜんぜん効かないどころか、新たな症状が出はじめた」（五月二日、九八頁）、「サイモントンも効果を現さないと感じる。やってもしょうがない、こんなことやってもダメだと感じる」（五月二日、九八頁）と、今までの努力や期待が裏切られ、失敗だったと告白している。

そしてこの頃から、治ることよりも「1日を充実させることのほうが大事なのだ」（五月三日、九九頁）、「毎日できること、自分が好きなこと。目的は日々の充実。大学合格ではない」（五月三日、一〇〇頁）と、大学入学への期待は薄れ、むしろ一年先の遠い将来への期待よりも、一日一日の充実が重要だと、意識にも変化が見られる。

また、この五月三日の「研究ノート」には「明日死ぬのだとしたら今日何をやるか」（五月三日、一〇〇頁）と自問して、その答えを次のように記している。「五体満足ならば友人に手紙を書きたい。手が動かないから『ふるさと公園』に散歩に行きたい。手足が動かず、口が動くなら家族と話がしたい。口が動かないなら、意識があれば、家族の人に囲まれていたい」（五月三日、一〇二頁）と述べているが、特徴的なことは、この日の日記では散歩をしたいと四回述べていることである。「散歩もして大自然にも触れたい」（五月三日、一〇二頁）と述べているところに、自然がもつ偉大さや神秘的生命力、すべてを包み囲んで慈しみ育てる自然の包容力や愛というようなものへの憧憬が感じられる。ここでは、自然への関心や親近感が増したのが見える。

もう一つの特徴は、「今」に対する時間意識である。遠い未来の時間には関心を失い、むしろ、今をどう生きるかが重大になっている。「大事なのは、今、何ができるかということではないか」（五月三日、一〇二頁）と言い、「精一杯やれば」（五月三日、一〇三頁）、「完全燃焼できるものはこれだ」（五月三日、一〇三頁）と言って、一日を精一杯生き、完全燃焼させて生きること、それが満足いく生活だとしている。そして、「明日死んでもいいように今日のことをやる、という姿勢にはジーンとくるものがある」（五月三日、一〇六頁）とさえ言うのである。この時期は病状悪化でほとんど快復は望めなくなり、一日単位で生きている。医師から病状説明を受け、余命がわずかであると知らされ、自分のケースの場合の五年生存率は一％であると聞かされ、心が動揺したと記している。（五月八日、一一五頁）。サイモントン療法の紹介者に会い、病気は自己治癒力が治すもので、「もともと人間には治ろうとする力があり」（五月九日、一一六頁）と教えられ感銘し、「右のような言葉を聞かされて肩の荷が下りた。緊張が解けた」（五月九日、一一七頁）と言っている。サイモントン療法の紹介者との面会は、「自分で治そうと気張ってばかりでどうも空回りしていた」（五月九日、一一六—一一七頁）と言っているように、病気は気力、意志力、闘志、気合いで治すものという理解が違っていたことを気づかせ、むしろ人間の身体には、自己治癒力が内在していることに気づかせてくれた。自然界において生物は「太陽エネルギーのおかげで生かされている」（五月九日、一一七頁）という発想の転換、つまり新しい洞察が緊張感を解放し、肩の荷を下ろさせ、ほっとさせたのである。

5　第Ⅴ期（平成五年五月九日—九月三〇日）

サイモントン療法の近藤裕と会った頃（五月九日）から、自己治癒力に期待を持ち始め、自分の気力、気合いから解放されたために肩の荷が下りた。サイモントン療法の期待が薄れた分、気持ちに余裕が生まれ、素直に自分を出すことにも努め始める。「これからは感情をなるべく素直に外に出していこう」（五月二二日、一一八頁）。また野球部の友人たちに包まれて「愛に生きる」（五月二三日、一二〇頁）ことにも目覚めて来る。「毎日の生活を心の平安を保ちながら愛に包まれて生きる」（五月二三日、一二〇頁）。家族、高等学校の教師や友人たち、医師たちの誠実で心温まる愛情、友情、配慮が、心の平安と新しい洞察へと導いている。また、死という間近に迫った現実の中で、「今」をいかに生きるかが凝縮されて問われている。「あとのことはどうなるかわからない。前のことは変えられない。それだったら前のことをくよくよ悩んだり、あとのことをあれこれ考えるよりも、今を生きよう」（五月二三日、一二〇頁）と過去も未来も切り捨てて、可能性の残った「今」という時に、全存在を賭けていく。生命が危機にさらされた者が体験する生命の緊張である。この「今」の意識は、生命の内容を問う方向へと導いていく。それは、心安らかに肩ひじ張らずにリラックスして生きることである。しかし死への脅威に怯える心を静めて、心の平安を保つことは容易ではない。繰り返し迫りくる死への恐怖は、患者の内面の世界を切り拓き、死という最終点から人生を評価することへと目を開かせていく。「たとえ死んでしまったからといって、それが即敗北につながるのかと言ったらそうではない、ということだ。人間としていかに生きるか、これこそが最大の目標になるのだ」（五月二三日、一二〇頁）。死は肉体的には終わりを示すが、死は決定的意味をもたない。むしろ、「人間としていかに生きるか」こそが重要である。この自己の生き方の新しい洞察こそが、転機となり内面の世界への洞察を深めていくのである。この自己の心の世界への洞察は、同時に、回りの人たちに対する見方も変えていく。回りの人たちの心の世界への関心が深まっていく。高校の友人が訪室した日の日記に、「あいつは、きっといい医者になるよ。最近特にそう感じる。人の心がわかっているみたいだ。それでいて根はものすごく真面目で、本当にいい奴だ。いい友達を持てて、俺はなんて幸せなんだ。いい人といっしょにいるとそれだけでこちらは何か学べる。もし俺が逆の立場だったらはたして同じ行動ができただろうか？　俺もああいう人の心がわかる人間になりたい。また一つ、いい目標ができた。体とともに、性格も健康にしていくのだ。喜びと笑い、そして愛に満ちあふれた人生。これほどの人生があるだろうか。これこそ最高の人生と言えるのではないか」（六月七日、一三一―一三二頁）と、友人の思いやり深く真面目な性格とその優しい心に触れて感動し、これこそが人間としての生き方であり、自分の人生の目標なのだと言う。かつては、友人は敵であり親切にすることは自分を弱くすることだと、友人を拒否してきた生き方とは正反対の生き方である。自己の欲望達成こそが人生の目標であり、その達成だけが価値をもつ人生観が消え去っている。狭い自己の殻が崩れて、他者の存在を受け入れ、かつ他者の存在に価値を見つけ、自己の存在の価値観、人生観を変えて生きたいと願う。「愛に満ちあふれた人生」、「今度は自分が他人に分けてあげる番だ」（六月七日、一三二頁）と「獲得する」「受ける」ことのみに人生の目標を見出していた生き方が転換して、他者の生き方に学び、他者への自己の存在意義を問い始めていく。人生の喜びを人間関係の中に見出し始めている。

この頃の人生観には「お婆ちゃんの居た1か月間は、本当に楽しかった。僕の言うことによく笑ってくれて、静かになりがちな我が家のムードをとても明るいものにしてくれて、とても感謝しています」（六月一九日、一三九頁）、「兄弟があんなに心優しい人たちばかりだったらどんなにかいいだろう。俺も心の触れ合いが感じられる人になりたい」（六月二八日、一四二頁）、「俺の人生はこれから明るいものになる。いつまで命があるかわからないが、明るく生きることはできる。人生楽しくだ」（七月一日、一四三頁）と、生き方の転換が顕著に見られる。孤立した人生観から、人々との「触れ合い」や「助け合い」が価値をもち、人生を明るく楽しいものにすると言っている。入院中に知り合った人たちへの思いやりや共感的立場も芽ばえてきている。「染谷さん、まだいるかなあ。石田さんはもう退院しただろうか」（七月一日、一四三―一四四頁）、「石田さんはこの前行ったときよりも元気になっていたのでとてもよかった」（七月二日、一四四頁）と病む者への共感と同情が明白である。実にこの時期、自然の観察の眼も変わってきている。「今まで夜空に思いをはせることなんてなかったけど、心が自然に対して開かれるとそういうことにも感動できるようになる」（七月七日、一四六頁）と自然に感動するという心の変化が現れている。

このように心の内的世界、精神的世界への関心が深まり、かつ回りの人たちへの温かい思いやりや愛情に素直に反応する心が、新しい展開をもたらしていく。それは自然の美しさや神秘さへの開眼とも通じるものであるが、心の関心の領域が広くなったことを示している。自分一人の殻に閉じ籠もっていた時期から、自分をとりまく人々からの愛情や思いやりに感謝し、自ら他者へと関わり、自らが与える者として変わることを願い始める。精神的狭さや固さが消えて、素直さや自然さが目立ってくる。知性、理性ですべてを認識する態度から、感謝や情緒を重視し、心の在り方を問題にし始める。肉体的時間的にも有限性に縛られた中で、徐々に心の世界に関心が向けられていく。この心の開放性、拡大性、柔軟性が重なって、自己の無力さを認めつつ、超越的なものに関心をもつ姿勢が見られる。「明日は痛まないよう祈って、明日もまた明るく生きよう」（七月二三日、一五四頁）と「祈る」姿勢が芽ばえている。

また、「漠然と、ただ流すように生きてきたこれまでがとても滑稽にみえる」（八月一八日、一六四頁）とか「幸せは目の前に転がっているのに、それに気がつかないで遠くばかりを探していたなんて」（八月一八日、一六四頁）、「命の覚悟はできた」（八月二四日、一六七頁）と言っているように、過去の生き方を客観視して再評価し、新しい生命観の獲得が見られる。このような認識、理解の変換が、回りの人たちへの認識や接し方を変えていく。「親のいるありがたみを感じる」（八月一八日、一六三頁）、「親は大事にしなくては」（八月一八日、一六三頁）と言う。「家族をはじめとする、たくさんの周囲の人々が、僕を励ましてくれています。僕は幸せです。人間は一人では生きていけない動物なんですね」（九月一八日、一八〇頁）と告白している。「それに、何といっても家族をはじめとする僕のまわりの人々が、全力で僕を支援してくれています」（九月二九日、一八五頁）と、家族の支援が自分を支えてくれている事実を素直に認めて感謝している。

6　第Ⅵ期（平成五年一〇月一日―一二月二〇日）

この頃から身体の調子が決定的に悪化し始める。「足の麻痺が進んでしまったため、帯津病院でも初の車椅子となった」（一〇月一日、一八七頁）「複視が、また少し進んだような気がする」（一〇月一二日、一九三頁）、「吐き気がして」（一〇月一三日、一九三頁）、「この5日間、頭痛、頭重を感じ、熱もあった」（一〇月一八日、一九四頁）、「夜熟睡できない」（一〇月二二日、一九六頁）、「口のまわり方もおかしくなってきた」（一〇月二三日、一九七頁）、「シャープペンもあまり強く持てない」（一〇月二五日、一九八頁）という具合に体調は崩れ、死に方について考え始める。「死ぬなら、家族も自分さえも気づかぬうちにひっそりと逝きたい」（一〇月二六日、二〇〇頁）、「もしかしたら、俺の命は短いかもしれないけど、与えられた生は全うするぞ」（一〇月三一日、二〇六頁）と死が間近に迫って来ていることを予感しての発言である。そして一一月に入ってからの日記は、字数が少なく終わっている。自分を励ます言葉が散在するけれども、確実に肉体が弱っていくのを本人は体感している。「介添え者付きの歩行となってしまった」（一一月七日、二一〇頁）、「固形物が喉を通らなくなったり、一人では歩けなくなったりと、自覚症状としては、少しずつ悪い方向に進んで行っているような気もします」（一一月一四日、二一二―二一三頁）、「先は長くはないかもしれない」（一一月一八日、二一五頁）と死を覚悟し始めている。そして、日毎に字数が少なくなり、「みんな、ありがとう。今日も明るく生きれました。明日も元気だといいな!!」（一一月二三日、二一八頁）と書きながら、一一月二六日の日記が最後になった。この日の日記は「みんなありがとう。頭を動かすと目が回って平衡感を失うけど、努めて明るく生きれた。ではまた、明日も明るく!!」と記している。それから二四日後の一二月二〇日〇時二五分に意識を失い、眠るように逝った。

四　「スピリチュアリティ」の考察

以上、闘病の経過をたどって来たが、このケースを「スピリチュアリティ」の観点から検討してみたい。死に直面した人々のスピリチュアリティの研究が、わが国では徐々に始められている。淀川キリスト教病院のホスピスを創設した柏木哲夫は、「死にゆく患者にとって宗教的な必要が起こる場合があります。『死』や『死後の世界』について話し合いたいという必要を持つ患者には、病院付き牧師が宗教的な配慮をします[5]」と述べている。柏木は宗教的ケアについて、病院付牧師がその任に当たると述べているが、「宗教的ケア」と「スピリチュアルケア」の相違点は明らかにされていない。各概念が不明瞭なままである。「スピリチュアル」とは、B・スパイルカ、J・D・スパングラー、C・B・ネルソンらによれば、「究極的存在とのつながりでの究極的意味、価値、関心であり、かつ人生における『操作不可能な不動なもの』を理解しようとすることである[6]」という。それに対して心理的なものとは「悲嘆、喪失に伴う苦痛を解決したり、肉体的苦痛に耐えたり、かつ回避不可能な状況を情緒的に受容できるようにするために関わる人間関係上の事柄」であると述べている。(7) B・スパイルカからの「スピリチュアル」理解には二つの重要な要因が含まれている。一つは究極的意味や価値の問題、もう一つは非操作的問題の二つである。究極的意味は人生の意味や価値に関わることであるが、非操作的とは運命的な事柄で、人為的に変更不可能、人間の能力を超えた事柄である。人間がその操作・変更できない事柄について、超越者に苦難の解決を求めることが「スピリチュアリティ」だという。ディーナ・マックダーモットとジュディー・ラッスルは、スピリチュアリティとは「目に見えないが人間を動かしている力（神）と人間が関係をもっていることである」(8)と述べて、具体的には、「人生の意味、目的に関わる基本的問いをもつことであり、自分、他者、神との自己関係に関わる基本的問いをもつことである」と述べている。(9) ここでは、スピリチュアリティが、すべての人に関わる事柄であり、人間存在を超越した存在者と関わることで、自己の存在意味や目的を見出すことであるとしている。シャロン・フィッシュとジュディス・シェリーは、すべての人間は「神とも自分自身とも、他の人とも、調和を保って生きるようにつくられた統合的存在である」(10)と述べて、具体的には「私と神仏」「私と私」「私とあなた」の三つの関係の中で生きているという。人生の意味と目的、愛と交わり、そして生きる規範の三つを神仏に求めるところにスピリチュアリティがあるというのである。(11)

　以上の考えをまとめると、次のようになる。①スピリチュアリティは、既存の宗教を信じているかいないかとは無関係に、すべての人間に関わることである。②人間が生存するための人間本性である。③スピリチュアリティは、自己の存在の究極的意味、価値、目的に関わるものである。かつ神仏（超越者）との関わりの中で自己の存在を確認しようとするものである。④特に、人が生命の危機に直面したときには不安や恐怖に襲われるので、自己の生命を支えるものが必要となり、スピリチュアリティが覚醒され、触発されてくる。

ここでは先のケースを詳しく分析しながら、スピリチュアリティと呼べるものを探り出してみたい。
先のケースの第Ⅰ期から第Ⅵ期までをまとめてみると次のようになる。

第Ⅰ期（平成四年一一月二四日―平成五年二月二七日）
　特徴―「大学受験を目ざす」時期
　　自分中心
　　唯我独尊
　　強度の競争意識（競争心、闘争心）
　　点数への固執
　　自尊心と孤独感の交錯
　　学友は敵
　　気合いで頑張る

第Ⅱ期（平成五年二月二八日―四月八日）
　特徴―「精神的ショック」時期
　　病気の詳しい説明を受けて精神的ショック
　　精神的緊張が高まる
　　精神的自己鼓舞（不安との闘い）
　　病状変化への敏感な反応
　　医療への失望

新しい治療法への期待
過去の自己への反省
愛情、友情の発見

第Ⅲ期（平成五年四月九日―四月二九日）
特徴―「病状悪化と自己反省」時期
病状が悪化、失望感
死の不安、恐怖
癌を敵と認識
病状変化へ過敏反応
自己反省、自己客観化
感謝することに心が開かれていく
神を口にする

第Ⅳ期（平成五年四月三〇日―五月八日）
特徴―「死の不安、恐怖」時期
強度の無気力
死や葬儀を現実的に考える（自分の死、最後の別れ）
痛覚、温覚がない
生き方の変換（完全燃焼の人生）
一日一日の充実（量より質の生活）

自然の包容力、愛に開眼
「今」の時間意識

第Ⅴ期（平成五年五月九日―九月三〇日）
特徴―「精神的内面化、開放化、拡大化、柔軟化」時期
家族、友人、医師の愛情、友情、親切に目ざめる
自己実現を「今」に集中
死を基点に見る人生観
他者への関心と他者の積極的受け入れ
過去の生き方への真摯な反省と再出発
自己には明るさを求め、他者への愛に生きる人生を目標にする
他者への感謝が日常化する
孤立した人生から触れ合い助け合いの人生への共感
自然に感動する（自然の美）
心の開放性、拡大性、柔軟性
超越者への関心
祈り
超越者から見られ（問われ）ている自己の存在の発見
悲しいこと、辛いこと、苦しいことが素晴らしいことであるという人生観、価値観をもつ（人生観、価値観の転換）

第Ⅵ期（平成五年一〇月一日―一二月二〇日）自分と生命の分離と再獲得（自己の客観視）

特徴―「死との直面」時期

身体的悪化（頭痛、めまい、吐き気、ふらつき、発熱など）

死を具体的に考える

日記が書けなくなる

最後の日記は一一月二六日

以上、発病から死までの闘病記に遺された約一年一か月の心の変化を観察した。その変化を分析すると、おおよそ六期に区分することができた。そしてその各時期の特徴を見ると、第Ⅰ期「大学受験を目ざす」時期、第Ⅱ期「精神的ショック」時期、第Ⅲ期「病状悪化と自己反省」時期、第Ⅳ期「死の不安、恐怖」時期、第Ⅴ期「精神的内面化、開放化、拡大化、柔軟化」時期、第Ⅵ期「死との直面」時期である。その中で特に「スピリチュアリティ」との関係から重要なのは、第Ⅴ期である。時間的にも四か月半という長期間であったし、この期間が心の変化、成長の最も著しいときだった。第Ⅱ期ではじまった精神面への関心が、第Ⅲ期で病変と共に無気力感や身体的弱さが襲い、第Ⅳ期で死が具体的に来ることを身に感じて苦悩し、なんとか自分の人生を自分らしく生きようとあがきながら、少しずつ精神化が深まっていく。第Ⅴ期で愛情、友情、親切に敏感になって感謝の気持ちが生まれ、自然の美に感動し、超越的存在へも関心をもち始める。このときはじめて「祈り」という言葉がでてくる。七月二三日の日記には、「明日は痛まないよう祈って、明日もまた明るく生きよう」と、自然発生的に、痛みの回避と明日への期待が現れている。「祈り」の具体的対象は示されていない。既存の一般信徒の祈りには、神仏などがあるが、西田の祈りの対象は明確ではない。しかし「祈りたい」精神状態が出現した点は重要である。「祈りたい」精神状態は、心の情緒不安、動揺、混乱が引き起こした状態である。人間的努力、行為が全く病状快復をもたらさない状況の中で、希望、期待を自分を越えた神仏への「祈り」の形で表現している。「祈り」は苦痛の回避と明日への希願の現れである。ここでは「祈り」は「聞かれる」、「応えられる」、「叶えられる」かどうかという知性的理性的問題よりも、むしろ情緒的問題が大きい。また、祈りは神仏（超越者）との心の交流の場となり、その結果として心の安定が得られるのである。人は超越者との心の交流を必要とし、その交流によって、心の安定や将来への希望、孤独・孤立からの解放、失望・絶望からの解放を得られる。「祈り」は個の狭い心的世界から神仏の広い世界へのチャンネルである。

またこのケースでは、超越者への関心は「祈り」のみならず、直接的に「神様」への関心となって現れている。第Ⅲ期に属する四月二六日の日記には、「俺は、家族をはじめ本当たくさんの人々に支えられている、というのが実感できる。これらできるだけ多くの人々に感謝の目を向けなさい、ということを神様は俺に伝えたかったんじゃないのかな」（四月二六日、八八頁）と述べているが、神仏（超越者）への新しい洞察がここにある。自分が家族やたくさんの人々に支えられている事実に盲目であったことをふまえて、その事実に気づかせるために神様が働きかけてくださったのだと受け止めている。自分を支えている人たちの存在がいかに大事な事柄であるかに気づいたとき、それを神様の計画だったと納得するのである。神様は忠告者であるが、自分への愛情から忠告し、心の目を開かせて、自分の在りようの真の姿に気づかせてくださったと受け止めている。ここには明確な神概念がない。しかし神様のイメージを自ら想像し内実化していくところに「スピリチュアリティ」の特徴があるように思える。既存の宗教をもっていないが、心の中で想像しながらイメージを形成することで、自己の存在が、人間を超えた存在者の意志や期待や力の中に在ると納得したいのである。その意味で、神をもつことは、人間の共通した願望、欲望ではないだろうか。人間存在を超えた超越者の絶対的意志に「把えられている」、「見離されていない」、「保護下にある」という絶対者との強い一体感を求めているように思える。この強い一体感が、死の不安や恐怖が来るときの安らぎの源泉となっているわけである。そして、超越的絶対者からの意志と力を感受するという体験は更に明白になっていく。五月九日の日記には、「自然治癒力を信じて、あとのよくなるのは神様に任せるのだ」と言い、八月六日には「人事をつくして天命を待つ」と言っているが、天命を待つという姿勢には超越的絶対者との一体感の希求が明らかにある。ここに「スピリチュアリティ」を見ることに無理はない。

このような自己を超えたものへの関心は「大自然が俺のまわりを取り囲んでいて、その中に動物や植物、そして大切な仲間たちがいる」（八月一八日、一六三頁）と言って、大自然の中に動物、植物、そして自分や友人たちが生きている事実を意識し始めている。このように自然の偉大な力がすべての生き物を存在させていることに気づき始めて、更に新しい人生観が形成されていく。「悲しく辛い、苦しい世界にいることの何と素晴らしいことか。生きるというのは、それ自体がとても楽しいことだ」（八月一八日、一六四頁）と、悲しいこと、辛いこと、苦しいことは全く回避されないが、にもかかわらず、ここでは悲しい世界を受け入れる姿勢が生じ、「素晴らしい」と言わしめている。このような人生観、価値観の変換こそ、自己を超えたものへの関心（スピリチュアリティ）が与えた結果のようである。

五　結論

脳腫瘍を負いつつ、自分らしい生涯の完成を目指して完全燃焼して生き抜いた一八歳の青年、西田英史の心の遍歴をたどりながら、死に至るまでの一年一か月の経過の中に変化があることを見出した。その変化を六期に分けて各時期を分析してみると、自己の存在を超えた超越的絶対者への関心が芽ばえ、かつその絶対者との一体感を希求する心の存在が明らかになった。また、自己の存在の意味や生きる目的を見つけだすことが見える。既存の宗教との関わりは全く現れてはいないが、超越者を求める心は自然発生的でさえある。超越者との一体を求め、かつ存在の意味や目的を追求する傾向を生得的にもっているように思える。このような傾向を「スピリチュアリティ」と呼ぶことができるのではないか。日本語に置き換えれば「霊性」となるが「スピリチュアリティとは、超越的絶対者への関心と一体感への願望であり、自己の存在の意味や目的を追求することでもある」とすれば、「宗教性」や「宗教心」とも近い概念になる。宗教性や宗教心も、すべての人間に共通する神秘的超越的存在への関心や自己への究極的関心と理解できるから、「スピリチュアリティ」と接近してくる。「スピリチュアリティ」のスピリットは、ギリシャ語、ヘブル語、更にラテン語の語源 spiritus が風・息・魂を意味し、またそれを呼吸することを意味する。「靈」も語源は風や息を意味している事情を考え合わせると、文化、歴史、気候の違いを越えて、人間は本来的に「スピリチュアル」な存在として存ると言えるのではないか。そして特に生命の危機にさらされると、健康で安全なとき以上にスピリチュアリティが覚醒活発化して、危険にある生命に安定をもたらす方向で働き、心の平静さ、慰め、希望を与えるのではないだろうか。

そうであるならば、医療現場では、この面での援助制度や体制が確立されていく必要があると言える。特に、末期ガンや不治の病気をもつ患者への医療制度の中で、スピリチュアルケアが十分に検討され、実践されてほしいものである。

注

（1）森岡恭彦『インフォームド・コンセント』ＮＨＫブックス、一九九四年。Ｒ・フェイドン／Ｔ・ビーチャム『インフォームド・コンセント――患者の選択』酒井忠昭・秦洋一訳、みすず書房、一九九四年など。現在の医療の在り方の問題点をあげ、患者の選択権を主張している。

（2）村上陽一郎『生と死への眼差し』青土社、一九九三年。大井玄『終末期医療Ⅱ――死の前のクオリティ・オブ・ライフ』弘文堂、一九九三年。一九九三年などの患者の生活の質の問題を論じている。

（3）霊的ケア（spiritual care）を医療の歴史の中で考えれば、特別なことではなかった。霊的ケアが特別なこととして扱われてきたのは最近である。Ｊ・Ａ・ドラン『看護・医療の歴史』小野泰博・内尾貞子訳、誠信書房、一九七八年。

（4）延命中心の医療への批判は、今日盛んになされ、特に末期ガン患者自身の多くは、それを望んでいない。重兼芳子『いのちと生きる』中央公論社、一九九三年。

（5）柏木哲夫『死にゆく人々のケア――末期患者へのチームアプローチ』医学書院、一九七八年、七頁。

（6）Bernard Spilka, John D. Spangler, and Constance B. Nelson, "Spiritual Support in Life Threatening Illness," *Journal of Religion and Health*, Vol.22, No.2, Summer 1983, p.99.

（7）Ibid., p.99.

（8）Reena McDermott and Judy Russell, *Palliative Care : A Shared Experience*, Parkwood Hospital, p.71.

（9）Ibid., p.71.

（10）Sharon Fish and Judith Allen Shelly, *Spiritual Care*, Inter Varsity Press, 1978.
（11）Ibid., p.14.

第二章

スピリチュアリティ覚醒のメカニズム

要旨

精神科医西川喜作の闘病記『輝やけ 我が命の日々よ――ガン宣告された精神科医の１０００日』を題材にして、無信仰だと告白した西川が宗教に関心を示し、入信しようと思ったプロセスを分析した。西川のスピリチュアリティの覚醒には、ガンの告知を受けて、死の覚悟をもって三つのプロセスを通った。生の苦悩、人生の振り返り、意識の転換である。また自然のいのちに感動して心が和んだことや、クリスチャン医師の優しさに触れたことが、神仏への存在を認めることを助けた。

◆キーワード：人生の危機、苦悩、振り返り、入信を考える、スピリチュアリティの覚醒

一　はじめに

日本ではガンの死亡率が第一位になり、毎年約三七万人の生命が失われている。ガンに伴なう疼痛に加えて経済的・家庭的負担は、病人には二重三重の苦痛である。

今日、「死」を考えるとき、「死」という出来事を抽象的に考えることはほとんど無意味である。「死ぬこと」あるいは「死に逝く過程」が、より具体性・実際性・現実性をもつからである。高齢化社会で「死」は、瞬間的に起きるというよりも持続的・継続的であり、家族の経済や人間関係を含み、社会的制度や価値観をも取り込む出来事である。そして死の問題は、究極的には自分で受け止めるしかない点で実存的でもあり、スピリチュアルな出来事なのである。

ガンを患った者は、常に「生命の危機」にあると言える。この論文では、「危機」の内容を明らかにし、「危機」に対して「スピリチュアリティ」がどのように覚醒するかのメカニズムを明らかにしたい。「スピリチュアリティ」覚醒のメカニズムについての研究は、まだなされていない。そのメカニズムが明らかになれば、ケアの臨床にも役立つと考えられる。

研究方法は、ガンを患って悩み葛藤する心情を語っている西川喜作の闘病記『輝やけ 我が命の日々よ――ガンを宣告された精神科医の1000日』（新潮社）を心理的・宗教的に分析する。この闘病記の中に表現されている心理的「危機」が宗教的「スピリチュアリティの覚醒」メカニズムにどのように作用するかを明らかにすることが、本章の目的である。

二　「危機」の諸定義

危機の定義についてH・W・ストーンは、危機には「平常の成長的危機」と「状況的（偶発的）危機」があり、危機発生状況が少なくとも二つに分類できるとしている。(1) 特に平常の成長的危機は誰の人生でも遭遇する危機であり、その危機をどのように対処するかで将来の成長へのきっかけとなるという。ストーンの言葉を変えて表現すれば、個人の通常のライフサイクルに起因する危機と、予想外の出来事や状況変化に起因する危機とがある。前者に属するものとしては、両親の死に遭遇するとか、遠く離れた大学へ入学するために親のもとを離れる若者や、あるいは定年を迎えて社会の第一線から退くなどの体験が含まれる。しかし後者に属するものとしては、幼い子どもが突然死ぬとか、順調に進んでいた会社が不況の波に襲われて倒産するとかということがある。あるいは、健康だった人が急にガンの告知を受けるケースである。

特に死や死別というテーマが人生の危機として学問的に扱われたのは、エリサベス・キューブラー＝ロスの『死ぬ瞬間』がきっかけになっており、死という危機に関する研究への道を開いた。(2)

精神科医エリック・リンデマンによれば、「危機とは、個人や家族に対して起きてくる出来事または状況であって、日常で均衡のとれているバランスを崩し、かつそれまでのバランスのとれた状態に戻そうとしても既存の解決法では役立たないような状況である」という。(3) リンデマンの「危機」理解に立てば、危機解決は既存のバランスの取れた状態に戻ること（回復）である。そして既存の状態への回復こそが危機解決となる。

しかしカール・マイケルソンは、キリスト教の立場に立つ学者であるが、彼は危機をキリスト教を含む宗教の関係で定義しようとしている。(4)「危機」は信仰や懐疑に関わる問題であるという。そして「危機」とは避けることができないという意味で「非回避的状況」を指す。更に危機は人間の本質的問題と関わるという意味で究極的重要性をもつ「重要な状況」である。特にマイケルソンの貢献として評価できるのは、危機状況の中でも実存的レベルの危機に注目した点である。究極的関心事である生きる意味が問われる危機状況に注目した。

そして、「危機」の中でも特に「自分の死」に直面すると、単なる問題解決の追及に終わらない。「回避」も「解決」も「超克」もできない「自分の死」に襲われて、人は自分に最も深く直面させられるし、自分の罪の問題や死後の問題などにも関心をもち始めると述べている。マイケルソンは、罪や死後の問題を取り上げて、「危機」は人間の深層を動かす出来事であることを示した。

チャールズ・ガーキンは、キリスト教牧会学の視点から、直接「危機」を分析している点が特徴である。[5] ガーキンは危機体験がもたらす問題について、「神の存在の有無の問題」「苦難の中での意味の問題」「絶望的状況での希望の土台の問題」「ゆるしの問題」などを取り上げている。そしてガーキンによれば、これらの問題は信仰の問題から離れては解決しないという。ガーキンのこのような指摘は、死の現実が非常に個人的実存の問題であり、かつ宗教的問題であることを述べていると理解できる。そしてガーキンは、神学的に「危機」を次のように定義している。「危機とは、人が生きる意味とは何かを問い、人間の有限性や限界を問題にし、かつ人間の基本的脆弱さを問題にする状況である」。[6] このような理解は、危機状況の解決には人間の知的能力や理解を越えた宗教的支援が必要であり、本章のテーマであるスピリチュアリティが関わってくることを示している。「スピリチュアリティ」の議論は次章で詳しく述べるが、人間の目には見えないけれども、人間の力を超える神的・神秘的なものが関わる宗教と近似的概念である。

以上、ストーン、リンデマン、マイケルソン、ガーキンの四つの研究を概観した。そこから見えたのは心理的、哲学的、神学的視点である。共通しているのは、平常の危機でも予想外の危機でも、「危機」は人間に葛藤をもたらし、その人の生き方・見方・価値観と深く関わり、生き方を変える力をもっているという点である。そして「危機」は人間の心理に大きく影響を与え、「スピリチュアリティ」と関わると考えられる。

三 「スピリチュアリティ」の諸定義

(1) 死、死ぬこと、遺族に関する国際実行委員会の定義

「死、死ぬこと、遺族に関する国際実行委員会の中のスピリチュアルケア実行委員会」(The Spiritual Care Work Group of the International Work Group on Death, Dying and Bereavement) がまとめた「霊的配慮に関する仮説と原則」(Assumption and Principles of Spiritual Care) の中に、「スピリチュアリティとは自己の人生を超越的・超感覚的・実存的に生きようとすることであり、また根源的意味で、人間として人間に関わることである」としている。(7) この定義では「スピリチュアリティ」を人間の最も根本的要因であり、人間らしさの根本を形成する要因と見ている。現代という無宗教化し、かつ宗教的多元化した時代の中において、宗教の枠を超えた次元で「スピリチュアリティ」を人間のいのちの基盤になるものと理解していることがわかる。特に、死に逝く人々の不安や恐怖とスピリチュアリティは深く関わっており、「スピリチュアリティの追及が最も高まるのは、死に直面したときである」と述べている。「スピリチュアリティは、直接的にも間接的にも色々な方法で現れる」(8)。具体的には、宗教的あるいは非宗教的な形の、シンボル・儀式・実践・行動・ジェスチャー・芸術品・

祈禱・黙禱など多様な形で現れるとした。[9]

(2) ジョン・D・モーガンの定義

この委員会の委員を務めたジョン・D・モーガンは、一九六八年以来、カナダのオンタリオ州ロンドン市にあるキングス・カレッジで「死と遺族」のコースを教授してきた。モーガンは哲学的立場に立つが、「スピリチュアリティ」を働きとして捉え、「全く不条理に見える世界に納得できる根拠を見つけ出す働きである」としている。モーガンにとって「スピリチュアリティ」とは「働き」であって、不条理の世界の中に意味を見つけ出す機能である。そして、「自分の人生を自ら決定する人間の能力こそ、人間のもつスピリチュアルな性質を最もよく示す例である」[10]とも言って、「スピリチュアリティ」が人間を人間として規定する重要な要因であるとしている。

(3) デニス・クラスの定義

更に、ミズーリ州セントルイス市ウェブスター大学教授であるデニス・クラスは「悲嘆解決のスピリチュアルな側面」という論文の中で、死とスピリチュアリティの関連性に注目して、「死は否定できない現実であると同時に、死は人間の負った条件の中で不完全性を示すものであり、スピリチュアリティの動機となっている。人間は、人生が有限なものであるので無限と繋がろうと懸命になるのである」[11]と述べて、人間のもつ不完全性・有限性が、無限との繫がりを求めようとする「欲求」となるといい、それを「スピリチュアリティ」と呼んでいる。またクラスは「スピリチュアリティ、プロテスタンティズムと死」という論文の中で、スピリチュアリティを宗教心理学的見地から「スピリチュアリティとは関係性への気づきであり、特に五感を超えたものとの関係性の気づきである」とその特質を述べている。[12]そして「自我の殻がなくなり、私たちの中にある真理が外側にもある

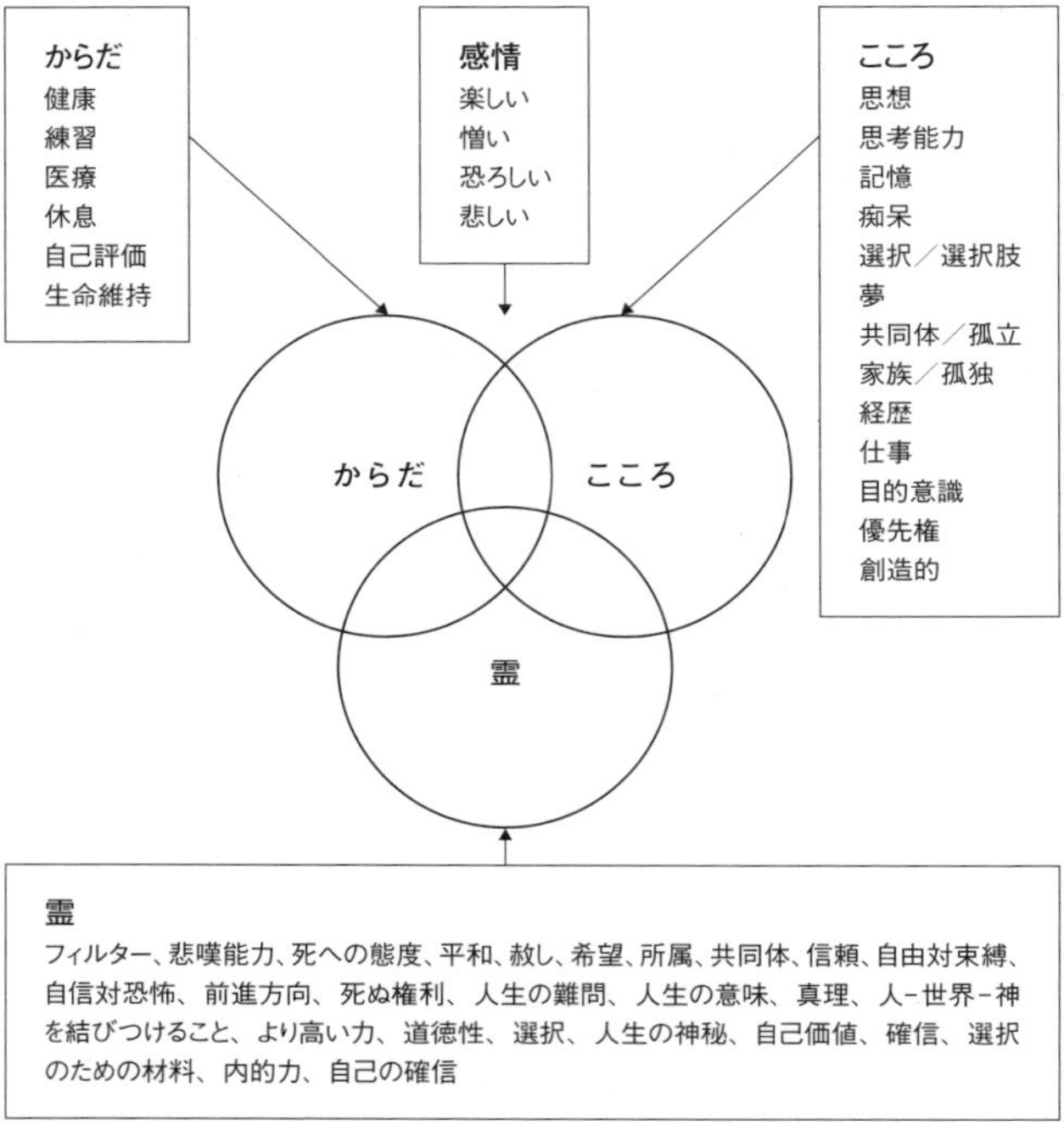

図1　からだ、こころ、霊の関係

Richard B. Gilbert, *Spirituality* より引用

ことがわかったときに『スピリチュアリティ』を感じる[13]」とも述べている。クラスは、死に直面した人にスピリチュアリティが大きな慰めとなり助けとなると言う。またその理由は、スピリチュアリティが、人とその肉体の限度を超越したものとを結びつけるからだという[14]。人間が死と直面したときに、それと向き合う助けをするものがスピリチュアリティであると述べている[15]。このスピリチュアリティは、危機状況である死に直面することで強く現れるのだ。人間の限界を超えて新たな可能性を開くところに、「救い」や「希望」の可能性が開くわけである。肉体的には消え去っても、なお未知の世界に自らを開放していくものが「スピリチュアリティ」なのである。

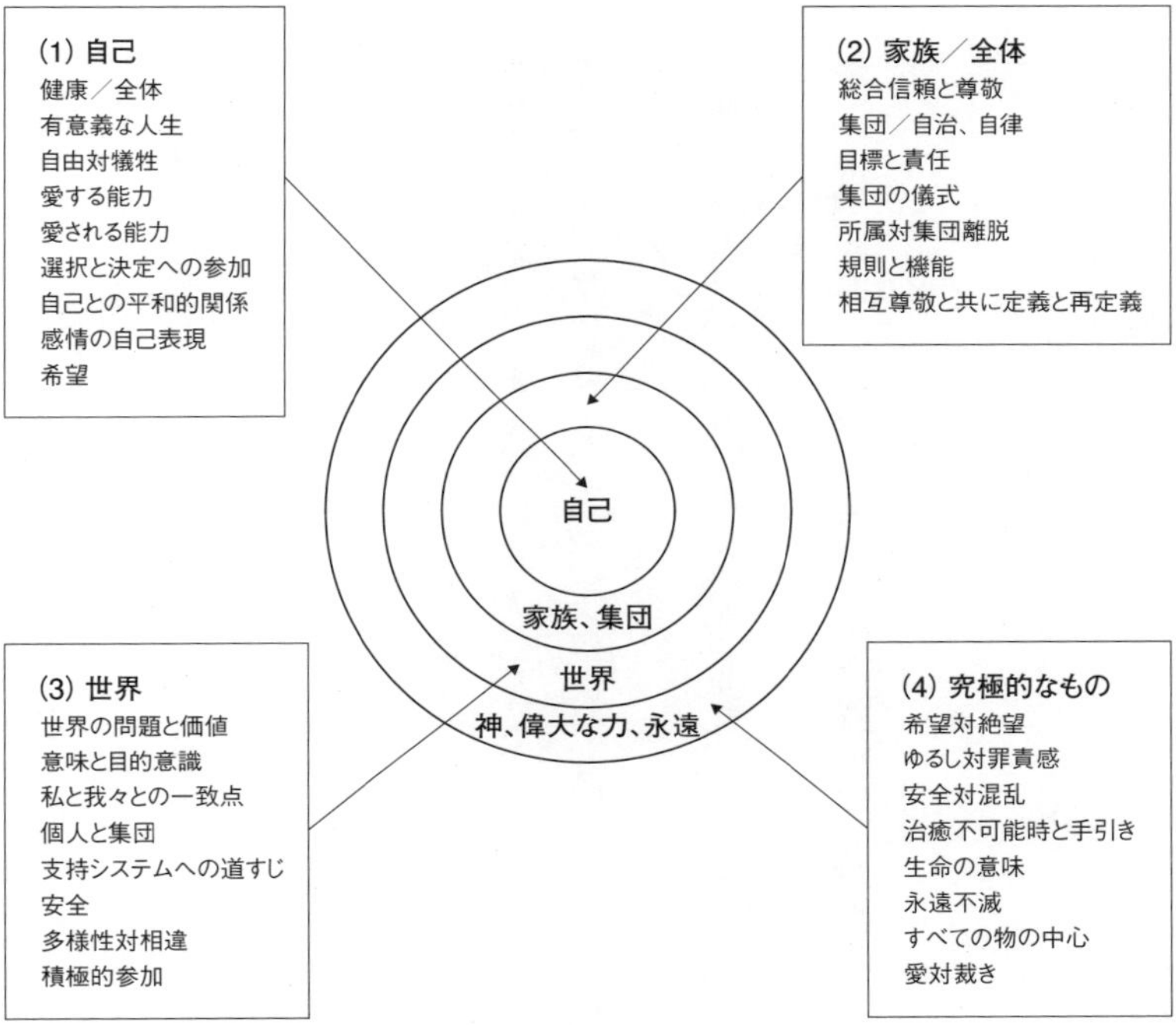

図2　4つの同心円
Richard B. Gilbert, *Spirituality* より引用

（４）リチャード・ギルバートの定義

リチャード・ギルバートは牧師・遺族へのカウンセラーとして、臨床的視点をもって死を研究してきた人であるが、著書『スピリチュアリティ――勇気、旅、経験』の中で、「からだ」「こころ」「霊」の関係を前頁の図１「からだ、こころ、霊」のように示している[16]。ただ、この図は必ずしも「こころ」「霊」「感情」を明瞭に定義するものではないように思える。その理由は、この図では「からだ」と「こころ」の間に「感情」が位置しているが、「こころ」と「霊」との間にも、苦悩・苦悶・驚愕・叫びなどという魂の底からでるスピリチュアルなものがあると思えるからである。著者も、心のもつ「精神的心理的側面」「スピリチュア

ルな側面」「宗教的側面」についてはすでに述べてきた[17]。

更にギルバートは、ジョージ・フィチットらの研究[18]に学びつつ「スピリチュアリティ」の四つの同心円的理解を提唱している（図2）[19]。ギルバートはこの四つの同心円全体を「スピリチュアルなもの」として理解し、四つの関係の破綻が魂の苦痛を生み出していると見ている。そこから以下のような関係感情を生み出していると述べ[20]、それを「霊性のもつ四つの意識レベル」としている。

(1) 自分自身との関係
自尊心、目的意識、未解決の感情、罪責感、怒り、遺棄感

(2) 他者との関係
家族、友人、集団対孤立、孤独、未解決の悲嘆

(3) 世界との関係
環境、地球的関心、創造、社会混乱対平和、目的意識、自己価値、必要とされている感覚、職業

(4) 自分の神との関係
神、宇宙、威力、意味深い関係、遺棄感対受容、罪責感とゆるし、不安と安らぎ、絶望と希望、倫理観、自分にとって永遠なもの

スピリチュアリティにはこのような四つの関係があることがわかり、臨床の場での意味を考えるとその意義は大きい。

(5) ダナ・E・キングの定義

治療に宗教やスピリチュアリティを生かしている医師のダナ・E・キングは、スピリチュアリティの理解は多様であるが、彼自身は「人生に意味を与える信仰や信念」と定義している。[21] キングは「すべての人がスピリチュアルな存在」で、差こそあれ、人はスピリチュアルなことに関わっていると言う。医療の面でいえば、重要な医療行為の選択をする場合や病気の意味を考えるときに、患者がどのようなスピリチュアリティをもっているかが明らかになると述べている。「スピリチュアリティ」には諸々の宗教的信仰や信念も含まれるが、もっと広い概念である。宗教には、信ずる教義・典礼・組織などが含まれる。しかし、「スピリチュアリティ」は特定の宗教に限定されず、信仰の対象は人生に意味を与えたり人生の方向を示すようなHigher powerなども含まれるという。彼は、このようなスピリチュアリティへの関心は、病人との関係で重要だとして、ノースカロライナ州とペンシルバニア州の病院に入院中の患者二〇〇人に調査した結果を引用している。患者の九四%は、スピリチュアルな健康が肉体の健康に影響しているといい、また、七七%の患者は、医師とスピリチュアルな問題について話し合うことを希望しているという。このような事例を示して、キング医師はスピリチュアルケアの重要性を述べている。

(6) B・スピルカ、J・スパングラー、C・ネルソンらの定義

この他、末期患者のスピリチュアリティに関するユニークな研究をした研究者がいる。B・スピルカ、J・スパングラー、C・ネルソンら三人の研究者は、牧師や病院付牧師の働き（面接）が「ガンをもつ子どもの親」（家族）と「ガンをもつ子ども」（患者）に、どのような影響を与えたかなどを明らかにすることを目的に研究した。[22]

結果としてわかったことは、これらの患者や家族は単なる心理学的援助以上にスピリチュアルな（霊的）サポートを求めていることである。[23]

そこで明らかになったのは二つのことである。一つは心理学的側面で、病気が原因で起きる精神的・心理的・感情的・情緒的な動揺などのことである。もう一つは霊的側面で、病気は人生の究極的意味や価値の問題に関わり、究極的存在者との関係という問題が起きてくることである。「心理的」と「霊的」は重なる部分があることを認めて、「霊的助けを必要としている人に適切に霊的援助が与えられるのは、心理学的知識や技術が適切に働くときである。[24]」と述べている。

（7）その他

その他、“Oxford Textbook of Palliative Medicine, fourth edition” でも Spiritual issues in Palliative medicine, pp.1403-1409.で扱っている。[25]

（8）まとめ

以上、明らかになったことをまとめると次のようになる。

(1) 死という「人生の危機」と「スピリチュアリティ」が密接に関わり、死の不安、恐怖にとらわれた末期患者へのケアを考える上で、「スピリチュアルケア」が重要な役割をもっていることがわかった。

(2) 「スピリチュアリティ」は、人生に起きる納得のいかない苦痛と関わり、理性や知性的説明が難しい苦痛の緩和の道を示す可能性をもっている。

(3) 「スピリチュアリティ」は、人間の究極的意味・価値の問題を究極的存在者（神仏、超越者などの名前で呼ばれている）との関係の中で、解決・緩和しようとする機能をもっている。

四　研究目的

本章の目的は、危機における「スピリチュアリティ」覚醒のメカニズムを明らかにすることである。概観してきた「スピリチュアリティ」についての覚醒の研究はなされていない。危機がどのようにして「スピリチュアリティ」を生起させるのか。この問題は、未解決の問題として残っている。本章は、ガンを告知された人の心理と宗教への関心に注目した。危機が患者の心理にどのような影響を与えるかを観察し、患者のスピリチュアリティをどのように引き起こすかを明らかにする。いかなる宗教への関心であってもその背後には、スピリチュアリティの覚醒があることを明らかにする。本章では「スピリチュアリティ」を人間の宗教性に近い概念として考えている。「スピリチュアリティ」は、日本語では「霊性」と訳されるが、宗教を生み出す人間の特性である。その意味では「宗教性」と「スピリチュアリティ」とは近似的概念である。本章は、危機が心理的変化をもたらし、その心理的変化が「スピリチュアリティ」を喚起する（覚醒）と考えて、そのメカニズムを明らかにすることを目的にする。

五　研究方法

本章の目的は、危機におけるスピリチュアリティの覚醒のメカニズムを明らかにすることである。ここでは、西川喜作の闘病記『輝やけ 我が命の日々よ』を資料にして、心理的視点と宗教的視点の二つの視点から分析する。西川が闘病中にどのような心理的経験をしたのか。その心理的経験が彼の宗教的関心をどのように引き起こしたのかを分析する。彼の心理的経験を分析することで、彼の宗教心（スピリチュアリティ）の喚起にどんな影響を与えたかが明らかになると考える。記述の順序は、スピリチュアリティの定義、スピリチュアリティの覚醒のメカニズムである。

資料は闘病記『輝やけ 我が命の日々よ』であるが、これを取り上げる理由について述べる。

一つ目は、この闘病記の執筆者が精神科医で、自分の心に起きる精神状況や心理的状況をあるがままに書くことを目指して書いていることによる。資料としての正確さ、客観性がこの闘病記にはあると考えた。

二つ目は、この闘病記は個人的な理由で書かれ、当初、出版するつもりはなかった（『輝やけ 我が命の日々よ』新潮社版、一九八二年、一六一―一六二頁）。出版する意図で書かれたものは、闘病記執筆者が読者を意識するために、事実が脚色される可能性が高い。執筆意図が出版目的でないことは、内面的に起きている出来事が忠実、正直に書かれていると考えられる。

三つ目は、この闘病記は宗教者によって書かれたものでないことによる。特定の宗教に属している人には、すでに宗教心（スピリチュアリティ）が覚醒しているると考えられるので、本研究の目的にはふさわしくない。宗教をもたない西川の闘病記の中に現れる「スピリチュアリティ」の覚醒を検証することが本章の目的である。

本章の目的は、既存の宗教とは無関係の人々の中にも「スピリチュアリティ」（霊性）が危機によって覚醒されるメカニズムを見出すことである。最初に西川のスピリチュアリティの覚醒の有無を明らかにする。その方法は、西川の病名告知の前と後の宗教への関わり方を比較することで明らかにする。比較して違いがあれば、告知がスピリチュアリティの覚醒を促したと言える。病気になる前と後の宗教との関わりを比較して、どのような変化が起きたかを明らかにする。宗教・宗教者・宗教経験・宗教行為への積極的感動・関心が起きたならば、それをスピリチュアリティの覚醒と呼ぶ。

次にスピリチュアリティの覚醒のメカニズムを明らかにする。本書の中でスピリチュアリティ覚醒に関わりがありそうな文章を抽出して分析する。その分析は段階的にスピリチュアリティの覚醒に繋がることを意図している。そのあとで、スピリチュアリティ覚醒の段階図を作成した。以上の過程でスピリチュアリティの覚醒のメカニズムが明らかになると考えた。

六　本章での概念の説明（暫定的定義）

（1）スピリチュアリティの覚醒

本章での「スピリチュアリティの覚醒」とは、健康なときには宗教や神秘的出来事、宗教的書物、宗教者の生き方などに無関心だった人が、病気をきっかけにして、神仏、神秘的出来事などに積極的関心をもち、信仰への入信などを考えることをいう。例えば、宗教などに無関心だった人が、ガンの告知を受けて宗教的書物を熱心に読んで感銘したり、宗教者の生き方に憧れたり、あるいは、祈ってもらうことを感謝したりすることも含まれる。それを「スピリチュアリティの覚醒」と呼ぶ。単なる知的客観的関心ではなく、自らの人生と向き合いながら宗教と関わるとき、また、特定の宗教への信仰をもつのではないが、本人の心の動揺や不安、更に苦悩を受け止める助けを宗教に求める姿勢を示すならば、それも「スピリチュアリティの覚醒」と呼ぶ。

(2) スピリチュアルな感性（第六の感性）

ある対象・出来事に、宗教的・神秘的・超越的な力が働いていると認識する能力。スピリチュアリティやスピリチュアルなことは目に見えないので、第六の感覚が重要な働きをする。第六の感覚が受け止めたものを、信ずることでスピリチュアルなことが認識される（知覚、聴覚とは異なる）。

(3) スピリチュアルな願望

人は命の危機に直面して心が動揺し不安になると、神仏への関心をもつ願望があることをいう。心を安定させるものをスピリチュアルな世界に求める願望。特定の宗教・信仰をもたないにもかかわらず、宗教的・神秘的なこと（人間の感覚や意志を超えた出来事）を知りたいと思う願望をいう。

(4) スピリチュアルな出来事

スピリチュアルな事柄は目に見えないが、人間の力や意志を超えた力が働いていると思える出来事のこと。

（5）スピリチュアルな体験

スピリチュアルな体験とは、①嬉しい・悲しい・感動・恐怖などの経験の背後に、宗教的・神秘的・超越的なものに触れた感覚を伴う経験をいう。②「不思議」「深淵」「充満」「和む」という体験が伴う。③生きるのではなく、生かされているという感覚が伴う。

（6）魂（soul）

魂は心の一部の機能で、特に神仏、宗教、神秘的力や超越的存在の意志を認識する機能。機能のみならず、機能が存在する場を示すこともある。例えば、スピリチュアルな体験をするのは、心や精神ではなく魂であると表現する。

（7）心理・精神

本稿では心理（psycho）・精神（mental）をほぼ同じ意味で用いる。人間のもつ知性・理性・感情・情緒などが関わる機関で、その機能は分析・理解・概念化をする機能をもっている。

（8）こころ

魂・心理・精神を含む人間の神仏や超越的なものを、認識・理解・崇拝する全体的機能をいう。

（9）信仰心

信仰心とは、神仏を信ずる心のことである。一般的にはある宗教を信ずる心を指す。しかし、ある宗教ではないが、目に見えない大きな力を信ずる心を指す場合もある。その場合はスピリチュアルなものを信ずることを指し、スピリチュアリティの機能（目に見えない神仏を信ずる機能）と同じ意味になる。

なお、以下、引用部分に記載の頁数は、西川喜作『輝やけ 我が命の日々よ――ガンを宣告された精神科医の１０００日』新潮社、一九八二年の当該頁を指す。

七　西川喜作のスピリチュアリティの覚醒

「スピリチュアリティの覚醒」とは、宗教的・神秘的出来事に無関心だった人が、あることをきっかけに積極的関心をもち、知的・感情的・意志的に宗教と向き合うように変わることをいう。宗教音楽に非常に心打たれたり、宗教書を熱心に読み始めたり、宗教者の生き方に強い関心を示し始めたり、自分から信仰に入ろうとすることをいう。

本章は、西川が病気告知（昭和五四年三月一五日）を受けた後、彼の心に起きた宗教との向き合い方について考察する。病気告知の前と後での宗教の受け止め方を比較することで、彼の宗教心の変化が明らかになると考える。

西川は、「信仰心を持たない私に」（一六八頁）と述べている。西川は、健康なときには宗教に無関心で「信仰心を持たない」で生きていたかもしれない。にもかかわらず、病名告知を受けてからは、西川の心の中で宗教との向き合い方（信仰心）が変わったことがわかる。病名告知の前と後の宗教への向き合い方の違いに、宗教心（スピリチュアリティ）の覚醒を見ることができると考える。以下の引用は、病名告知を受けた後の西川の宗教心（スピリチュアリティ）を示す箇所である。

（1）意志的変化

昭和五六年四月二三日、木曜。
あの退院騒動から、もう一年半が過ぎた。あの頃のことを思い出すと感無量だ。斧医師はカトリック信者である。穏かで強くしかも心優しい。信仰がそうさせているのだろうか。この頃、私もふと入信しようかと思うことがある。（一八二頁）

この箇所は非常に重要な告白である。「私もふと入信しようかと思うことがある」と告白しているからである。重要だと考える理由は、ここには西川の主体的決断の思いが表現されているからである。自らの「意識的判断」で宗教に入信しようとしたことが明確に表明されている。それは宗教への知的関心だけでもなく、感情的憧れだけでもなく、意志的決断であり、心的葛藤、痛みなどを経てたどり着いた心境である。これは新しい変化である。スピリチュアリティの覚醒と言える。

もう一つの理由は、「穏かで強くしかも心優しい。信仰がそうさせているのだろうか」とあるが、これは西川が斧医師の「信仰の力」を見て取ったから出た言葉だと言える。斧医師が穏やかで強く、優しくしているのは、信仰の力から来るものだと西川は理解し受け止めている。信仰に無関心だった西川にも、斧医師の中に信仰の力を見る能力が生じたと言える出来事である。だから西川も宗教に入信し、自分が変わりたいと希望したのである。ここは、西川自身が弱り果てた中で自分を立ち直らせる可能性を、宗教への入信に見出したことを示す箇所である。

引用した文章には、西川の「意志的判断」と「信仰の力を認めた能力」が表されている。西川は病気をきっかけにして、宗教を自分自身のこととして受け止めたことがわかる。本章では、これを「スピリチュアリティの覚醒」と呼ぶ新しい出来事が起きたと考える。宗教に無関心だったり、宗教は自分には関わりがないと考えていた西川が、自分を変える力を宗教に求めたと考えられる。病を境にして心は変わったのである。「スピリチュアリティの覚醒」が起きた背後には、西川が苦難の中で生きる力を得たいと願望したことがある。

(2) 感情的変化

昭和五六年二月八日、日曜。

ある寺院の薄暗い本堂で一人の僧侶が私に声をかけてきた。日本の旅行者は、このような寺院に来てもそそくさと足早に見るだけで落ち着きがないと言い、続けて『あなたには仏のコ、コ、ロがある』と言う。信仰心を持たない私に仏心があると言われていささか面くらう。

正直のところこのバスツアーでたくさんの寺院を見て廻りながら、いつのまにか心のふるさとにやって来たような不思議な安らぎを感じていた。その僅かな変化がこの僧侶にはわかるのだろうか。（二六八頁）

この言葉も西川の「スピリチュアリティの覚醒」を考えるときに、非常に重要な発言である。スリランカで最も古い町アヌラダプーラのたくさんの寺院を訪問したときの経験を書いている。この文章は大きく二つに分けられる。

第一は、ある寺院の薄暗い本堂で僧侶が声をかけて来て「日本の旅行者は、このような寺院に来てもそそくさと足早に見るだけで落ち着きがないと言い、続けて『あなたには仏のココロがある』と言」われた部分である。ここで西川は、僧侶の言葉に少々戸惑いを感じながらも否定はしていない。以前の西川であれば「寺院に来てもそそくさと足早に見るだけで落ち着きがない」旅行者であったかもしれない。しかし、病気を負った西川は、ゆっくりと寺院を見て廻りながら心に響いて来るものを感じていたのであろう。そこに居合わせた僧侶が「あなたには仏のココロがある」と言ったのだが、仏像を見ていると「仏の心」が理解できるような気がしたのではないか。ここには西川の心と仏の心が共鳴したことが見て取れる。このような「共鳴」は以前には全くないことで、病気になったことではじめて、仏の心が西川の心に響く体験になったのだと想像できる。ここには西川の心の変化がある。その変化は、「スピリチュアリティの覚醒」と呼ぶことができる。

第二は、「バスツアーでたくさんの寺院を見て廻りながら、いつのまにか心のふるさとにやって来たような不思議な安らぎを感じていた」と書いているところだ。以前には体験したことのない不思議な体験である。以前は、宗教は自分には無関係だと受け止めていたかもしれない。仏像を見ても美術品として見ていたかもしれない。それは美しいかもしれないが、必ずしも心を動かさないであろう。しかし、今回の旅では、「心の故郷」に触れる「不思議な安らぎ」を感じたのである。西川自身が「僅かな変化」と書いているように西川自身の中に宗教との関わりに僅かな変化が起きていたのである。これは「スピリチュアリティの覚醒」と呼ぶことができる新しい出来事である。更に、「心の故郷」や「不思議な安らぎ」は、癒しの経験を現す言葉である。スピリチュアリティの本質の一つは、本来の自分を回復する「癒し」の機能をもっている。この点からすると、西川のこのときの体験は、スピリチュアルな体験だったと言える。このようなスピリチュアルな体験ができたのは、西川の中に「スピリチュアリティの覚醒」があったからであると言える。

（3）三浦綾子『塩狩峠』を読む（理性的変化）

昭和五四年五月一日、火曜。

……生きる勇気というか、生き甲斐というか、熱いものが湧き上がってくる思いがした。（六二頁）

西川は三浦綾子の『塩狩峠』を読んだ。西川は「生きる勇気」「生き甲斐」「熱いものが湧き上がってくる」と書いている。その日（五月一日、火曜）の日記には、肉体が辛かったことを書いている。「沢山の方が見舞いにきてくれていた」が、それは「本が読めなくなり、書きかけの原稿も書けなくなるので、時にはいらいらさせられることもあった」という。このような状況の中で『塩狩峠』を読んだ。この本はキリスト教信仰者の生き様を通して、キリスト教の自己犠牲の愛を語っていて、キリスト教信仰が主人公の人生を変えた内容である。西川はこの本を読んで、人を変える信仰の力に心を打たれたのだろう。「生きる勇気」「生き甲斐」「熱いものが湧き上がってくる思い」という言葉は、西川の心が信仰的生き方に共鳴したことを示すものである。西川の心は主人公の心の中に生きるキリストの愛に強く惹かれている。そして西川は、主人公を強くしたキリスト教への信仰を欲しいと思ったと想像できる。このような信仰者の生き方、信仰のもつ力、キリスト教の自己犠牲の愛に感動したのは、西川の宗教心が目覚めて共鳴したと言える。このような自己犠牲の愛に共鳴できたのは「スピリチュアリティの覚醒」がもたらした出来事である。

（4）宗教者の言葉に感銘

昭和五四年五月一日、火曜。

……お二人の言葉はそれぞれ、死と向き合った状態の私の心に響いた。（六二頁）

僧侶で精神科医の斎藤正道が西川を見舞い、また牧師のジェラルド・バーチが西川を見舞った。西川は二人の言葉を「心に響いた」と書いている。西川は「死と向きあった状態」にあった。健康なときには宗教などに無関心であったり、自分とは関係がないと思っていただろう。しかし病気になってみると、宗教者の言葉が「私の心に響いた」と言う。このような感動は、西川の宗教心が覚醒していて、僧侶と牧師の言葉に共鳴しなければ起きないことである。宗教心が覚醒しているので感銘したのである。西川の「スピリチュアリティの覚醒」を見ることができる。

(5) 論文『健康と宗教』を読み感銘

昭和五五年四月五日、土曜。

……と(Y教授が)一冊の論文を手渡して下さった。「健康と宗教」と題のつけられたその論文には、Spiritual Well-beingという副題が付けられていた。私は家に戻ると早速この論文を読ませてもらった。「死の解脱」のための医学が人を医する学であるべきだという教授の説に、私も同意見だった。そして教授の「死の解脱」が宗教の終極の目的であり、しかも医学の対象ともなるべきであるという学説にはあらためて感動した。(一三三頁)

西川は精神科医として、心の病で苦しむ患者やその家族に深く関わってきた。この世には、医学では解決できない苦悩があることが十分わかっていた。Y教授のくれた論文『健康と宗教』には、Spiritual Well-beingの副題が付いていた[26]。そこには、「死の解脱」こそ宗教の終極の目的であり、かつ、医者がめざすべきものだと述べられていた。西川がこの言葉に感動したのは、医学では癒されない苦しみから、宗教によって解脱させて欲しかったからである。医学では癒されなくとも宗教で癒されるならば、宗教を学びたいと思ったであろう。Y教授の説に西川が「私も同意見だった」と言ったのは、宗教に自分の苦悩を解決する道を見出せるように感じたからである。このような宗教への期待は以前にはなく、病を負ってから得たものであるから「スピリチュアリティの覚醒」と言える。信仰には無縁だった西川の心に大きな変化が起きたことを示す出来事であった。

(6) 祈られていることに感謝

昭和五六年七月一四日、火曜。

七時、約束どおりマーク・ジーンマーマン夫妻が来宅する。……彼は在日アメリカ商工会議所の会頭になって、このところ大変忙しいらしい。

マークは私の朝日新聞の記事を読んで早速見舞いの手紙をくれた。……

「わたくしにできることがありましたら、何でもおっしゃって下さい。教会の人たちと一緒にドクターのためにお祈りをしています」

飾り気のない言葉のなかに彼の厚い友情を感じる。（二〇〇頁）

在日アメリカ商工会議所会頭マーク・ジーマーマン夫婦が、多忙の中で西川を訪問した際の飾り気のない言葉は、西川に「厚い友情」を感じさせたのである。

また「教会の人たちと一緒にドクター（西川）のためにお祈りをしています」という言葉は、信仰のない西川を無条件に受け入れて神様に祈ってくれる教会に集う人々の愛の深さを感じさせたであろう。ここには、教会に集う人々の愛の深さに感動した西川を見ることができる。西川には、それまで信仰はなかった。だから教会で祈ってもらっていたとしてもありがたいと思わなかったであろう。しかし、今は違う。教会の祈りに加えてもらえた特別の喜びがあったと想像できる。西川の「厚い友情」という言葉は、祈りの中に加えられていることへの喜びを表現している。ここには彼がスピリチュアルな世界に加えられた喜びがあったと言える。西川の「スピリチュアルな世界が覚醒」していたので、教会で祈られていることを喜べたのである。スピリチュアリティの覚醒がなくては、このような喜びはない。

（7）まとめ

以上『輝やけ 我が命の日々よ』の六か所の文章を引用した。ここから見ることができる西川喜作の「スピリチュアリティの覚醒」をまとめると、次のようになる。

西川が闘病生活をした時代、「スピリチュアリティ」という語は一般的に用いられていなかった。むしろ内容的に近い語は、「宗教心」である。本章では、「スピリチュアリティ」と「宗教心」は近似的概念として理解する。

(1) 西川は病を告知された後、宗教に関心をもち始めたことがわかる。少なくとも、宗教に否定的な態度はとっていない。むしろ、宗教との関わりの中で「私の心に響いた」「熱いものが湧き上がってくる思いがした」「（教授の）学説にはあらためて感動した」「いつのまにか心のふるさとにやって来たような不思議な安らぎを感じていた」「飾り気のない言葉のなかに彼の厚い友情を感じる」などとある。彼の宗教への関わりは、感情的、理性的、意志的、積極的に変化している。このような心の変化は病気を負ってから起きたことで、「スピリチュアリティの覚醒」と呼ぶことができる出来事である。

(2) しかし、宗教一般と積極的に向き合うことにはなったが、特定の宗教に入信することにはなっていない。仏教、キリスト教を含めた「宗教」に西川が積極的姿勢をもったことは事実であるが、ある特定の宗教の中に入ることはなかった。つまり、西川のスピリチュアリティは覚醒したけれども一つの宗教には入信するものではなかったので、宗教的出来事ではなかったと言える。

(3)

西川は、病を境にして彼の「スピリチュアリティが覚醒」したと言える。病気の前のことを本書の中で「信仰心を持たない私」と表明していることから推察すれば、宗教や宗教者に対して積極的関心はなかったこと、また宗教や宗教者に出会ったとしても、感動したり、心が休まることはなかったことが想像できる。その意味で、西川が病を得てから、宗教が「心に響いた」「熱いものが湧き上がった」「胸を打たれた」「感動した」「不思議な安らぎを感じた」という体験は、病気告知後に起きた大きな変化であると言っていい。つまり、西川の心に変化が起きた。それは西川の宗教への関心、感受性、受け止め方が変わり、目に見えない出来事や信仰がもたらす人格的変容に、関心をもち始めたのである。そのような変化は「スピリチュアリティが覚醒した」と言うことができる。

以上、明らかになったことは、西川のスピリチュアリティは病気を負ってから覚醒したと言える。本章の目的は、スピリチュアリティの覚醒のプロセスを明らかにすることである。以下、彼の心理的・精神的葛藤について本文を引用しながら明らかにし、そこから西川の「スピリチュアリティ覚醒」の過程を明らかにしたい。

八　西川喜作の心理的・精神的葛藤

本章は、精神科医であったが前立腺ガンのために死去した西川喜作の残した闘病記『輝やけ 我が命の日々よ』（新潮社）を取り上げる。

西川喜作は、昭和五年東京に生まれた。植木職人の父は戦後寝たり起きたりとなり、経済的に困窮した。旧制府立三中（現都立両国高校）、東洋高等学校を経て、千葉大学医学部を卒業。慶應義塾大学医学部精神神経科で研修を積み、その後昭和三八年、米国コロンビア大学精神医学研究所に留学。帰国後は国立下総療養所に勤務、また国立千葉病院精神神経科医長となるが、昭和五四年三月発病、昭和五六年一〇月一九日、国立千葉病院で死去した。

発病以後、西川は日記を書き始めた。また、多くの友人、知人に手紙を書いたが、発病の年（昭和五四年）一〇月に評論家柳田邦男にも手紙を書いた。柳田が月刊誌『文藝春秋』に書いた「ガン 50人の勇気」を読み深く感銘したので、その読後感を柳田に伝えた。同時に自己紹介を加えて、そこに自分が精神科医であり、前立腺ガンを患い睾丸摘出手術をしたことなどをめんめんと綴った。柳田へのこの手紙がきっかけとなり、柳田は西川としばしば会うことになる。柳田は、西川の日記のことを知って闘病記の出版を勧める。実際に本にまとめる原稿が整ったのは昭和五六年十月一八日の夜で、柳田と編集者が西川の元に駆けつけ、手もとに届けた。それは西川が息を引き取る四時間前だった。柳田邦男は原稿ができたことを伝えた。西川はかすかに微笑んだが、それが最後であった。

西川は、下腹部が膨満するのに排尿できない苦しみをもったのが、昭和五四年三月一五日の早朝であったと

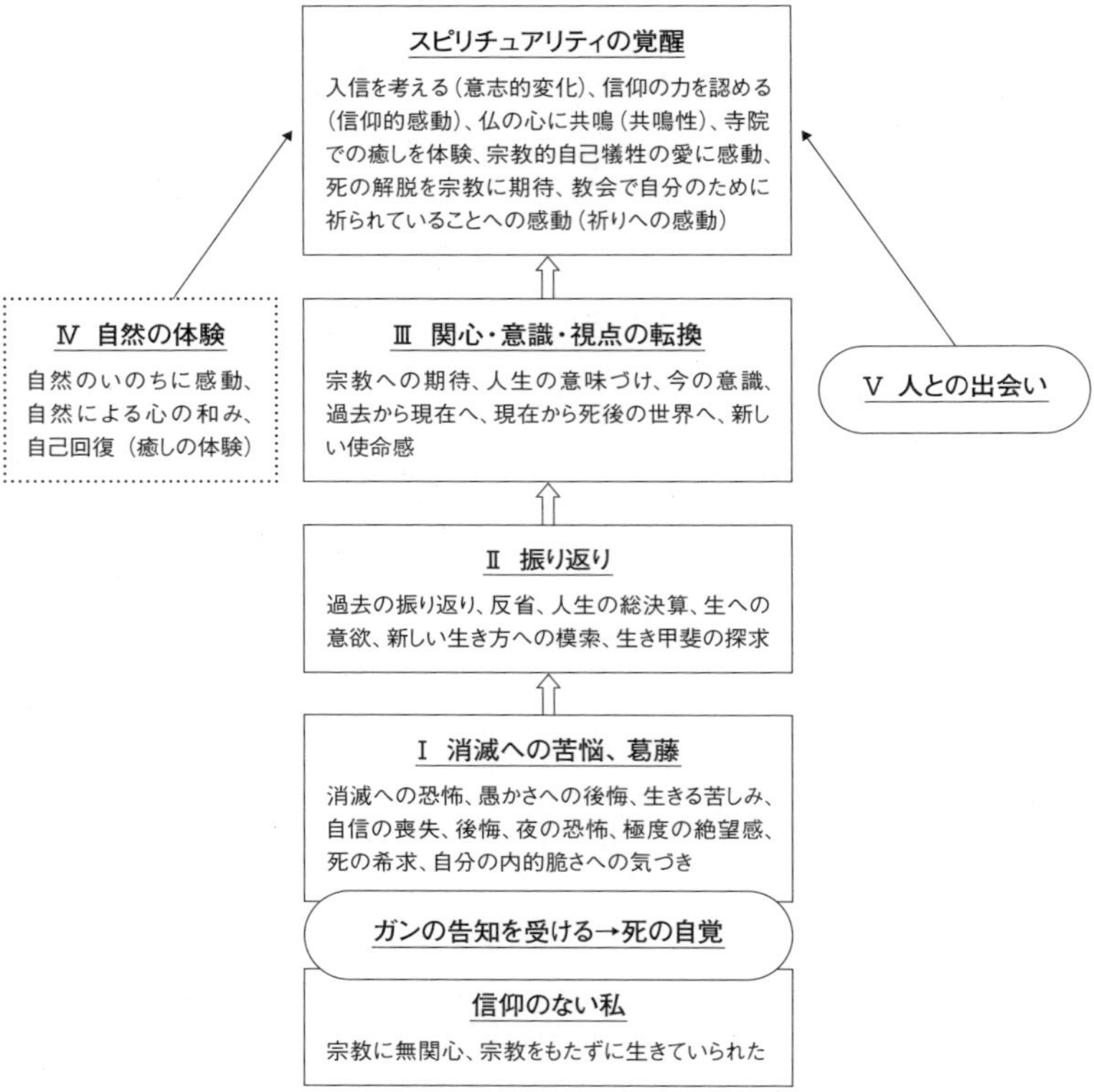

図3　スピリチュアリティ覚醒のメカニズム 2019
著者作成

日記に書いている。この日は「私にとっては永久に忘れられない日となった[25]」(二五頁)と述べている。そして翌日の三月一六日(金)から日記を書き始めた。本章では、この日記を元にしながら、西川がどのような精神的葛藤や苦悩をしてスピリチュアリティ覚醒に至ったのか、精神的プロセスを明らかにする。図3はこのプロセスを示すものである。以下、( )の中の数字は闘病記の頁数を示している。ここでの記述は、病名告知を受けての苦悩からスピリチュアリティ覚醒までの精神的プロセスを、次の順序で行う。①消滅への苦悩、②振り返り、③視点の転換である。視点の転換がスピリチュアリティ覚醒に結びついて行く。このプロセスが中心になりつつ、それに加えて④自然との出会い、⑤人との出会い、が予備基盤として貢献していることを明らかにしたい。

1　消滅への苦悩・葛藤・恐怖・絶望

西川の「スピリチュアリティの覚醒」の根底には、ガン告知を受けて心理的に動揺、自分の存在がなくなることへの不安と恐怖が強くあった。以下、その具体的例を本から引用する。

(1)　消滅の不安

昭和五四年三月一六日、金曜。

　何かを書き付けなければいられない衝動が急激に湧き起こったのだ。とにかく書かなければ、記録しなければ生きている証しが消滅してしまいそうだ。（三〇頁）

西川は三月一六日の日記に「何かを書き付けなければいられない」、「生きている証しが消滅してしまいそうだ」と書いている。消滅することへの恐怖を「何かを書く」ことで解消しようとした。ここには、西川の存在が消えてしまうことの恐怖が見える。この後、西川は日記を書き、友人、知人に手紙を書いていく。

(2) 死の後に残る贈物（消滅の不安）

昭和五四年四月三日、火曜。

昨夜書いた手紙を読み返してみた。いつになく長文の手紙になっている。自分の気持を十分に伝えるために長文になってしまったのだ。

読み返しながら改めて思った。これからは率直に書こう、と。そして電話で用を足すのはよそう。私の命はそう長くない。一方的かもしれないが、友人たちには手紙という形で私が死んでもあとに残る贈物としたい。（四四頁）

西川のこの日記に「私の命はそう長くない」「私が死んでもあとに残る贈物」とあり、「あとに残る」ものを残したいという文言から自分が消滅することへの恐怖が見える。西川は肉体的激痛を感じるたびに、自分の生命の消滅することを予測して恐れた。「電話で用を足す」のはやめて「長文の手紙」を書いたのは、その現れである。

(3) 手紙に託す（消滅の恐怖）

昭和五四年一〇月一八日、木曜。

病気になってからなるべく手紙を書くことに心がけてはいたが、相手は友人、知人だった。まったく未知の人に私の方から手紙を書くのは初めてだった。それにしてもつい先日も友人とはいえ十年も会ってないないだいなだに手紙を書いたばかりである。私は、手紙を書くことのなかになにかを求めている。（九〇頁）

「病気になってからなるべく手紙を書くことに心がけてはいた」とある。それまで音信不通になっていた精神科医のなだいなだに手紙を書いた。「私は手紙を書くことのなかになにかを求めている」と気づいていた。手紙を書くことには、自分のことを覚えていて欲しいという願望がある。その願望の根底には消滅の恐怖があると考えられる。

（4）取るに足りないもの

昭和五四年一〇月一四日、日曜。

私には千春と丈二という二人の息子がいる。しかし息子たちを意識してこの世に残そうとしたわけではない。仕事？　誰だって私のやった程度のことはやっているさ。論文実績？　みんな取るに足らんものばかりさ。古くなった過去の知識さ。（八四頁）

ここにも西川は消滅への恐怖を述べている。「論文実績？　みんな取るに足らんものばかりさ」と自己評価しているが、低く評価することで、消滅しても悔いはないと自分に言い聞かせている。自分に言い聞かせなければならないほどに、消滅することへの悔しさがあったと言える。西川の執筆した論文は、西川が心魂を注いで書いたもので、彼自身の存在証明である。それが死によって消滅することに、西川は口惜しさをもった。込み上げてくる消滅への恐怖、苛立ち、悔しさを抱え、西川はあえて「みんな取るに足らんものばかりさ」と言うことで、自分を慰めようとしている。

（5）後悔（自分の愚かさへの後悔）

昭和五四年四月二〇日、金曜。

医師たる自分が自らのガンの発見をここまで遅延させてしまったとは。私は自身の愚かさを恥じた。それと

同時に目の前が暗くなった。（五二頁）

「私は自身の愚かさを恥じた」とある。医師であるからこそ早く気づくべきだったのに気づけなかった悔しさ、自分の医師としての能力の足りなさを恥じた。医師として早く気づくべきだったのにという苦悩が、「目の前が暗くなった」という言葉に表現されている。この先、どのように生きるべきなのか全く自信を失った絶望感が滲み出ている。このような後悔は生きる意欲の裏面であり、西川は生きたかった。このような消滅への恐怖と生きたいという意欲が、次の段階の自分自身の振り返りや気づきに繋がっている。

(6) 内的脆さへの気づき

昭和五四年五月一七日、木曜。

朝からつまらぬことで看護婦に腹を立ててしまう。

……やっぱり私もありふれたガン患者なのだ。（六四頁）

西川は、精神科医としてもう少し上手くガンと闘えると考えていた。ところが精神科医としての知識や経験が役立たず、西川はつまらぬことで看護師に腹を立ててしまった。「やっぱり私もありふれたガン患者なのだ」と自分の人間的脆さを目の当たりにして自己嫌悪に陥っている。ガンとの闘病には、精神科医の知識も経験も全く役に立たないことへの自分嫌悪である。「やっぱり私もありふれたガン患者なのだ」と自分に呆れ、自信を喪失した。このような感情や内的脆さへの気づきは、実は次の段階の自分を深く振り返る動因となる。

（7）死は救い

昭和五六年八月一四日、金曜。

発汗は依然やまない。呼吸困難と背部の痛み、腰痛まで出てくる。死んでしまいたい。薬を大量に飲んで死んでしまいたい。死はいまの私にとっては確実な救いだ。（二一三頁）

西川のガンは確かに進行して、肉体的苦痛は身体を苦しめている。「発汗、呼吸困難、背部の痛み、腰痛」が襲ってくる。検査、治療も全く役に立たず「死んでしまいたい。薬を大量に飲んで死んでしまいたい」と言う。肉体的苦痛の緩和を医学に期待したが、医学は期待に応えてくれないことで、西川は絶望に襲われた。このような心の葛藤は、自分自身の内面を深く見直し、反省する機会になっていく。

（8）自信喪失と振り返り

昭和五五年四月五日から五月一七日の間の日記（特定日の記述がない）

……妻があれこれと世話をやいてくれるのが、いちいち気に入らない。それでいて、放っておかれると、無性にかまってもらいたくなる。甘えと、それを拒絶する心が入り混じっている。……

素直に自分の気持を妻に向って明かせばいいことは、重々わかっている。だが言い出せない。言い出さずとも妻の方でわかってくれる、察してくれるはずだと甘えていた。（一三三頁）

西川は、ガンに冒された肉体的苦痛に加えて精神的イライラに襲われて、自分を持て余してしまう。「妻があれこれと世話をやいてくれるのが、いちいち気に入らない。それでいて、放っておかれると、無性にかまってもらいたくなる」と、感情をコントロールできない自分を嘆いている。精神的に自立しているはずの自分が、現実には妻に甘え、過度に期待し、要求し、孤独と寂しさにとらわれてしまっていると告白している。この告白が出てきているのは、感情をコントロールできない自分を一旦突き放して見ているからである。「素直に自分の気持を妻に向って明かせばいい」という言葉は、自分を突き放して反省している言葉である。過度の依存心、依頼心、期待、甘えに襲われている自分が見えるのは、すでに自分を振り返っていることを示している。

(9) 自尊心の喪失

執筆日は不詳。

妻との間に沈黙がちな日が続き、いっそのこと家を飛び出そうかとさえ思い、つい口走ってしまった。妻は泣き出した。そして妻もしばらく別れていようかともらした。

……家を出るなどと口に出してみても、私には行く場所がなかった。……

ある日妻は堪りかねたように言った。

「あなたは精神科のお医者さんでしょう?」

妻の言うとおりだ。しかし私にはどう返事をしてよいかわからなかった。

「どなたかに診ていただいたら……」

と妻は泣き出した。私もつられて泣いてしまった。そんな折に見たテレビのドキュメンタリー番組が私をこの精神的煉獄から解放してくれた。……

一人のガン患者の死に到るまでの記録としてでなく、死を前にして懸命に生きようと努力した一人の女性の記録として、私はいたく感動させられた。(一三三—一三四頁)

西川夫婦に危機が訪れる。妻との生活が「精神的煉獄」だという。精神科医であるから人の心がわかり、心を収める方法を知っているはずであるのに、妻に当たり怒りを撒き散らしている。西川は「家を飛び出そうか」と口走った。「妻は泣き出した」。妻も西川と一緒に居ることに耐えかねて別れようかと考えた。西川は家を出ても「私には行く場所がない」ことはわかっている。ついに、妻は「どなたかに診ていただいたら」と言った。西川の自尊心はズタズタに切り割かれていた。このような自己破壊、夫婦関係崩壊の状況は、自分を振り返ることを強いたと考えられる。そこにスピリチュアルな世界への期待が生まれてくる可能性がある。

(10) 夜の恐怖体験

昭和五六年三月二六日、木曜。

　夜が恐ろしい。寝ると背中が痛み出すのだ。昼間仕事をしているときには痛みはない。気が紛れているせいかもしれない。できるだけ仕事をしよう。（一七四頁）

西川は「夜が恐ろしい」と告白している。夜はしばしば死の不安や恐怖が襲ってきて、気を紛らわせることができない。夜は虚無を象徴している。すべてのものが行動を止め、人との触れ合いが絶え、限りない無の世界を「夜」は象徴している。西川は夜が来るたびに、死の恐怖、不安に苦しんだ。このような恐怖は、彼自身をもがき苦しませ、自分を振り返る動機になったと想像できる。「できるだけ仕事をしよう」という言葉には、恐怖に怯える夜の自分がいるが、「昼間仕事をしているときには痛みはない」と振り返っている。仕事は怯える心を紛らわせてくれるのである。ここには自分を振り返って、生きる道を求めた姿が見える。

(11) 極度の絶望感

昭和五六年三月三一日、火曜。

もういい加減にしてくれ。おれはどうなってもいい。診察？　ご免だ。これ以上ああだとか、こうだとか検査されたくない。脊椎や足の骨にガンがあったからといって切り取れるものではない。抗ガン剤？　二度と考えたくもない。痛みがこれ以上強まるなら麻薬でも処方してもらうしかあるまい。……

転移だと思う気持とそうでないと思う気持。この二つの相反する考えが頭のなかで激しく揺れ動いている。「死ぬことを悟った」なんて真っ赤な嘘だ。痛みを感じ不安がっているのは死を恐れているからではないのか。私は死を恐がっている。（二七六頁）

西川は診察、検査、抗癌剤投与を受けて、そのたびに苦しみに耐えてきた。症状が改善するものと期待していた。しかし結果はむしろ悪化しており、この事実を知ったとき西川の心は動揺し、怒り、絶望した。「もういい加減にしてくれ。おれはどうなってもいい。」と言っているが、医学、医療への失望が深かったことを示している。「もういい加減にしてくれ。おれはどうなってもいい。診察？　ご免だ。これ以上ああだとか、こうだとか検査されたくない」と述べて、自分の人生を諦めたかに見える。医療への失望や自分の人生への諦めが、この日記には明確に表現されているが、この精神的状況に至るまでの西川の心の葛藤は厳しく深く、自分自身との戦いだったと想像できる。「相反する考えが頭のなかで激しく揺れ動いている」とは、西川の心がもがきのたうち回り、自分を深化させている。このような自己探索の深化が、次の振り返りや反省の段階に繋がっていくと考えられる。

(12) まとめ

西川は、ガンの発病を知ったときから精神的苦悩が始まった。自分の感情をコントロールできなくなった自分を経験した。ガンの肉体的苦痛は、精神科医である西川の知識、技術、経験が全く役に立たないことを知らされる。当時の医学では、西川のガンは完治できなかった。西川は自分の人間的脆さ、感情コントロールの不能さ、医学に頼れない絶望感を経験した。その経験は、自分自身を深く振り返ることで、生きる道を模索させる動因になっている。自分にも医学にも夫婦関係の崩壊にもかかわらず、なお生きたいとの強い気持ちが西川にはあった。その生きることへの願望が、自分の生き方を振り返る動因になったと言える。

2　振り返り・反省

(1) 人生の振り返り

昭和五四年三月二七日、火曜。

ほぼガンとわかって入院を控えての旅行はいささか呑気すぎると考えないでもなかった。また妻も出かけることをしぶっていた。しかし、ひょっとするとこれが最後の国外旅行になるかもしれない。遠く日本を離れたところでゆっくり自分のこれまでの人生を振り返ってみたかった。(四〇頁)

ガンを抱え、あえて海外旅行する目的は、「ゆっくり自分のこれまでの人生を振り返ってみたかった」ことだと西川は言っている。自分を振り返ることで現在の自分を立て直し、かつ将来の希望を見つけたかったのだろう。発病以来、病との戦いで、生きる目的も将来の希望も見失いかけていたのだろう。「自分を振り返る」ことで自分の人生や心を整理し、新しい考え方や生き方を見つけたかったのである。

(2) 自分の人生を意味づけ

昭和五四年一〇月二三日、火曜。

……ふと医学生時代のことが思い出されてきた。

医学生の私は外科医を目ざしていた。精神科医になるなどとは考えてもいなかった。……

……四年生の夏に信州伊奈の長野県立阿南病院へ実習に行ったことがさらに決定的要因となった。伊奈の山村で人々のひどい健康状態と衛生環境をまのあたりにして、公衆衛生あるいは予防衛生の方面に進みたいと考えた。……

翌年卒業してすぐ再び伊奈の山村にある組合立健康保健病院に七カ月ばかり行った。その病院で私は医師としての基本的な在り方を実地に学んだような気がする。これは決して教室では学べない性質のものだった。

(九四―九五頁)

西川は、医学生として行った伊奈の山村の組合立健康保健病院での経験が、自分の生涯を変えたと述懐している。西川が医学生の時代、田舎の病院に実習に行くことを希望する者は多くはなかったのだろう。しかし、西川にとって伊奈での勤務は、「医師として基本的な在り方を実地に学ぶ」経験となり、外科志望から精神科志望へと変わる動機になったのである。山村の組合立健康保健病院に行ったことは間違いではなかったし、「医師としての基本的な在り方」を学ぶ貴重なときとなったので後悔がない、と自分に言い聞かせている。このように人生を振り返ることは、一旦立ち止まって自分の生き方を考え直すことである。そのような作業は西川の視野を柔軟にし、拡大させることに繋がり、スピリチュアルな世界への関心を助けることに繋がっている。スピリチュアリティの世界は、日常生活ではあまり意識されていない。現代人は科学的合理的経済的関心は強くあるが、宗教を含めてスピリチュアルなことへの関心は高いとは言えない。そこで、科学的合理的経済的思想一辺倒という考えから多様な考え方にシフトするための柔軟な発想が必要になってくる。西川がいま、過去の山村の健康保健病院で勤務したことを思い出したことは、多角的視野を得てスピリチュアルな考え方ができるための一つのステップになるものである。

（3）過去の振り返り

昭和五四年一〇月一五日、月曜。

妻と初めて出会ったのは、三十年以上も前のことだ。彼女は女学生で、私は東京府立第三中学（現在の都立両国高校）の生徒だった。

植木職人の私の父は敗戦後体調を崩し、寝たり起きたりだった。私は一家のために食糧の買い出しに行かなければならなかった。……

郁子が水海道の女学校に通っているのはあとで知った。十七歳の私の目には都会的気品のある少女として映った。黒くて大きな瞳が印象的だった。（八五―八六頁）

西川は「妻と初めて出会ったのは、三十年以上も前のことだ」と振り返り、妻郁子の美しさに心惹かれた過去を懐かしんだ。その美しい少女と結婚したことを振り返りながら、彼女に出会い結婚したことの幸せをしみじみ味わっているように受け取れる。過去を振り返ることは、人生でのさまざまな出来事の意味を見つけることである。そのような気づきの経験は、スピリチュアルな世界の気づきに繋がっていく可能性をもっている。スピリチュアルな世界は、日常生活ではほとんど無関心に過ぎている。だからこそ、一旦立ち止まって自分の人生に起きた出来事を振り返ることが、自分でも意図したことではないスピリチュアルな出来事に気づく機会となる。そこには立ち止まって振り返ることの大切さがある。

（4）妻の働きに感謝

昭和五四年一〇月一五日の日記は次のように続いている。

昭和三十年。私は千葉大医学部を卒業し、翌年慶応大学医学部精神神経科教室に入局した。そして昭和三十二年四月、私たちは結婚した。……

結婚生活は無一文に近いところからスタートした。……

そんな私たちだったが昭和三十四年には武蔵小金井に小さな家を建てることができた。それも半分以上は妻が働いた金でできたといってよい。（八六頁）

西川は貧しい生活の中で「小さな家を建て」たことを振り返り、妻の貢献が非常に大きかったと素直に述べている。過去を振り返り「小さな家を建てることができた」のは、資金の半分以上を妻が出してくれたからだと言っている。このような事実に気づくことは、未知な世界を受け入れる環境を作ることになる。それは、実際には自分が気づいていないことがある可能性を認めることである。健康なときには、我欲、所有欲、権力欲、名誉欲が強すぎて、自己中心になりやすい。死に直面して自分の能力に失望し自分の限界を知ることで、素直に自分の心と対面すると、確かに自分の判断が絶対的でないことに気づく。目に見えないスピリチュアルな世界を認める思考の基盤が作られて行くように見える。それが、また、生き方を変える動因になる。

（5）人生に感謝する素直さ

昭和五四年一一月一七日、土曜。

……自己紹介や現状報告がされるに従って会は盛り上がってきた。……お開きにあたって参加者全員からのプレゼントとして私はチェコ製の立派なワイングラスをいただいた。こんなにやさしい人たちを同僚に持てたことの幸せをつくづくと感じた。幾人かの人が涙をみせていた。私もついつい嬉しくて涙を押さえることができなかった。（一〇四頁）

西川は、医長として責任ある立場にいた当時、国立病院精神科の同窓会に出席。同窓会の最後にプレゼントが配られた。西川はチェコ製の立派なワイングラスをもらったが、西川は集まった人たちの思いやり、心遣いに感激した。西川は「こんなにやさしい人たちを同僚に持てたことの幸せをつくづくと感じた。……私もついつい嬉しくて涙を押さえることができなかった」と述べている。この述懐は西川の素直な気持ちを表した言葉であり、普段には見せなかったが、病気以来、西川の感受性は敏感になり、理性的というよりも感情的になっていることを示している。このような感受性の鋭敏化や情緒的になる傾向は、スピリチュアリティを認識する準備状態を作っていて、次のステップの考え方や生き方を変える力になるものである。

(6) 妻への感謝

昭和五五年三月二三日、日曜。

……実は私ガンに冒されている身です。いやでも死というものとの対座しなければなりません。そうした時に私が思いますことは、今の妻を得たことが私の人生において大きな財産だったということです。妻と暮せてよかったとつくづく思っています。……こんな病気になってみて、この妻と一緒になったことをいまさらながらに感謝しております。(一二八―一二九頁)

神経科の看護師Sさんの結婚式があった。西川はその祝辞の中で、妻との人生は「大きな財産だった」「妻と暮せてよかった」と言い、妻に「感謝しております」と言っている。一般的祝辞の中でも、自分の結婚生活から学んだ教訓を、結婚する若者たちに贈ることがあるかもしれない。しかし西川の言葉には、自分の妻への感謝と妻に出会えた不思議への感慨がある。「妻と暮せてよかったとつくづく思ってい」るのである。振り返ることは、現在の生命が誰によって支えられているかを気づかせてくれる。人に支えられているという気づきは、自力の過信から意識を解放して、視野を広げる機能をもっている。

(7) 反省

昭和五六年六月一日、月曜。

何も知らなかった。こんなに美しい顔立ちと優雅な立ち居振舞いをする女性がまさか乳房を失っているなど想像もしなかった。

それに比べて私はガンであることをむしろ人に教え知らせている。そっと隠しておくべきではなかったのか。

なんと慎ましさに欠けた、大仰で軽率な自分だろうか。私はNさんのそばにいるのが恥ずかしかった。（一九〇頁）

西川は「なんと慎ましさに欠けた、大仰で軽率な自分だろうか。私はNさんのそばにいるのが恥ずかしかった」と述べている。西川自身は「慎ましさに欠け、大仰で軽率」であるが、Nさんは優雅で慎ましいと比較している。Nさんは乳房を失う苦しみを経験したにもかかわらず、慎ましく優雅な生き方をしている。その姿に西川は感銘を受ける。自分が「恥ずかしかった」と告白させるほどにNさんの生き方が崇高に見え、西川は自分の生き方を反省し、生き方を転換させることに繋がる。このような体験が、スピリチュアルな世界を認める動因となるのである。

（8）残された生命への挑戦

昭和五六年三月二九日、日曜。

秋の学会に出題するかどうか悩む。出題するとすれば「精神障害者の長期在院と社会復帰」というシンポジウムに、我が精神科の入院患者がきわめて在院期間が短いことを調査して報告し、短期在院の理由と今日の国立病院が持つ悩みを報告してみようと考えている。

しかしこの研究を六カ月間とすると、いま書こうとしている医学のなかの死の問題について考え、それを論文にまとめるだけの時間と体力が残らないのではないか。

医学のなかの死、つまり「死の医学」はいまの私にとっては最優先の研究課題である。（一七五頁）

西川は、秋の学会報告をしたいと強い希望をもっていた。精神科医として研究発表は重要である。しかし今、西川はガンに冒されてみて、新しい課題を発見した。「死の医学」の構築が課題だと思えた。ここで自分の人生への振り返りが起きる。精神障害者の在院期間短縮の研究か、あるいは医学の中の死の研究か。どちらの研究を選ぶべきか。西川は残された時間をどのように用いるかの選択に迫られた。これらの選択は西川の人生を振り返らせ、残された時間をどのように使うかを思案させる機会となっている。このような人生の選択は、過去の生き方から自身を変える機会となる。そして、次の意識・視点の転換の段階に繋がっていく。

(9) 仕事への意欲

昭和五六年六月三日、水曜。

M医師の言葉を信じよう。痛みさえなくなれば夜も眠れる。本も読める。書きかけの随筆も論文も書ける。患者も私を待っているのだ。それに出版を決意した原稿も書き続けられる。（一九二頁）

精神科医として仕事を続けることは、西川に生きる意味を与えた。「読書」「執筆」「診察」が、西川の生への意欲を掻き立てている。生への意欲は、病の苦痛と戦いつつ生きるために、生の向き合い方を変える力となっている。西川には肉体的苦痛はあったが、立ち止まって考えてみる。するとまだやりたい仕事がある。このように立ち止まって自分を振り返ることで、仕事への意欲があることに気づいたのである。この気づきが、生命への意識や生き方を変える動因になった。

(10) 残された生命を燃やしたい

昭和五六年八月一八日、火曜。

……私にとっては延命のためではない。片目になってもいい、生きている限り、精神科医として仕事をしたい。残された命を精一杯燃し続けたい。（二一七頁）

西川は「片目になってもいい、生きている限り、精神科医として仕事をしたい。」と述べて、仕事への意欲を燃やしている。西川はガンの告知を受けて、失望、自己嫌悪、絶望を体験した。多くのものを失い、これからも片目になるかもしれない。それでも生きて「残された命を精一杯燃し続けたい」と述べている。このような新たな決意の背後には、西川が自分を振り返り、弱気になる自分を反省したことが見て取れる。それは生きて働くことが精神科医としての「生きがい」であり、「存在証明」だからである。仕事に没頭することは生き甲斐であり、失いかけた自分の存在の意味を回復する方法でもある。このような「仕事への意欲」や「生きている存在証明」を問うことは、西川の意識を変える動因になっている。

(11) まとめ

以上見たように、西川はガンの告知を受け自分の人間的脆さに気づいたことで、自分の過去や現在を振り返るチャンスを掴む。振り返ってみると、人に支えられて生きてきたことや、人と比べて自分の弱さに気づいたこと、自分の内にある生きる意欲などに気づくことになった。また振り返ることで、自分の人生を整理し生き方を反省したり、固定観念や思い込みから解放された。そのことが新しい視点を見つけるチャンスに繋がっている。また、自分の人生が多くの人に支えられてきたことに気づき、視野が広がっていった。人の親切や力に支えられてきたことへの気づきは心を柔軟にし、感謝の気持ちを起こさせた。更に、柔軟な考え方は自分の生き方を転換させる動因になっている。生き方の転換は、病を負いながらもなお自分の生きる意味を見つけて生きていこうとする意欲に繋がっている。

3　視点・生き方の転換

西川は病気の告知を受け、精神的に混乱し、信ずるものを失い、自己分裂、自己喪失に陥った。そこから自分自身を振り返り、自分自身を深く見つめた。自分自身を振り返ることで、自分の生き方を転換し始めて行く。ここでは、西川がどのように生き方を変えたかを見ることにする。

(1)　見方・考え方の転換

昭和五四年六月二〇日、水曜。

……病気を機に生き方、人生の目的を考えられるし、真の幸福についても考える時間があるではないかとあった。まったくSさんのいうとおりだった。（七三頁）

西川の患者のSさんは、心身症に苦しみ麻薬中毒になり、後日、骨髄炎になり亡くなった。Sさんは病気に苦しむ西川に毛筆の手紙をくれた。そこには病気になったことで「生き方、人生の目的を考えられるし、真の幸福についても考える時間がある」とあり、西川は「まったくSさんのいうとおりだった」と言っている。確かに、西川は病気になって失ったものは多いし悔やむことも多い。しかし視点を変えるならば、得られるものも多いと納得できた。病を負ってから、人生の生き方、目的、真の幸福について考えさせられたのだ。このような体験は、視点を変えて病気や人生を見直すことの必要性に、気づかせてくれた。病気になると、人は病気を消極的にしか考えられない。Sさんの言葉「病気を機に生き方、人生の目的を考えられる」という言葉は、病気になったことの積極的意味を見出せることを教えたのである。自分の視点を絶対視せず、他の視点で見ることの意義を示された。このような視点を変える柔軟性が、目に見えないものの大切さや神仏的視点をもつことに繋がっていく。そのような視点転換は「スピリチュアリティ」の覚醒に繋がるものである。

(2) あらためて思い直す

昭和五四年六月二三日、土曜。

講義を始めてみると肉体的には疲れるが、若い学生たちに接することで心がはずんだ。女性たちの若々しい反応は、私に刺激を与えてくれる。彼女たちの生命の躍動感のようなものを感じ、まだ死んではいない、私の生理は老化しきっていないのだと、あらためて思い直した。（七六頁）

西川は、若い学生、特に女子学生の存在を十分理解できなかったかもしれない。しかし、自分の体力、気力が衰えているのを感じて、彼女たちの若々しさや「生命の躍動感」が輝いて見えたのかもしれない。彼女たちに接して、自分の中にある「私の生理は老化しきっていないのだと、あらためて思い直した」とある。若い女子学生は西川の意識を変えるきっかけとなり、今まで気づかなかったものを気づかせてくれたと高く評価している。このような経験は、目に見えない世界を否定したり、軽視していた自分を反省させて、目に見えないスピリチュアルな世界に関心を覚醒させる予備的環境を作っている。

(3) 延命医療への疑問

昭和五六年三月二九日、日曜。

……患者が息を引き取る最後の一分、一秒まで救命、延命をはかることに全力を尽くすことが医療者の倫理であった。死んでゆく人のケアについては目を向けようとはしなかった。

ところが、私は自分の死が確実に近いことを知ってからこれらのことに疑問を持ち始めた。そして、「死の医学」について考え始めたのだった。（一七五頁）

西川は自分が死に直面したことで、救命、延命中心医療に対して「疑問を持ち始めた」のである。救命・延命中心を絶対的倫理としてきた西川は、自分の体験から倫理観を変えたのである。「死んでゆく人のケアについては目を向けようとはしなかった」という文章には、過去の自分の生き方への深い反省が見て取れる。このような深い反省は、過去には当然に思えた考え方や価値観を根底から変換させる力になった。そして、このような視点や価値観の転換は、目に見えないスピリチュアルな世界の大切さに気づかせる力をもっている。ここに「スピリチュアリティの覚醒」を西川にもたらす一因がある。

(4) 今を生きる喜びに目覚める

昭和五四年一〇月一四日、日曜。

私はいま、生きることの素晴しさを感謝している。いままで私には何故、この素晴しさを感じとれなかったのか。（八四頁）

西川は「生きること」の素晴らしさに感謝していると述べている。今までは、社会的責任、義務感、生活の糧のために生きて働き続けてきたのかもしれない。「私はいま、生きること」とあるように、病を負ってから一瞬一瞬を味わいながら自分の時間として生き始めた。それは非常に新鮮な体験であり、かつ深い満足感を伴う体験であった。今、西川は病を負うことで、一瞬一瞬を内的に生きる体験をしている。一瞬ごとが永遠的深さをもってくる。「私には何故、この素晴しさを感じとれなかったのか」とは、西川の反省を示しているが、一瞬一瞬を感動できる人間になったことをも示している。このような人間的変化を体験することが「スピリチュアルな体験」に繋がるのである。

(5) 新しい使命に目覚める

昭和五四年一〇月二二日、月曜。

彼女が最後にいった言葉が強く印象に残った。

「ガンになった精神科医の私たちがいったい何を苦しみ、何を考え、何を悟り、何を目ざし、患者にどう接し、患者とどう生きてゆくか、自分自身をどう生かすか。私たちは生き抜いてこれらのことについて何かを書かねばなりません」（九二頁）

「彼女が最後にいった」という言葉の「彼女」は、自ら脳腫瘍になり大手術を受けながら、放射線科医として西川の治療に携わった女医のHのことである。この女医Hが西川に語った言葉が西川の心を捉えていた。「私たちは生き抜いてこれらのことについて何かを書かねばなりません」。西川自身も、ガンにかかった精神科医の気持ちを正直に書き留めておかなくてはならないと感じた。そして、それが今の西川のできることであり、かつ責任であると受け止めている。ここには、西川が人生を受け止め直した転換の跡を見ることができる。人生を受け止め直すと、不思議なことに、生きる目的、課題が見つかったのである。新しく生きる目的、課題が見つかったのは、西川の心に起きた意識変革の結果である。このような意識変革は、今まで無視し軽視し、自分とは無関係だと思ってきたものに対して心を開き、関心をもち始める動因になる。スピリチュアルな世界は目に見えないものである。女医Hの言葉は、西川の意識が大きく変わってきたことを示している。このような意識変革がスピリチュアルなものへ関心を開くスピリチュアリティの覚醒に繋がっていく。

(6) 生を充実させる責任

昭和五五年　執筆日不詳。

ロビンソン夫人にできて私にできないことはない。死を恐れず限りある私の人生を妻と共にさらに充実させる責任があるのだ。（一三五頁）

西川は、卵巣ガンを宣告されたアメリカ人女性の二年間の闘病記録をテレビで見た。その女性、ロビンソン夫人の「死を前にして懸命に生きようと努力した」姿に感銘する。ロビンソン夫妻は生と死の問題を真摯に語り合った。それを見て西川は、自分の人生を「充実させる責任がある」と感じた。西川はこのドキュメンタリーを見る前は、自分の肉体のことしか考えていなかった。しかし、テレビを見た後、確かに西川の意識が変わったのである。「妻と共にさらに充実させる責任」が自分にはある、と意識は変わった。妻への責任を強く意識した。この責任意識は、目に見えない生命の源（神仏、超越者など名前は異なるが）である「スピリチュアルな世界」への意識を刺激したと考えられる。

(7)「病を治す」から「病を友にする」医療への転換

執筆日は不詳。

　医師にしろ看護婦にしろ、患者を治してやるのではなく、生物としての治癒過程と死の過程をよく見きわめ、病いを乗り越え、病いを友とする気持を患者に持たせることができるように努力し協力し合っていかなければならない。（一三六頁）

「患者を治してやる」という意識を以前の西川はもっていた。死と直面してからは「病を乗り越え、病を友とする」考えを患者がもてるように医師は協力しなくてはならないと気づいた。医師は患者と協力し合って、患者が意識を変えられるように助けることが大切だと気づいた。西川のこの気持ちの変化は、自分が患者になってみて始めてわかったことである。目に見えない大切なものへの気づきは「スピリチュアルな世界」があると認めるための準備体験となる。

(8)恩師との悲しみに共感

昭和五五年六月二八日、土曜。

　このミュージカルから、コロンビア大学時代の恩師ロイジン教授を思い出す。

　ロシア革命が起こったとき、教授はまだ幼なかった。ロシアを脱出する途中で両親を亡くされた。教授は一人でイタリアに逃げのび、そこで、大学をおえた。ところが第二次大戦が始まるやこんどはナチスに追われてアルゼンチンに逃げなければならなかった。

　この身の上話をきいたのは、教授の山荘に招かれた折のことである。教授は愛用のバイオリンを弾いて下さり、涙ながらに語られたのだった。

希望にあふれ、人生の最盛期にいた私は、おそらく、教授の真の苦しさには思いが到らなかった。もしかなうことなら、もう一度教授に会い、もう一度この悲惨な体験をききたい。今の私なら教授の悲しみを共にすることができるような気がする。（二四七頁）

恩師ロイジン教授の境遇が、今、再び思い出されてくる。「今の私なら教授の悲しみを共にすることができる」という言葉には実感が籠もる。この共感は、恩師への慰めのために発せられた言葉ではなしに、病を負って苦悩している西川自身のために発せられた言葉である。過去の自分は恩師の悲しみを十分に理解できなかったが、今の自分は少しでも共感できる自分に成長した。人間として成長した自分を認めることで自分を受け入れようとしていると解釈できる。ユダヤ人であることで苦しんだ恩師が、今の西川には身近に感じられた。迫害を受けながら立派に生きた恩師は、病を負って苦しむ西川の心の支えになっている。

恩師の苦しみがどんなに大きかったかは計り知れない。しかし、今の自分には少しはわかる気がする。もしかすれば恩師は私に伝えようとしたことがあったのかもしれない。若かった自分には十分理解できなかったが、もっと謙虚に聞いておけばよかったという気持ちが西川の心に湧いて来たのだろう。西川の心は謙虚になり聞く耳をもち始めたかもしれない。このような深い意識変革は、目に見えないスピリチュアルな世界を認めるために必要なことである。ここに「スピリチュアリティの覚醒」の萌芽がある。

⑼　死を意識し、生を意識

昭和五四年三月二九日、木曜。

……ガンを意識し、生を意識することは私の目を大きく見張らせる。今日を、この今を精一杯生きるんだぞと自分に言いきかせるには効果的だった。（四一―四二頁）

西川は「ガンを意識する」ことが「生を意識する」ことになったという。「ガンを意識する」ことは死を意識することであり、それは今のいのちを精一杯に生きることである。精一杯に生きようとすると、生き方を変えることが必要だと気づく。西川には、業績よりも「今日を、この今を精一杯生きる」ことが重要になっている。つまり、人生の「長さ」よりも「質」が重要になっている。いのちの質を求めることの大切さに目が開かれ、意識が変わってきている。意識が変わると目に見えない神仏への関心にも意識が向けられていく。そこから「スピリチュアルなもの」への関心にも繋がっていく。

⑽　諦めから生の充実への転換

昭和五四年四月三日、火曜。

……十九歳で発病し、二十五歳の若さでなくなった。

……松戸君の倍も生きてきた私が二十五歳で亡くなった松戸君に教えられていた。病いに負けず、病いを友としながら、残り少ない人生を見つめ、充実した生を送らねばならないと。（四六頁）

西川は、四月四日に前立腺ガンの手術（生検、精嚢の検査、直腸の検査手術）が行われる予定になっていて、予後のことが心配であった。この時期は西川にとって、「死に到るまでの間で最も苦しい時期でした」と「死亡挨拶」（昭和五六年一月二日）に書いている。病に負けないで「西川喜作」らしく、悔いのない人生を生きなくてはならないと思っていた。夜中の一二時すぎ、残尿感があり眠れなくなった。師長から借りた『チベットの帽子』という本を読んだ。筋ジストロフィーをもつ松戸和夫の書であるが、彼は一時西川の患者であった。残念ながら二五歳で亡くなった。本の中で松戸が「病いに負けず病いを友としながら」生きたことを読み、西川は大変感銘を受けて自ら「充実した生を送らねばならない」と生きることの責任を決心した。筋ジストロフィーに病む松戸の生き方は、西川のくじけそうになる心に反省と勇気を与えるものとなった。ここには落ち込んでいる西川が、気持ちや意識を変えて行くという変化が見える。

(11) 諦めから生へ

昭和五四年四月一八日、水曜——入院三日目。

……ガンだとしたら患部を大きく切り、人工肛門、人工膀胱をぶら下げて生活するのだろうか。それも致し方あるまい。そうやってでもあと一年、いや二年は生きたい。そして為せるだけの仕事を為しとげたい。

（五一頁）

西川の病気が発見されたのは、精神科医としての仕事に打ち込んでいたときである。「ガンだとしたら患部を大きく切り、人工肛門、人工膀胱をぶら下げて生活するのだろうか」とあるが、西川の苦悩が滲んでいる。手術をして人工肛門、人工膀胱をぶら下げての生活では、精神科医としての十分な仕事は無理になる。十分な仕事ができないことを受け入れるしか仕方がない。しかし、「あと一年、いや二年は生きたい。そして為せるだけの仕事を為しとげたい」と述べているが、精神科医としての勤めを少しでもできるなら、他のものを犠牲にしても（人工肛門、人工膀胱など）、我慢して仕事をし続けたいと意識を転換させている。捨てるべきものと大切なものとを分けて考え、より重要なものを大切にするよう意識が変わっている。このような意識の変化が目に見えないもの、スピリチュアルなものへの意識を開いていく。

(12) 不安から率直さへ

昭和五五年二月二〇日、水曜。

……死の心理、ガン患者の不安、死にゆく人の看護。そして医療のあり方。どれも関心を抱き始めているテーマではあるが、大問題すぎる。

……ガン患者として、精神科医として日頃思っていること、感じていることを率直に話すことにした。

（一一二頁）

西川が、市立総合病院の看護研究会と看護学生への講演に招かれたときの心境を述べているものである。西川に与えられたテーマは「大問題」である。健康なときならば十分な時間を使って準備できたであろう。しかし、病気になった今の自分にはそれができない。「日頃思っていること、感じていることを率直に話す」と述べている。講演の十分な準備ができない自分を認めざるを得ないと自分に言い聞かせている。このような生き方、生きる姿勢は以前の西川にはなく、病を負ってから変わった点である。そこには、あるがままの自分で話すことを肯定した言葉がある。よりよく見せたいという願望から解放され、自分の弱さを素直に直視できるようになることである。自分の弱さを認め受け入れることは心の窓口を広げることになり、「スピリチュアルな世界」を認める窓口にもなる。

⒀　まとめ

自らがガンになった西川は、過去と現在を振り返りながら生き方・ものの考え方を転換していった。西川は病になることが不幸だと考えていたが、視点を変えてみると人生の生き方・目的について考えるチャンスとなったし、真の幸福とは何かを考える機会になったと気づいた。また、それまではあまり重視していなかった女子学生たちの存在が違って見えてきた。彼女らの生命の躍動感に満ちた姿に感動した。また、治療中心から「ケア」を重視する医療観に変わったのである。生命を延命することにしか関心がなかったが、病になってはじめて、生きている一瞬一瞬の素晴らしさに感動したのである。また、ガンになった精神科医だからこそできる務めにも気づき、それが西川の生きる意味にもなった。更に、自分と妻との生活を充実させる責任があることにも気づいたのである。過去や現在の自分の生き方を振り返ることで、西川の意識やものの見方（視点）は変化していった。

このようなものの見方の変化が、「信仰のない自分」と言いながら、目に見えないものを認める予備基盤になっていった。直接スピリチュアルなものを認めることはできなくても、スピリチュアルな世界があることを認めるための視野の拡大や、異なる思考を受け入れる柔軟性を準備している。西川は、宗教やスピリチュアルな出来事を信ずることはなかったが、死と直面する危機が西川の意識変化をもたらしていることがわかる。生きる力や希望を与えるものへの関心が開いている。西川が宗教への入信を考えたり、信仰の力を認めたり、寺院での心癒される体験や自己犠牲の愛の行為に感動したり、教会で自分のために祈ってくれることに感謝することなどは、西川の意識変化がなくては起きないことである。ここには自分の存在が病によって脅かされているときに、人の意識はスピリチュアルな世界に向くことを現していると言える。

4　自然の体験（自然の美に素直に感動する心）

西川のスピリチュアリティ覚醒に影響を与えた要因の一つに、自然との体験が考えられる。西川は、ガンの告知を受けて自分自身を見失いそうになると、山に出かけて行った。また、妻との関係が破綻しそうになったときにも、一人山に出かけている。西川は若いときから山に親しみ、山に育てられ、山に癒されていた。西川の心の癒しには自然が非常に重要な働きをしている。ここでは、自然が西川の「スピリチュアリティの覚醒」にどのような働きをしたかを明らかにしたい。

（1）生の渇望を掻き立てる

昭和五四年三月二七日、火曜。

……とりたてのうにを食べ、その殻を捨てると色とりどりの魚が寄ってくる。どこまでも澄み切った海と夥しいほどの魚。それは素晴しいあるがままの自然の姿だった。……

あれから四十年。自然の美しさは私に生への限りない渇望をかきたたせる。死んでたまるか。（四〇頁）

自然の美しさに感動した西川は、生への渇望を掻き立てられて「死んでたまるか」と強い意志を表している。「渇望」とは、「のどが渇いて水をほしがるように、しきりに望むこと」とある（『広辞苑』第五版）。西川は海の幸を食べ、色とりどりの魚の泳いでいる姿を見、澄み切った海を見て感動する。自分も生きてやるぞという激しい意欲が湧いてきたと考えられる。この感動には、西川自身のいのちが宇宙のいのちの一部であって、全てのいのちが繋がっている感覚があったと想像できる。このような感覚は、自然のいのちへの感覚に繋がり、自然を動かしているスピリチュアルなものへの感覚に繋がるものである。

(2) 一期一会の生命

昭和五四年三月二九日、木曜。

　草木の一本一本、人々との触れ合いのなかの一言一言に人生の幸せを感ずるようになっている。一期一会の緊張感を知った。(四二頁)

「草木の一本一本、人々との触れ合いのなかの一言一言に人生の幸せを感ずる」と言う。西川は「人生の幸せ」が何かを具体的に答えていない。しかし、この一瞬の中に草木や人の生命に触れる現実感、リアリティに幸福を感じたのだと想像できる。一瞬の生命の現実に触れる緊張感に気づいた西川は、「一期一会の緊張感を知った」と述べる。一瞬がもつ現実感が西川に緊張を与えて迫ってきた。そのような緊張感や現実感は、スピリチュアルな体験が与える緊張感や現実感に通じるもので、西川のスピリチュアリティの覚醒を促したと言える。

(3) 生命の厳粛さ

昭和五四年一〇月一四日、日曜。

　庭に下り、芝生の間にはえている雑草を取る。ゆっくり一本一本引き抜くが、ふと草にも生命があることに気付く。草を抜くのを止めて芝生に横になった。(八四頁)

「雑草を取る。ゆっくり一本一本引き抜くが、ふと草にも生命があることに気付く」と書いている。生命に触れる厳粛で荘厳な感情が伴う体験で、しばしば、神仏に触れたときの厳粛で荘厳な宗教体験に通じるものである。ここには西川が雑草にも生命があり、その生命が掛け替えのない尊いものに思えたのであろう。「草を抜くのを止め」たというのは、草の生命の尊さに触れた畏敬の念に通じる体験である。雑草の生命を生かしている目に見えない世界とは、宗教的でもある。神仏や超越者との出会いのスピリチュアルな体験は「草を抜くのを止め」たときの、畏敬の念に通じている。ここに西川の「スピリチュアリティの覚醒」がある。

(4) 富士信仰

昭和五四年一一月二〇日、火曜。

帰りの新幹線からの景色が素晴しかった。澄みきった青空に富士山の姿がえもいえない。妻も連れてきてやればよかった。来年は一緒に来よう。もし再び来られればの話しだが。(一〇四頁)

西川は今までにも富士山を見てきた。しかし、今回見る富士山は特別「素晴し」く見えた。「澄みきった青空に富士山の姿がえもいえない」と感動している。西川は、富士山の姿は言葉に表現できないほどに感動的だと言っている。「えもいえない」とは、言葉で表現できないほどの素晴らしさの意味である。西川は特別の体験をしたのである。日本人の心には「富士信仰」とも呼べるものがあって、富士山の美しさや荒ぶる姿の中に神の生命を見出して畏れ崇めてきた。西川の感動も「富士信仰」に似たものだったかもしれない。富士山の美しさの中に神の神聖さを見るかのような宗教的体験だったのかもしれない。そうであれば、それは特定の宗教に関わる宗教体験ではなく、自然が与えるスピリチュアルな体験だと言える。

（5）自然の安らぎ

昭和五五年五月二二日、木曜。

　甲斐駒ヶ岳、仙丈、塩見、荒川そして赤石岳と続く山脈は何度見ても美しい。山々を眺めているとどうしてこんなに心が和むのか。（一四二頁）

西川は「山々を眺めているとどうしてこんなに心が和むのか」と述べて、「自然の美しさ」のもつ「癒しの力」に触れている。死と直面して、苛立ち不安になり恐れにとらわれて、ついには自分の殻に閉じ籠もって固くなっていた。この緊張している心を自然の美しさがときほぐしてくれる。自然の美しさ、優しさ、たくましさが西川の心を和ませてくれた。自然がもつ癒しの力は言葉で表現できないかもしれない。しかし、確かに荒れた心を静め癒してくれる。それは宗教的癒し、心理的癒し、芸術的癒しではなく、自然がもつスピリチュアルな体験と呼ぶことができる。

（6）自然の命の神秘性

昭和五六年三月二九日、日曜。

　グリーンベルトの桜が立派に育っている。植えてからまだ十年にならないのに、素晴しい生長ぶりだ。蕾もふくらみ一両日には咲きそうだ。春を感じる。（一七四頁）

「春を感じる」とは、桜の木の成長を見て自然の生命の確かさに感動した言葉である。「蕾もふくらみ」とは、目に見えない力が生命を育てていることを現している。桜の木を育てている生命自身は目に見えない。「育っている」「生長ぶりだ」「咲きそうだ」という流れに西川は確かな法則を見ている。生命の法則は目に見えないが、桜が育っている事実が「生命の法則」であることを証している。このような感性が、自然のスピリチュアリティを見るための予備基盤になっている。自然の美や神秘的生命に心の目が覚醒されることは、スピリチュアルな体験をする予備体験になっている。

(7) 自然の癒しの力

昭和五四年三月二七日、火曜。

……幼い小学生の私はそこで自然の姿を見て育った。そして、いま全身でひたっている南国の自然が、すっかり忘れていたそのことを思い出させてくれた。(四〇頁)

西川は幼いときに「自然の姿を見て育った」と言っている。自然は西川の「心の故郷」になっている。「心の故郷」は心の最も安らぐ場であり慰めの場であり、自由に振る舞える場である。西川は病になり、苛立ちと不安の中で本来の自分を失っていたと感じた。自然に触れることで本来の自分を回復するのを感じたのだろう。西川にとって自然は、自身の存在の原点に帰る癒しの場になったと言える。このような癒しの体験こそスピリチュアルな体験である。

(8) 自然の癒し体験

昭和五五年五月一七日、土曜。

朝八時に家を出る。車にはセーター二枚、ジャケット、コート、手袋、軽食品を積みこんだ。私は一人で旅に出るのだ。目的地は上高地。……学生時代、山岳部に入っていた私は毎シーズン上高地に出かけた。……中学に入ると山岳部に入って丹沢などにも行くようになった。……私が十八歳のときだった。それ以来、毎年登った。後立山から剣岳への二度アタックした。……医学部二年生のとき、高瀬川から針ノ木岳へ登り、一週間近い縦走の後、槍ヶ岳から上高地へと下ったことがある。（二三六―二三七頁）

西川は「朝八時に家を出る」とある。病気に侵されていく肉体を抱えて、西川は一人上高地を目指して旅に出た。西川は中学時代・大学時代と山を愛し登山をすることで、内なる自分（魂）に出会ってきた。西川にとって山は、内なる自分（魂）と出会う場であった。今、西川は死を身近に感じて、心は動揺し、混乱、自分を見失っている。山で自然に触れて、自己を取り戻し、生きる力を得たかったのである。山は癒しの場であり、そこには自然がもつスピリチュアルな癒しがあった。西川には滅んでいく肉体を抱えて自然のスピリチュアルな癒しがどうしても必要だったのだ。西川の「私は一人で旅に出るのだ」という言葉には、自分を取り戻したいという強い意志が見える。それは自然からの癒しを求める強いスピリチュアルニーズの現れと言える。

（9）自然と自己回復

昭和五五年五月一七日、土曜。

私は山に、何を期待したのだろうか。人気のない登山道をあえぎながら行くのは何とも苦しかった。だが、その苦しさから何かを感じた。苦しさが、受験を控えた自分に、人生の歩き方、忍耐とか、努力とかの大切さを教えてくれるような気がしていた。

その後は一人で登山することが多かった。単独行は淋しいとは思わなかった。勿論友人と一緒に行ったこともある。しかし圧倒的に単独行が多かった。（一三六—一三七頁）

西川は登山の「苦しさが受験を控えた自分に、人生の歩き方、忍耐とか、努力とかの大切さを教えてくれる」と山登りの意味を語っている。そこから人生に迷い悩みつつ自分の人生と格闘している西川の姿が見える。自然はそこにあるだけだが、登る人にとっては自らを振り返り、分析し、吟味しながら、本当の自分自身に出会わせてくれる場なのである。そこは、弱さ、脆さ、汚れ、自己中心、憎しみ、怒り、不安、恐れをもつ素のままの自分に出会わせてくれる場である。そのようなあるがままの自分自身に出会うことは、不思議なことに「癒しの体験」に繋がっていく。冷静に厳粛に本当の自分を見ることは、その自分を認め、受け入れることに繋がり、自分自身との和解に繋がっていく。それは自分自身の内奥に触れる神秘的スピリチュアルな体験である。

⑽　まとめ

西川は登山に心惹かれて、中学時代・大学時代と山に登った。ガン告知を受け、死が間近になってからも、一人で山に登った。山登りは、自然と出会い、また西川自身に出会う場となっていた。死の不安や妻との言い争いがあると、西川は山に出かけた。

西川は、自然を愛して自然に触れることで心が和み、生きる力を得ていた。自然に触れることで生への渇望を感じ、草木に触れることで生命に触れる現実感、緊張感をもった。雑草を見て生命の厳粛さ、崇高の念をもった。桜の木の蕾が膨らみ始めるのを見て、目に見えない生命の根源を感じ、日常の忙しさに忘れていた自分自身を取り戻した。西川にとって自然は、目に見えない何ものかと出会う場であり、見失った自分を取り戻す場であった。それはスピリチュアルな癒しの体験だと言える。

5　人の生き様に触れてスピリチュアリティの覚醒

西川の「スピリチュアリティの覚醒」には、自然との接触が大きな影響力をもつことを見た。自然がもたらす神秘的癒しの体験は、西川のスピリチュアリティの覚醒に影響を与えている。それだけではなく、人との出会いも大きな要因になっているように見える。西川は自分でも「人懐かしがりや」「話し好き」だと告白しているが（一六〇頁）、多くの人との交流をもち、その人たちの生き様から大きな影響を受けている。それが西川のスピリチュアリティの覚醒に影響していることを見たい。ここで取り上げる人は、西川の精神的葛藤の中で生き方、考え方、見方に影響を与えた人たちである。病院長、スリランカの小学校のスサンタ・シリワーデナ校長、三浦綾子の著作のモデル長野政雄氏、ロビンソン夫人、千葉大学の柳澤利喜雄教授、H医師、Sさん、Nさん、松戸君、斧医師である。

（1）院長の思いやり

昭和五六年五月二九日、金曜。

……あるところまでくるとビリッと痛みが走った。

「レントゲンを撮りましょう。写真は厭だろうから、見せないですよ」

院長の思いやりが嬉しかった。（一八九頁）

西川は院長の心遣いに大層喜んでいる。西川は院長が、レントゲン写真の結果を見るのが辛いだろうから「見せないですよ」と言ったことに非常に感謝した。院長の心遣い、優しさに敏感に反応している。健康時にはほとんど無神経に見過ごしていたのが、病になってからは小さな変化や心遣いに気づくようになっていた。このような感覚の鋭敏化は、小さな心の動きや目に見えないもの（親切、思いやり、価値観、考え方など）を見る力となっていく。例えば、自分の生きていることには意味があるのではないかとか、自分は何かによって生かされているのではないのかという問いが生まれてくる。このような問いはスピリチュアルな問いであるから、感覚の敏感性はスピリチュアリティ覚醒に大いに寄与していると考えられる。

(2) 小学校校長（感謝される経験）

昭和五六年八月一〇日、月曜。

家に戻ると、スリランカから手紙が届いていた。スリランカの小さい村の小学校の校長先生をしているスサンタ・シリワーデナ氏からのものだ。……

日本人と言葉をかわしたのも初めてだったし、まさかあのような本を送ってもらえるとは想像もできなかったと感激してくれている。私は自分のできる範囲のことをしたにすぎない。私の収入からすればその本の価もごく僅かである。……

私の人生のなかで文を交換し合った外国人はおそらく百人を下るまい。その半数近くは十年、二十年たった

いまでも心を通わせ、便りを交換し合っている。この人々は私にとっては貴重な宝である。（二〇五頁）

スリランカの小さな小学校長からの感謝の手紙は、西川を感激させ、喜ばせた。自分の小さな行為が貧しいスリランカの小学校長をこれほど喜ばせた結果になったことで、西川に特別の喜びを与えた。病気になって、精神科医としても、社会人としても、家庭人としても、十分な働きができなくなっている悲哀と苦悩を切実に経験しているとき、外国人から感謝状が届いたことは、西川を大きく慰め励ました。このような友人がいることは「私にとっては貴重な宝である」と告白している。自分の生きていることの意味を再確認させてくれる出来事となった。そこに、お前は生きている価値があるという無言の声を聞き取ったかもしれない。それは非常に内的で宗教的神仏の声ではないが、西川の個人的体験として聞こえたかもしれない。予期しないときに非常に現実味をもって西川のいのちを支えるものとなった点で、それは「スピリチュアルな体験」だと言える。人を通してスピリチュアルな体験を与えられたのである。

（3）三浦綾子の『塩狩峠』の主人公

昭和五四年五月一日、火曜。

……バーチ牧師の置いていってくれた三浦綾子の『塩狩峠』はその夜のうちに読み通してしまった。生きる勇気というか、生き甲斐というか、熱いものが湧き上がってくる思いがした。（六二頁）

西川は『塩狩峠』（三浦綾子著）を「その夜のうちに」読み終え、いたく感動した。この作品は、三浦綾子が実在の人物長野政雄を題材にして書いた作品である。主人公永野信夫（作中の名前）は、自分の生命と引き換えに電車事故を防いだのであるが、キリスト教徒の自己犠牲の精神が描かれている。

主人公永野信夫が自分の生命を捧げる勇気に、西川は感動した。『塩狩峠』の主人公のキリスト者としての生き方に、人間を超えた神の力が働いていることを見たのである。西川は、神の力に生きる人が本当にいるという事実が、西川には大きな意味をもった。主人公が実在した人物であったことで、西川にはスピリチュアルな世界を信じやすかったと想像できる。スピリチュアルな世界は目に見えないので、存在証明が困難である。スピリチュアルな世界の存在は、そこに生きた人物の生き方を通して示されるものである。主人公永野信夫の愛に生きる生き方が西川の心を揺り動かし、西川の「スピリチュアリティの覚醒」に寄与したと言える。主人公永野信夫を通して、実在の人物長野政雄の生き方を知ったことは、西川がスピリチュアルな世界を信ずる担保となったと言える。

（4）ロビンソン夫人の生き様

昭和五五年　執筆日不詳。

ロビンソン夫人にできて私にできないことはない。死を恐れず限りある私の人生を妻と共にさらに充実させる責任があるのだ。（一三五頁）

西川は、卵巣ガンを宣告されたアメリカ人の女性の二年間の闘病記録をテレビで観た。このアメリカ人の女性がどんな信仰をもっていたかは明らかではない。西川はロビンソン夫人の「死を前にして懸命に生きようと努力した」姿に感銘した。また、ロビンソン夫妻が信頼し合って互いに助け合って生きている姿が大きな影響を与えた。妻は西川のために全力で助けを与えてくれている。西川は妻の愛情と努力に感謝して、自分がもっと努力する必要があると感じたのである。西川はロビンソン夫人の生き様を観ながら、ロビンソン夫妻の固い信頼関係を見て取ったと考えられる。このような互いの信頼関係を見て、西川は目に見えない神仏を信ずることの大切さを感じたかもしれない。そのような信ずるものをもつことの重要さを見たとき、西川の「スピリチュアルな世界」への意識は刺激されたと考えられる。ロビンソン夫人の生き方は、信ずるものをもつことの大切さを意識させ、スピリチュアルな世界への覚醒に繋がったと言える。

(5) 死の解脱を説く、恩師 柳澤利喜雄教授

昭和五五年四月五日、土曜。

……一冊の論文を手渡して下さった。「健康と宗教」と題のつけられたその論文には、Spiritual Well-being という副題がつけられていた。私は家に戻ると早速この論文を読ませてもらった。「死の解脱」のために医学が人を医する学であるべきだという教授の説に私も同意見だった。そして教授の「死の解脱」が宗教の終極の目的であり、しかも医学の対象ともなるべきであるという学説にはあらためて感動した。（一三二頁）

恩師から貰った論文についてこのように書いている。信仰をもたない西川だが、恩師の論文『健康と宗教』に強く惹きつけられた。「私は家に戻ると早速この論文を読ませてもらった」とある。西川は死の解脱を宗教に期待して、この論文を吸い込まれるように読んだのではないだろうか。この論文は千葉大学医学部の恩師 柳澤利喜雄教授が執筆したもので、そこには、医療にはスピリチュアルケアが必要だと書かれている。[27] 西川は「教授の説に私も同意見だった」と告白している。この論文の内容に西川が強く共鳴したのは、西川の尊敬する恩師がスピリチュアルケアは大切だと言ったからである。恩師との信頼関係が、スピリチュアルな世界への橋渡しの役を

していると言える。

(6) 女医Hの強さ

昭和五四年一〇月二二日、月曜。

彼女が最後にいった言葉が強く印象に残った。

「ガンになった精神科医の私たちがいったい何を苦しみ、何を考え、何を悟り、何を目ざし、患者にどう接し、患者とどう生きてゆくか、自分自身をどう生かすか。私たちは生き抜いてこれらのことについて何かを書かねばなりません」（九二頁）

女医Hが「最後にいった言葉が強く印象に残った」と書いている。女医Hは大学の先輩で、自ら脳腫瘍になり大手術を受けながら、放射線科医として西川の治療に携わった人である。当初は神経内科であったが、手術後は放射線科に転向していた。西川は女医Hに世話になっていた。彼女の生き方を尊敬の眼差しで見ている。そして西川自身も、ガンにかかった精神科医の気持ちを正直に書き留めておかなくてはならないと感じた。それが今の西川にできることであり、かつ責任であると受け止めている。西川は「私たちは生き抜いてこれらのことについて何かを書かねばなりません」というH医師の言葉を、あたかも天からの声として聞いたのではないだろうか。西川の人生を左右する要因になった点で、スピリチュアルな力となっている。「彼女の最後にいった言葉が強く印象に残った」とあり、また「患者が脳腫瘍でもう余命いくばくもないことを認めざるを得ないとき、医師は自らの限界を知る」とあるから、西川も自らの死が近いことを知りながら医療を続けていたのだろう。それだけに、彼女が最後に言った言葉は西川にとって天からの声のように聞こえて、西川の人生に影響を与えたと言える。それは人を通してのスピリチュアルな世界を示した経験になっている。

（7）Sさんの生き様

昭和五四年六月二〇日、水曜。

……病気を機に生き方、人生の目的を考えられるし、真の幸福についても考える時間があるではないかとあった。まったくSさんのいうとおりだった。（七三頁）

西川の患者Sさんは、心身症に苦しみ麻薬中毒になり、後日、骨髄炎になって亡くなった。Sさんは病気に苦しむ西川に毛筆の手紙をくれた。そこには病気になったことで「生き方、人生の目的を考えられるし、真の幸福についても考える時間がある」とあり、それを読んだ西川は「まったくSさんのいうとおりだった」と言っている。確かに西川は病気になって失ったものは多い。しかし、視点を変えるならば得られるものも多いと納得できた。西川が自分の患者の考えに同調できたのは、Sさんが尊敬できる存在として映ったからである。心身症、麻薬中毒、骨髄炎などの苦しみを負っていながらも人生を前向きに受け止めて生きるSさんは、西川の発想の転換を助ける要因になった。Sさんとの出会いが西川の発想の転換を助け、それが西川の「スピリチュアリティ」の覚醒に繋がったと考えられる。

（8）Nさんの生き方

昭和五六年六月一日、月曜。

何も知らなかった。こんなに美しい顔立ちと優雅な立ち居振舞いをする女性がまさか乳房を失っているなど想像もしなかった。

それに比べて私はガンであることをむしろ人に教え知らせている。そっと隠しておくべきではなかったのか。なんと慎ましさに欠けた、大仰で軽率な自分だろうか。私はNさんのそばにいるのが恥ずかしかった。（一九〇頁）

NさんはRI検査の技術員で「いつも笑顔をたやさないおだやかな美しい人」であった。西川は、Nさんが乳房手術をしたことを知って驚いたのである。自分の「慎ましさに欠け」「大仰」「軽率」なのに対して、Nさんには「優雅さ」「慎ましさ」がある。Nさんは乳房を失う苦しみを経験したにもかかわらず、慎ましく優雅な生き方をしている。その姿に西川は感銘を受ける。Nさんの生き方が崇高に見えた西川は、Nさんをそのように生かしているものは何かと考えたであろう。「私はNさんのそばにいるのが恥ずかしかった」とあるのは、Nさんの外面的美しさではない。むしろ内面的・精神的・人間的美しさであり、人生の苦悩を経験した人の美しさである。Nさんの心を支えている目に見えないものは何なのか、疑問を感じたはずだ。このような疑問がスピリチュアルなものへの関心を開いていく。Nさんに会えたことで、西川の疑問がスピリチュアルなものに広がっていったと考えられる。Nさんがスピリチュアルなものへの関心を開き、西川のスピリチュアリティの覚醒になっていったと考えられる。

(9) 松戸君の生き方

昭和五四年四月三日、火曜。

十九歳で発病し、二十五歳の若さで亡くなった。……

……松戸君の倍も生きてきた私が二十五歳で亡くなった松戸君に教えられていた。病いに負けず、病いを友としながら、残り少ない人生を見つめ、充実した生を送らねばならないと。（四六頁）

松戸君は、筋ジストロフィーを患う西川の患者であったが、残念ながら二五歳で亡くなった。松戸君の著書『チベットの帽子』を読んだ西川は、松戸君が病に負けず病を友としながら生きたことを知り大変感銘を受けた。病を負ってからの西川は、社会的地位や学歴などとは無関係に、精一杯生きることに価値を見出してきている。西川は松戸君に尊敬の思いを抱いたと考えられる。このような尊敬の思いをもつことは、世俗の価値観を超えた価値観を認めることに繋がっていく。病になって気づいてきた、スピリチュアルな世界への目を育てている。

⑽　斧医師

昭和五六年四月二三日、木曜。

あの退院騒動から、もう一年半が過ぎた。あの頃のことを思い出すと感無量だ。斧医師はカトリック信者である。穏かで強くしかも心優しい。信仰がそうさせているのだろうか。この頃、私もふと入信しようかと思うことがある。（一八二頁）

「私もふと入信しようかと思うことがある」と言ったきっかけは、斧医師のカトリック信者としての生き方に感銘したからである。「信仰がそうさせているのだろうか」と述べているように、西川は穏やかで強くしかも心優しい斧医師の生き方の中に信仰の力を見ている。斧医師の生き様は、西川の入信の心を動かした決定的要因となる。知識としての宗教や信仰ではない。知識は宗教や信仰への理解を深めるが、信仰への決断を誘うことは少ない。信仰に生きている斧医師の存在は、信仰の力を説得力をもって西川に伝えたと考えられる。信仰の力があることは疑う余地がないということを、斧医師の生き方が伝えた。信仰に生きている人に出会うことの強みは、そこに信仰に生きている人がいるという事実である。西川は斧医師に出会うことで、信仰で優しさや強さが得られるならば、入信しようかと考えたのである。このように信仰に生きた人間の影響力は、スピリチュアリティの覚醒に大きな力をもっている。スピリチュアリティの覚醒には、スピリチュアルな世界を見る感性とそれを受け入れる信頼が必要であるからである。

(11) まとめ

以上一〇人の人たち（院長、スリランカの小学校のスサンタ・シリワーデナ校長、三浦綾子著作のモデル長野政雄氏、ロビンソン夫人、千葉大学の柳澤利喜雄教授、Ｈ医師、Ｓさん、Ｎさん、松戸君、斧医師）の生き様、言葉、出会いを概観してきた。これらの人たちが、西川のスピリチュアリティの覚醒に直接関わったとは言えないかもしれない。しかしスピリチュアリティという目には見えないが、人の心の中でその人を支え、励まし、慰めるものは、確かに動き始めていることがわかる。このことは西川のスピリチュアリティの覚醒に強い影響力をもった。

人の言葉が西川の心を動かす様子には、健康なときには見えなかった感情の鋭敏さが見える。信仰に生きる人を優しくし、穏やかにし、強くしているものは何かなどという興味・関心も、感情の鋭敏化に伴っている。人が信仰をもつことで確かに変わっていくのを見ることは、強い説得力をもつ。スピリチュアリティという目に見えないものを信ずることは、勇気がいることであり、リスクを負うことでもある。そのために信仰をもつことの確かな証拠を見たいと思う。信仰をもって生きている人に触れることは、リスクから来る不安を解消する大きな力となる。この不安を解消したのは、宗教に生きた人たちとの出会いである。そして、この不安の解消が、人間を超える神仏の存在や神秘的な力を認めて信じるスピリチュアリティの認識に、繋がっていったのである。

九　結び

本章は、ガンを患い悩み苦悩した精神科医の西川喜作の闘病記『輝やけ 我が命の日々よ』を資料にして、西川喜作のスピリチュアリティの覚醒のプロセスを分析してきた。

図3（六七頁）に示すように、西川喜作のケースにおける精神・心理的要因を分析してきた。信仰のない西川にガンの告知がなされ、死の自覚をもった西川は三つの段階を通ってスピリチュアリティの覚醒に至った。このプロセスは、⑴生の苦悩・葛藤・自己絶望、⑵振り返り・反省、⑶意識・視点の転換である。

⑴西川は、ガンの病名を告知されて治療が始まるが、思うように快方に進まず、死を自覚するようになると、身体的苦痛と一緒に精神的苦痛が激しくなった。自分で自分の心のコントロールができず、悩み苦しみ、自己嫌悪や絶望感にとらわれた。また妻や看護師に当たり散らし、その結果、破滅的状況に陥ってしまった。

⑵その中から自己を深く内省し、過去の自分を振り返り反省を繰り返した。過去を振り返ると、今まで無頓着であったものや、見過ごしていたものがあることに気づいた。また、新しい生き方への模索も始まった。

(3)新しい生き方の模索の中で、自分のものの見方を変える必要に気づいていった。人生は「長さ」ではなく「質」が大切だとか、目に見えないものが大切だとかに目が開かれていった。そのような気づきが徐々に視点の転換を促して、スピリチュアリティの覚醒に導いたことがわかった。

この三つの段階のプロセスの背後には、二つの要因が働いていた。一つは、(1)西川が自然から受けた影響、もう一つは、(2)人との交流からその生き様の影響を受けた。

(1)西川の自然からの影響は、自然がもついのちの感動を感じたり、自然に触れることで心が和む経験をした。また自然に触れると、疲れて傷ついた自分が癒される経験をした。このような自然による和みや癒しの経験は、西川の中に自然のいのちの偉大さや神秘的力、人間の知識や能力を超えるものへの意識を生み出した。このような自然のもつ偉大さ、神秘的力によって自分自身が支えられ、守られているという意識が、西川のスピリチュアリティの覚醒に影響したと考えられる。

(2)人に触れながらその人の生き様に影響を受けたことである。西川が「入信を考えた」と告白したのは、斧医師の強さや優しさの源に、信仰からくる力を見たからである。前述の一〇人以外にも、バーチ宣教師との交流、高橋の生き方、Bさんの生き方から、自分とは異なる生き方を教えられ、意識転換が起きて、スピリチュアリティの覚醒に繋がったと考えられる。

このような西川の生き方は、自分の視点を変えていくことに繋がっていることが明らかになった。自分のいままでの考え方や生き方を変え、新しい生きる道を模索しようとする西川がいた。西川は長く生きる（量的）人生から、質の高い（質的）人生を生きようとし始める。明日を期待する人生ではなく、今を精一杯生きることを意識しようとしている。

生命の危機が西川の意識を変える動因になり、自分の人生の意味や目的を見つけ、信仰への入信を考えるというスピリチュアリティの覚醒に繋がったと言える。スピリチュアリティの覚醒を本章ではいくつかの視点から見ている。例えば、入信を考えること、信仰がもつ力を認めること、仏の心に共鳴すること、寺院での癒しの体験をもつこと、宗教的犠牲に感動すること、死の解脱を宗教に期待すること、キリスト教会で自分のために祈られていることに感謝することなどが、西川のケースから明らかになった。西川は「信仰はない」と言いながら、上記のように宗教に関心を示している。これらの事実は、西川が病を負い死の接近を感じたときに、西川のスピリチュアリティが覚醒したことを示したものである。西川自身の中で死を告知される前と後を比較すると、確かに宗教との向かい合い方が変化している。この変化をスピリチュアリティの覚醒と呼ぶことができる。

注

（1）Howard W.Stone, *Crisis Counseling*, Fortress Press, 1976.『危機におけるカウンセリング』五島勝訳、聖文舎、一九七八年。

（2）E.Kübler-Ross, *On Death and Dying*, 1969.『死ぬ瞬間』川口正吉訳、読売新聞社、一九七一年。キューブラー＝ロスはこの本の中で、大変有名になった死の受容の五段階を発表した。すなわち、拒否、怒り、取り引き、抑鬱、受容である。その後多くの研究者が同じような研究を発表している。例えば、Y.Spiegel は *The Grief Process*, 1977. で四つの段階を示している。すなわち、ショック、統制、後退、適応。また D.K.Switzer は六つの段階を示している。ショック、無感動、夢と現実との葛藤、悲嘆の直体験、選択時記憶と苦痛、喪失の受容と人生の肯定。

（3）Erich Lindemann については H.J.Parad の編集した *Crisis Intervention*: Selected Readings, 1965, p.21. を参照のこと。

（4）Carl Michalson, *Faith for Personal Crisis*, 1958.

（5）C.V. Gerkin, "Crisis Ministry", *Dictionary of Pastoral Care and Counseling*, ed. R. Hunter, Arbington Press, 1990, pp.247–248.

（6）Ibid., cit., p.249.

（7）The Spiritual Care Work Group of the International Work Group on Death, Dying and Bereavement, "Assumption and Principles of Spiritual Care," *Death and Spirituality*, eds. Kenneth J. Doka, John D. Morgan, Baywood Publishing Company, 1993. p.11.

（8）Ibid., pp.11–12.

（9）Ibid., p.12.

（10）John D.Morgan, "The Existential Quest for Meaning," *Death and Spirituality*, eds. Kenneth J. Doka, John D. Morgan, Baywood Publishing Company Inc. New York, 1993. p.6.

（11）Dennis Klass, "Spiritual Aspects of the Resolution of Grief", *Dying:Facing the facts*, 1995, p.245.

（12）Dennis Klass, "Spirituality, Protestantism and Death," *Death and Spirituality*, eds. Kenneth J. Doka, John D. Morgan, Baywood Publishing Company, Inc. New York, 1993, p.51.

（13）Ibid., p.52.

（14）Ibid., p.51.

（15）Ibid., p.52.

（16）Richard B.Gilbert, *Spirituality : Course, Journey, Experience*, Connections, IN.

（17）窪寺俊之「スピリチュアルペインを見分ける法」『ターミナルケア』第六巻第三号、一九九六年、一九二―一九八頁。

（18）George Fitchett, *Spritual Assessment in Pastoral Care : A Guide to Selected Resources*, Journal of Pastoral Care Publications, 1993.

(19) Gilbert, op. cit., fig. 1.3.

(20) Ibid., fig. 1.3.

(21) Dana E. King, *Faith, Spirituality and Medicine : Toward the Making of the Healing Practitioner*, The Haworth Pastoral Press, 2000, p.21.

(22) Bernard Spilka, John D. Spangler, and Constance B. Nelson, Spiritual Support in Life Threatening Illness, *Journal of Religion and Health*, Vol.22, No.2, Summer 1983, pp.98-104.

(23) Ibid., p.90.

(24) Ibid., p.90.

(25) Geoffrey Hanks, Nathan I. Cherny, Nicholas A. Christakis, Marie Fallon, Stein Kaasa, Russell K. Portenoy, eds., *Oxford Textbook of Palliative Medicine*, 4th ed. Oxford University Press, 2010.

(26) 西川がＹ教授から手渡された論文は、柳澤利喜雄「健康と宗教」（『公衆衛生』第四四巻第四号、一九八〇年、二三七―二四一頁）である。柳澤教授は西川の母校の千葉大学医学部の教授であった。西川はこの論文にはspiritual well-beingという副題がつけられていたと述べているが、公刊された『公衆衛生』誌には副題はない。しかし、spiritual well-beingという文言は数回用いられていて、内容は宗教の役割を再発見することが主張されている。柳澤は次のように述べている。「神とは宇宙の根本である。神を宇宙の創造者と考えるよりは、実在の根底と考えた方がよかろう。神と宇宙の関係は本体と現象の関係であるから、宇宙をば神の表現と考えるべきである」。柳澤は仏教にもキリスト教にも精通しながら、どちらにも偏らず、人間の根底を支えるものと考えていて、今日的スピリチュアリティの世界観をもっているように思える。その全ての宗教にオープンな姿勢の中に、西川の宗教心に訴えるものがあったのかもしれない。

(27) 柳澤利喜雄「健康と宗教」『公衆衛生』第四四巻第四号、一九八〇年、二三七―二四一頁。

第三章　死にゆく人の宗教性を支える

要旨

死の臨床に立ち会った宗教者は患者の宗教的ニーズに気づいている。にもかかわらず、現代医療では、それらのニーズに関与してこなかった。この章では、長谷川浩、柏木哲夫、樋口和彦、寺本松野の言葉を取り上げて、患者の宗教性への援助の必要性を考える。その上で、自ら宗教をもたないと告白した航空ジャーナリスト青木日出男の「闘病記」を見ると、宗教への渇望が強くあり、実際彼は寺院や仏像から深い安堵や安らぎを得ている。生命危機に直面して宗教的渇望が起きることを認めながら、宗教的援助の可能性を探る。

◆キーワード：生命の危機、無宗教、宗教的渇望、宗教的安寧、宗教的援助

一　はじめに——ホスピス運動における全人的医療

世界ではじめての現代的ホスピスが英国に生まれたのが一九六七年であった(1)。

このホスピス運動は、既存の医療とは異なる医療哲学をもって起き、新しい医療の在り方を考えるきっかけを与えた。その影響は各国に及び、わが国でも医療関係者をはじめとして一般人の関心を引きつけて、末期ガン患者やその家族への医療、看護、福祉を考える団体が多く生まれ、現在、活発な活動をしている。その活動団体の数と、活動範囲の広さを見れば、ホスピス運動の影響力の大きさを想像できる(2)。

ホスピス運動に多彩な人々の関心が集まった理由を一口に言えば、治療・延命中心の医療の在り方に疑問をもち、患者中心の医療を願い、志向した点にある。既存の医療は、疾患の治癒（cure）に集中し、病に苦しむ患者の多面的ニーズには十分な関心（care）が払われなかった。

患者は一つのケースとして見られ、無人格な疾患として扱われることが多かった。患者が医療の治療計画に参加することはなかったし、生命の終焉の「時」は、医師によって決定された。その結果、医師は過分な責任を負わされ、患者も人権が剥奪されるという不幸を招いた。

ホスピス運動は、患者は人間であるという当然の事実を取り戻し、全人的医療を志向する原動力となった。

ホスピス運動は、患者を全人的に受けとめ、患者の広範囲にわたる必要（needs）に応えることを自らの医療課題とした(3)。

その結果、患者の広範囲にわたる必要に適切に応えるためには、医師のみでは不十分であるとの認識が生まれ、医療チーム（チーム医療）の形成が促されていった(4)。末期ガン患者を支える医療者チームには、医師、看護婦、各種医療技術者、ソーシャル・ワーカー、宗教家やボランティアが加わり、必要に応じて適切に援助する体制がとられている。

末期ガン患者への医療者側における以上のような変化は、死に直面して、身体的、精神的、社会的、宗教的に苦痛を体験している人を援助し、その家族を支え、患者の残された日々を人間らしく尊厳をもちつつ、「生命の質」（Quality of Life＝QOL）を保障する営みとして、医療の根本に立ったものとして高く評価してよい。

以上見てきたように、ホスピス運動の理念は、医療者からも一般人からも高い評価を受けたが、先端医学の知識と技術をもってしても治癒不可能となった病者に対して、その理念は具体化され、十分に実践されているだろうか。英国で発生したホスピス運動の理念と理想が、文化、習慣、宗教、社会制度などの全く異なる日本で、どのように実践されるかには多くの問題がある。(5) ここで、わたしたちは特に宗教的援助に焦点を当ててみたい。なぜなら、宗教的援助がホスピスの理念の中で、最も実践されていないとの危惧をもっているからである。

この点に関して東原正明氏は、病者が宗教的扱いを求めるようになっても、「そうした宗教的ニーズに応えるべく医療従事者側の対応が必要であるとの認識はあるものの、結局何もなされてこなかったのも現実である」(6) と言う。この東原氏の指摘は傾聴に値する発言であって、今後の日本の医療にとって重要な点である。東原氏はここで「宗教的ニーズに応えるべく医療従事者側の対応が必要であるとの認識はある」と見ているが、現実は、宗教的ニーズへのケアの必要性の認識があるとは言い難く、場合によっては、宗教的ニーズを全く別物で満たそうとする過ちさえ起きている。

本章では、末期ガン患者の「生命の質」保障の視点から、宗教的援助の重要性を認識しつつ、わが国での「宗教的」援助の可能性を探ろうとするものである。

二　「宗教的」援助への認識

ホスピス運動の重視した点は、「患者中心」、「ケア中心（care）」、「チーム医療」、「全人的医療」と要約することができる。末期ガンを負いつつ、残された日々を人間としての尊厳を保ちつつ、より質の高い生命を保障しようとするとき、「宗教的援助」は重要な意味をもってくる。ホスピス運動の創始者シシリー・ソンダースは「自分の心にある懐疑や苦痛を、はっきりと宗教的だとわかるかたちで口に出して言う人は、今日ほとんど見られません。ところが、『こうでなかったら…』、『こんなことしなければよかった』、『もう手遅れだわ』というような失敗感や後悔の念は、みんなの心の中にあり、非常に深いものです。ですから、このような明らかに霊的な苦痛である罪責感をなんとか解決する助けが必要なのです」と述べて、死に直面した人々の援助にとって宗教的援助の意義は大きいとしている。[7] また、国連の世界保健機関（WHO）の専門委員会でも『ガンの痛みからの解放とパリアティブ・ケア』と題する報告書（WHO専門委員会報告書　第八〇四号）[8] を出して、その中でも末期ガン患者の生命の質（Quality of Life）を保障するために「霊的な側面」の援助が必要なことを認めている。「パリアティブ・ケアは、すべての人間の全体的な福利にかかわるため、パリアティブ・ケアの実施にあたっては人間として生きることが持つ霊的な（Spiritual）側面を認識し、重視すべきである」[9] と述べている。

ところが日本では、宗教的環境が欧米とは異なり、宗教的無関心者がほとんどである。NHK世論調査部の報告によると「なんらかの宗教を信仰している、という人は三三%で、日本人全体のちょうど三分の一に過ぎず、残りの三分の二は信仰をもっていない」[10] という。ところが「アメリカ人の圧倒的多数は信仰をもっているのに反して、われわれ日本人の大多数は信仰をもっていない、ということを、認めないわけにはゆかない。こと信仰に関するかぎり、日本人の多くは無宗教だ、と言われてもしかたがないのであろう」[11]という。また、わが国は、各個人の宗教的自由を憲法（第二〇条信教の自由）で保障しているので、国公立病院におけるホスピスでは、宗教者による援助が常設されていない。宗教的使命に立ってきたホスピスのみが、現実に「宗教的援助」の重要性を認め、実践しているのが現状である。[12]

このように日本の宗教的社会状況は、宗教的援助に対して全く手つかずの状況であって、その定義もなく、内容も援助方法も、援助者の問題も未解決で、組織化も制度化もされないまま、言葉だけが独り歩きしているのが現実である。

その結果、末期ガン患者の宗教的ニーズが、宗教的関連ホスピス以外では、ほとんど掬い上げられず、見過ごしにされ、配慮されずにいるのが現状だと言って差しつかえない。

そこで次に、日本の状況の中で、末期ガン患者と直接関わりをもち、宗教的援助について模索し、発言している人たちの考えを取り上げてみたい。

（1）長谷川浩（元 東京女子医科大学看護短期大学教授）

長谷川浩は、「現代のわが国においては、一定の宗派の信徒といえる人は決して大多数ではないであろう」[13]と言う。ところが、一見、無宗教的である現代人が実は「結婚式は神前や教会で挙げ、葬儀には仏教の僧侶を呼び、正月とか七五三には宮参りを欠かさないが、受験とか病気などの特別な事情がないかぎり日頃は神仏に祈ることもないというのが、わが国の庶民の典型的な暮らしである」[14]と、日本人の宗教観の特徴を指摘している。また日本人の宗教の特徴として、現世利益的、混合的、分業的、儀式的色彩の強い点も留意されるべきである。そして、そこにある矛盾や不合理性が、根源的に疑問視されずに、まかり通り、文化的に習慣化されているのが現状なのである。日本人の宗教観が、非常に「曖昧性」を特徴としていると見ることは誤りではない。長谷川氏は、この「曖昧性」の起因する理由を、「信仰」と「宗教心」を区別することで明らかにしようとしている。「信仰というのは、自分自身のすべてを傾け、自らの価値観そのものとして確信することである。だから、神秘的なものへの関心や憧れは、広い意味で宗教心の芽ではあって信仰とはいえない」[15]ここでの長谷川氏の発言の主旨は、日本人は一定の宗派に属して一定の信仰をもったものは少ない。けれども、「神秘的なものへの関心や憧れ」をもっているので、この宗教心に応えていくことが、大多数の日本人の宗教的ニーズに応えることであるという。

その結果としての実践では、「終末期にある患者にとっても、自然は最良の治療環境である。自然の移り行きとか花鳥風月にとけこむことによって宇宙と一体化し、心が浄化されるのである。そして、死は自然に帰ることであるという哲理を素直に受け入れることができる。このような自然と自己との融合は宗教的心情ともいえるが、多くの人々は特別の宗教的な信仰がなくても、平安を得ることができるのである」[16]

日本人の宗教心は、神秘的なものへの関心や憧れが根底にあり、自然との一体感や融合感をもつことで、心の浄化と平安に繋がる、と長谷川氏は言っているようだ。宗教的無所属性を良しとする、日本の精神的風土を背景にしての発言であることを認めるとしても、日本人の宗教心を、自然との一体感や融合感だけで全部解決できるとは思えない。日本人の自然への美意識が、自然との一体感や融合感を助け、一種の宗教的解放感や安心感を与えるとしても、それで宗教的援助の働きが終わるとは思えない。

(2) 柏木哲夫（大阪大学名誉教授、淀川キリスト教病院相談役）

柏木哲夫は、「宗教的な痛み」を広義の「魂の痛み」と言い換えている。[17]「自分の宗教的な痛みをほとんど自覚しない患者もある。特に信仰や宗教はもっていませんという患者も多い。しかし、体の弱りとともに、神の存在について考えたり、自分が経験している苦痛の意味について思いをめぐらしたりする。死後の世界について考える場合もある。神との和解、まわりの人々との和解などを考える時もある。それをどのように呼ぼうと（神、仏、創造主、救い主、永遠の存在、絶対者、超自然的力、真実など）、苦痛を経験している人々は、他の人々からの愛、生きる希望、それに自分を超える存在からの答えを必要としている[18]」と述べている。つまり、特定の信仰、宗教をもたない人でも、病気の悪化と身体的衰弱に伴って、神の存在について考え、苦痛の意味を思いめぐらし、死後の世界について考えると、柏木は言う。人は神と和解し、人と和解したい願望があり、かつ人から愛されたいとの願望があり、生きる希望が必要だし、自分を超える存在からの答えを必要としている。この願望や必要に応えることが、宗教的な痛みへのケアであると柏木は言う。それには「医師、ナース、ワーカー、その他のチームメンバーの努力によってある程度軽減される。しかし、これらの広い意味での宗教的な痛みに対しては、宗教家の介入がどうしても必要な場合がある[19]」という。柏木自身が敬虔なクリスチャンであり、多くの末期患者と接してきた体験から、人は死を直前にして神の存在や苦痛の意味を問い始めると言う。過去の「罪深い行為」、現在抱えている「人間関係」での困難さや孤独感、そして未来への「恐れや絶望」への問題が、すべて宗教的痛みであり、それに応えることが宗教的ケアである、と柏木は言う[20]。

（3）樋口和彦（同志社大学教授名誉教授）

樋口和彦は、人は死に直面することで、「数ある選択肢のなかから他を放棄すること[21]」を学び、「その人にとってかけがえのない人生を最期にどのように選んで完成させるかの問題を提起することになる[22]」といい、その結果として「自分をとりまく何かが急に自分に話しかけたり、意味をもってくる。例えば、勘当した娘に会いたいとか、犯した罪を告白して許しを乞いたいとか、人生に感謝したいとか、さまざまな宗教的ニードが現れてくる[23]」

という。樋口はここで、自分の死を特別に意識せずにいたときには、見過ごしにされたような自然、人との関係、事柄などが、突然新たな意味合いをもって語りかけてくるような経験を、宗教的と言っている。更に、親子関係や人間関係で犯してきた過ちを謝罪し、壊れた人間関係を修復し、和解したいと願望し、自分の人生に感謝したいとの願望は、宗教的ニードの現れであると語っている。

更に、樋口は「ターミナルと宗教」と題する論文で、間接的な形で宗教的援助について言及している。その論旨を要約すると、次の五点になる。

第一は、「最後の瞬間まで『交わりある死』を保証することが必要であろう」[24]ということである。樋口によれば、現代は「死を否定した文化」である。そこで看護する側も、「死にゆく人をタブー視して、特別なものとして心開かず、連絡不可能な存在のようにする」[25]ことがある、と樋口は警告しているわけである。

第二は、「現代人にとって死は虚無であり、無意味ということである。現代は人間中心の世界であり、その人間が消滅するのであるから、特に物質という側面の身体が亡びると何の価値もなくなるということになる」[26]と述べている。それは、科学主義、物質主義に汚染されている現代人は、医学的治療が不可能となった時点ですべてのものが虚無に帰してしまうと語っていることになる。樋口は、「これに対してターミナルケアの宗教的援助はこれに意味を与え、充実を与えることである。終りに臨んで、患者は自分の人生を語り、断片を集めて意味をつくる。そしてその人生の究極的意味を自分で把握しようと努力する。『生きたことは空しいことではなかった』という実感を得られるよう援助することは大切である」[27]と述べて、宗教的援助とは、死に直面してもなお、人生に究極的意味のあることを実感できるように援助することであるという。

第三は、「患者は『なぜ、この病気にかかったのか』としばしば質問し続けるのである。それは人生の意味に対する問いで、宗教的な答えを要求している」[28]ということだ。ここでの宗教的援助は「なぜ」という問いを共に負おうとする援助的姿勢である。医学は疾患の治癒（cure）への努力であって、苦悩する人間がもつ「なぜ、わたしが苦しまなければならないのか」という実存的問いには無力である。実存的問いに解答を与えることで未解決に伴う苦痛を緩和することが、宗教的援助であると言う。

第四は、「死はつねにその人の罪責感や喪失感と深い関連をもっている。病をえた人は家族に対して、会社に対して、社会に対して、自分が肉体を粗末に取り扱ったのではないか、誤りを冒したのではないか、『すまない』という罪責感にさいなまれる場合が多い。……死が切迫するとこれらの罪責感はますます増加して時に治療の阻害原因にもなることがある。……そのような罪責感に対して、改悔と赦罪の体験は必要な治療的行為になることが多い。家族などに対しての今までの自分の罪責の告白、そしてそれらの人々からの赦しの応答などは大切な宗教的な行為なのである」(29)と語り、宗教的ケアの一つの働きとして、神（仏）に対する謝罪の必要と家族や友人たちに対する謝罪の必要（ニーズ）に対して宗教的ケアをすることを主張している。人間の心の底にある罪責感や喪失感が、末期患者を悩ませ、死の受容を困難にしている事例に、わたし自身多く出会った経験がある。

第五は、「臨死の人々もそのやがて訪れる死に対する悲しみや悲哀を胸の中に秘めている場合が多い。特に、周囲の状況がそのような感情の表現を許さない場合である。男だから、大人だからなどさまざまな理由から、この深い心の中の感情は特に否定的なものは流出できないようになっている」(30)「特別のグリーフ・ワークを必要とする場合もあるので、病院付のチャプレインなど、これらの宗教的課題に対応できるように日本でも設置されるのが望ましいと考える」(31)と言い、死に直面した人たちが、その悲しみや悲哀の感情を表出できるように援助することが宗教的援助である、と樋口は語っている。

（4）寺本松野（元 聖母女子短期大学教授）

寺本松野は、半世紀にわたる臨床看護師の経験から次のように語っている。「人間は死に近づくと、なぜか身の回りの煩わしいものを振り捨てて身軽になることを求める。現実的なものから目に見えないものに心を向け始める。人が追い詰められて、自分の手のなかに何も持っていないことに気づいたとき、彼は何を求めるであろうか。自分より力があり、優れたものに心を寄せるようになる。……大いなるものへの帰依に安らぎを感じるのは人間の本性であろう[32]」。

寺本は、人間は本質的に宗教的な存在であると言う。人は死に直面すると、自分の限界を突きつけられ、自分を超える「力があり、優れたもの」を求め、それに「帰依」して、「安らぎ」を得ようとする。これが人間の本性であると言う。言い換えれば、人間一般に備わった特質と言ってもよい。寺本が宗教的ニーズを「人間の本性」であると見た点に注目する必要がある。死の現実の前に立って人は、肉体的死を超えたところに、新たな精神的な生命を見出そうとする願望があると言ってよい。

その新たな生きる可能性こそ、死を前にした人への希望となり、厳しい苦痛と苦悩の中で、新しい生命が引き出されて、生きる力の根源となる。

三　「宗教性」について

本章で問題にしている「宗教的」援助について、臨床の場で末期患者に接してきた医師、看護師、牧師たちは、「宗教的援助」の必要を指摘している。

そこで、ここで「宗教的援助」の必要性を検討する前に、「宗教的」とは何かを問わなくてはならない。その理由は、「宗教的」援助を検討するためには、患者自身が「宗教的存在」であることが前提となる。宗教的存在であるとは、人間には宗教への関心や宗教的なものに共鳴する性質が備わっていて、宗教性を備えた存在であることを示している。仮に、患者が「宗教的存在」でなければ、「宗教的援助」を考えることは無意味である。かつ、それでも援助しようとすれば、「援助の押し付け」となるからである。

人間存在が「宗教的」であるかどうか、すでに多くの人たちによって議論されてきた。ここでは特に、現代の先端的医学の知識と技術をもってしても治癒不可能な、末期ガンを患う人たちに焦点を合わせてみたい。

特にここでは、概念的な結論を引き出すことを避けたい。むしろ、公に発表された記録を手がかりにして、患者自身の心の中に起きた宗教的事象に関心を向け、その宗教的事象の内容と特徴を検討することで、「人間存在」が「宗教的」であり、「宗教性」をもつ存在であることを明らかにしたい。

今日、「ガン闘病記」に類する書物が多く出版され、ガン告知の問題やガン闘病者への援助の問題など、社会的な議論を起こしている。出版された闘病記の中から一冊を取り上げて検討したいと思う。一書を選ぶときの選択基準は、第一に、宗教教団の宣教的意図のないもの。第二に、宗教的意図から離れて、闘病中のありのままの姿を事実に則して描写しているもの。第三に、書物が誰にも入手しやすく、検討の対象になりやすいもの。以上のようなことを考慮して、ここでは青木日出雄氏の闘病記を取り上げる。

四　青木日出雄の宗教性

青木日出雄。昭和二年生まれ。北海道出身。陸軍航空士官学校第五九期生。戦後、札幌文科専門学院、札幌短期大学卒。六級職国家公務員。電気通信省、日本電信電話公社を経て昭和三一年、航空自衛隊入隊。昭和四一年に『航空情報』編集部へ。昭和四九年から『航空ジャーナル』主筆。著書に『空からみた地政学』など。

青木の著書『ガンを見すえて生きる』(33)によると、喉に腫物があるのに気づいたのは、イギリスで開催の航空ショーに出かけたホテルでの朝のことだった（二六頁）。一九八四年八月二六日。「私のガンは喉の小さな腫れから始まった」（二六頁）と書かれている。イギリスから帰国して、九月下旬に駿河台の出版健保診療所で鈴木文雄所長の診察を受ける。結果は、「もっと詳しく調べた方がいい」ということで慈恵医大へ回され、付属病院第一外科の桜井健司教授の診察を受け、続いて約一か月間、検査が続いた（四二頁）。異常に長い検査から、青木は自分がガンに冒されていることを察知する。「私自身、〝ガンかもしれない〟というある種の確信めいたものをもち始めていたと思う」（四三頁）。一一月半ば、桜井健司医師より喉に腫瘍があることを知らされて、手術をすることが決まる（四六頁）。一九八五年一月二五日、甲状腺と副甲状腺を全摘出。当時の心の状態は比較的安静で「私も、そのときは手術に期待をかけて、しごく楽観的に考えようとした」（四八頁）というように、実際、死に怯えることもなかったようである。青木の父親が八〇歳で直腸ガンの手術をして、当時九〇歳になっていたので、「ガンは手術すれば治る」（四八頁）という図式が頭の中にあったという。一九八五年三月六日に退院。その年の八月一二日、日本航空の123便ジャンボ機が御巣鷹山に墜落し、五二〇人の乗客、乗員の命が奪われた（一〇二頁）。史上最大の惨事で、青木は報道等の仕事で夜遅くまで追われることになる。

「日航機事故の報道が一段落した十月、私はバンコクへ仏像を見る旅に出かけた。とにかく発病以来、休む間もなく治療と仕事にあけくれた。公私とも大きな事件がおさまってみると、無性に仏の顔がみたくなったのだ。私は仕事以外これといった趣味もないが、仏像を見るのは以前から好きだった」（一一二頁）。

青木は、航空ジャーナリストとして多忙で、内面的なことにむしろ無関心な性格に見える。物事への対処のしかたが「現実的」で、現代医学の治療技術を信頼し（七五頁、一四〇頁、二一七頁）ガンを告知されても、ほとんど動揺や不安はみせていない。それは青木自身が言うように「私はこれまでたずさわってきた仕事と関係があるように思う。……〝科学技術〟というものの進歩を信じているからである」（二一六―二一七頁）という。

そんな青木が、手術の約八か月後、「無性に仏の顔がみたくなったのだ」（一一二頁）とバンコクへ仏像を見る旅に出かけた。「仏の顔は柔和だ」（一一四頁）という。その仏の顔をじっと眺めていると、「心が落ち着く」（一一四頁）し、「心に抱えていたもの、喉につかえていたものが、自然に消えていくようだった」（一一五頁）と仏の顔の柔和さ、優しさ、高貴さ、崇高さがいつの間にか青木の心の底にある不安やあせりを消し去っていく。自分では「ガンは治るものだ」と確信していると思っていたが、仏の柔和さ、崇高さに触れていると、「『何も肩ひじ張らんでも……』、『何とかなるもんだ』。そんな気持ちになってくる」（一一五頁）。ここに、仏像のもつ神秘的力が如実に証されている。青木は「私のように信仰心とはおよそ縁のない人間」（一一五頁）と、あたかも宗教や信仰とは無関係であると表明しているが、仏像のもつ神秘的生命に触れて、深い宗教体験をしたと見てよい。

青木の病状は、その後、悪化していく。「甲状腺に初発したあと、後一年で喉頭に転移し、間髪を入れずに肺へと転移した」（一二八頁）。一九八五年一二月一〇日から抗ガン剤投与が始まる。「副作用のせいで、ガン細胞と相打ちで死んでしまうのではないかと思うほど苦しかった」（一三二頁）

それでも、治療のスケジュールの間に、仕事を入れ、病室にワープロをもち込んで雑誌原稿を書き、雑誌のインタビューにも応じる生活をしていた（一三六―一三七頁）。一九八七年一〇月の文章に「ふり返ると、われながら『よくまあここまで、途中放棄することもなくたどりついたものだ』と思う」（一四二頁）と言い、そのあと「結果的には一度も治療日程を変えることなく、かなり優秀な『模範生』できたが、一つ一つエピソードを思い返してみると、迷いと落胆の連続だったような気がする。決して、初めから一途に抗ガン剤だけを信じ込んで明るいだけの闘病生活できたわけではなかった」（一四四頁）と告白するほど、治療体験は厳しかった。病気は青木の肉体をむしばみ、運動神経マヒ、筋肉痛、目の毛細血管からの出血などが続く。この頃（一九八七年八月退院時）を思い起こして書いた文章に、医師からの今後の治療説明があり、ガンは喉から声帯に転移し（一八七頁）、喉に放射線照射をする価値はあるが、肺に転移したガンは数か所に影が見え、放射線治療は無理。手術するとなると全摘出となるので、手術の可能性もなしとの説明をうける。残りの治療法は抗ガン剤による化学療法のみ。とにかく生き残るためには、「治療法は何でもいい。がんばって乗りきるだけだ」と心に決め（一八六頁）、「可能性が少しでもあるならうけるつもりでいるし、とにかく、現在存在する西洋医学における治療法を何でもやってみる覚悟をしたのである」（一八九頁）その頃の心は、不安と動揺に満ちていた。「『青木さん、自分がガンだと知って、しかも、転移まで知っていて、よく平気な顔をしてがんばっていられますね』よく、そういわれる。『えらい』と、おほめの言葉を頂くこともある。〝しかし、平気だなんて、そんなことがあるわけがない〟私は、心の中でそう答えている。ガンだと知って、平気でいられる人間なんているだろうか。人それぞれ、現れ方は違っても、みな、動揺すると思う。ガンと知って平気な人間はいない。生命ということを考えて、一睡もできなかった日もあるし、落胆して起き上がる気になれなかった日だってある。説明のつかない不安感に襲われる日も、仕事や将来のことを考えて苛立ってしまう日もある」（一九三頁）と、自分の外見は平気そうに見えても、心の中は動揺と不安感と苛立ちが襲ってきて、青木は自分を収めることはできなかったという。青木にとって、生きるとは仕事に打ち込むことであり、病と闘うことであった。「生きようとするエネルギーをふるいたたせてくれるという意味では、仕事（この本の執筆を含めて）が欠かせない支えとなったのである」（二三六頁）とある。

この書物が公にされた以後も、青木は闘病生活を続け、一九八八年六月八日、六一歳でこの世を去った。

ここでの問題は、末期ガン患者の「存在」と「宗教性」の関わりである。生命が危機的状況に追い込まれたとき、人はどのような精神状態になるのか。それは「宗教的」であるのか。

宗教的関心が顕著に表面化したのは、一九八五年一〇月に、「公私とも大きな事件がおさまってみると、無性に仏の顔がみたくなり」、バンコクへ仏像を見に出かけ、そこで仏像の柔和な顔を眺めて心に宗教的感動を経験したことである。（一一二—一一五頁）「心が落ち着き」、「心に抱えていたもの、喉につかえていたものが、自然に消えていく」体験であった。

青木に起きたことを三つの観点から検討したい。

1 「宗教性」の覚醒

青木が甲状腺ガンだと気づいたのは、一九八四年一〇月上旬に、病名も告げられず、投薬もなく、長い検査が続いたときである。「今の時代、病名がわかるのは早い。それがこうも長びいているのは、よほど特殊な病気か、そうでなければガン以外に考えられなかった」(四三頁)。それから約一か月後の一一月半ば、慈恵医大教授桜井健司医師より、喉に腫瘍があるので手術が必要と告げられた。

一九八五年二月二五日に手術がなされ、三月六日退院。それから忙しい仕事が開始され、比較的楽観的に時が流れているかに見えた。ところが、内心では不安と動揺がつきまとい、心のはげしい葛藤があったのだ。

そんな状況の中で突然、「無性に仏の顔がみたくなった」(一一二頁)と、バンコクへ仏像を見る旅に出かけた。当時、日航機事故の報道が一段落したところで、それまで、原稿のワープロ打ち、雑誌のインタビュー、テレビ出演と実に多忙なスケジュールの中にいた。

もし仮に、わたしたち人間が、仕事に生きがいを見出すことで、死の不安や恐怖を解決できると想定するならば、当時の青木は「生の充実感」に満ちていたことになる。青木の知識と経験が生かされ、用いられ、人々の関心の的になり、注目を浴びていた。精神的充実感の高い生活にいた。

ところが、突然、「無性に仏の顔がみたくなった」のは、どう説明すればよいのか。

最も可能性の高い推理は、航空ジャーナリストとして精一杯活躍し、評価され、報いられても、なお欠けたものがあったと考えることである。

航空ジャーナリストとして活躍したことは、「自己実現の欲求」を十分充足させ、人々の関心と評価を得ることで「社会的承認の欲求」を十分に満足させることができた。

けれども、ある意味での宗教的飢餓、渇望状態があったと見るのは誤りではない。自分の死について考える時間がないほど多忙で、青木自身の実存的な問いは、未解決のままであった。その問題は抑圧され、意識の外に追いやられていたと見てよい。

バンコクで「仏の顔は柔和だ」と感嘆の声を発した。「柔和だ」と言い、「心が落ち着く」と告白した背景には、「柔和さ」から離れた慌ただしさ、厳しさ、多忙さに疲れ果てていた青木自身がいたと見てよい。現実の生の営みの慌ただしさ、空虚さと、仏の顔の柔和さ、静かさの鮮明な対比がある。

仏の顔を見ていると「心が落ち着く」と言う。その落ち着きを与える仏の柔和さ優しさは、人間のもつ柔和さ優しさと異なっている点に注目することは重要である。仏の柔和さ優しさは、人間の柔和さ優しさを質的量的に超越し、人間のそれとは隔絶している。既制の宗教と無関係に生きる青木の求める柔和さ優しさは、人間のもつ柔和さ優しさではないと見てよい。決して拒絶したり裏切ることのない絶対的柔和さを、仏の顔の中に求めていたと見てよい。

仏の顔を眺めていると、無限で柔和で、すべてのものを包み込む優しさが、いつの間にか青木の心に流れ込んできて、心の重荷、思い煩い、汚れた思いから解放され、聖化され、昇華され、軽くなり、自由にされ、永遠のもつ広さの中に導き入れられたと考えられる。青木を縛りつけていたガンの苦痛も、死の不安や恐怖も、永遠の時空の中では小さな取るに足りないものに見えてくる。心を占領し、苦しめ、不安や恐怖に陥れたすべてのものが、「何と供えものの饅頭ほども価値のないものに思えてくる」（一一五頁）と告白している。

青木の求めていた柔和さ優しさは、人間的なものではない。人間的なものを超越する高さと深さをもつものである。青木の宗教性は、この地上的なものにはない、永遠的、絶対的、無限的な柔和さ優しさであって、「永遠的、絶対的、無限的」な点において、青木は「宗教的」であり、「宗教性」をもっていたと言いうる根拠がある。そして、ガン患者という身体的苦痛に加えて、精神的苦痛である死への不安や恐れの中で、この「宗教性」が覚醒されたのである。

2　信仰と宗教性の相違

青木は、自分自身は科学技術の進歩を信じると言っている。ガン患者がときどきもつような甘い期待をもつことはなかった。自分の病気が偶然治ることを期待しなかったし、現世利益を約束する新興宗教に頼ることも、興味を示すこともなかった。医学を信じ、自分を信じ、耐えねばならぬ治療上の苦痛ならば、受けて耐えようと言った。

「私のように信仰心とはおよそ縁のない人間」と言っているが、この言葉は二重の意味で理解すべきである。第一は、既制の宗教に帰依して信仰に励み、経典、聖典や宗教図書を熱心に読むという信仰心である。このような信仰心は青木にはなかった。彼は宗教団体との所属性もなく、教理、教義を学ぶこともなく、誰が見ても信仰者には見えなかった。その意味で、信仰心とは無縁な存在だったと言ってよい。

しかし翻ってみると、心の中で、仏像がもつ柔和さ、優しさ、崇高さ、優雅さに心ひかれ、それに憧憬の念を強くもっていた。「無性に仏の顔がみたくなった」とは、心の底から湧き上がる宗教的飢餓の叫び、渇望の声である。

仏像の神秘的美しさ、人間の能力を超えた柔和さ、限りないまでの優しさ、それは、この地上に現存するいかなるものでも与えることのできない純粋で絶対的な意味をもつもので、あの世的である。人間を超える美しさ、柔和さ、優しさをもつ仏像に感動し、そこに仏の本質を見て取ったと言える。

この地上に現存する既制の宗教の有限性と不完全さに失望した者が、なお、より高い純度と豊かさへと憧れる宗教性である。

甲状腺・副甲状腺の全摘出手術後、内的葛藤を経験する中で、青木の宗教性が覚醒し、仏の顔の中に求めていたものは、既制宗教が与えることのできない、高さと深さと純度をもつ宗教固有のものである。彼はこの宗教の固有性を信じ、尊敬し、崇拝したのである。このような宗教性は、しばしば気づかないが、自分の心の中にあるのである。青木の例が示すように、本人にさえ気がつかないほどに人間の本性に根ざすもので、宗教を宗教たらしめる根源的なものである。

青木は、既制のいかなる宗教教団にも所属していなかった。教典、教義に全く無関心。けれども青木自身の本性は、無限に深い柔和さ、純粋な優しさ、高貴な美しさを求めていた。これこそ人間固有の宗教性と呼んでよいものではないか。宗教性は、信仰対象が限定されることもなく漠然としていても、なお、永遠的、絶対的な柔和さ、優しさ、高貴さなどを希求する心なのである。

3　自己執着からの解放希求

仏の顔を眺めていると、「心に抱えていたもの、喉につかえていたものが、自然に消えていくようだった」と表現しているが、「心に抱えていたもの」、「喉につかえていたもの」は具体的に明らかにされていない。

推測できるのは、甲状腺ガンの手術経過が不透明であったことが心の負担になっていたと考えられる。医師が最新の医学的知識と技術をもってしても、なお予測不可能なものを残すところに、ガンの恐ろしさが内在している。「心に抱えていたもの」「喉につかえていたもの」という表現には、得体の知れない異物が、不快感を与えていたことを暗示している。得体の知れないまま、不明のままで、不快感、異物感のみが意識されていた。

その不快感、異物感を感じながら、得体の知れない異物に抵抗し、排除しようと試みたが成功しなかった。

「肩ひじ張らんでも」という言葉の中に、懸命に不快感を払い除けようと意識し努力した跡を見る。

仕事に打ち込み、仕事をこなし、病気を忘れて、その日その日を充実して生きてみることは、「肩ひじ張って」いるような疲労感を残して、心の底から解放感も自由ももたらさない。仕事に専念し、病気を忘れようとすれば、それだけ「仏の顔の柔和さ」から離れた、慌ただしさ、苛立ち、あせり、失望、空虚感がつのるだけだった。「仏の顔の柔和さ」が、青木の心の慌ただしさとは対極的な、崇高さ、静かさ、純粋さを浮かび上がらせた。仏の顔を見ていると、荒れ狂った時間が一瞬静止し、永遠の時間が凝縮されて、地上の体験を超越した豊饒さで、永遠と今とが一つになり、自己の慌しさが柔和さに包み込まれ、絶対的に見えたものが相対比されて、すべてのものが新しく生まれ変わる経験をする。

青木の仏の顔の経験は、延命と仕事の継続を願いつつも、死の不安と恐れに苛まれる中で、一時的ではあったが、仏の顔を眺めながら、自己も、仕事も、将来も、すべてを包み込んで心に慰めと平安を与える経験であった。ガンに冒され、得体の知れない不安と恐れが襲ってくる中で、仏の顔を見ているときだけは、自分を悩ましているものから解放され、軽くなっている自己を経験する。この経験を求めて、遠路バンコクまで出向いていった。ここに青木の宗教的渇望、宗教的飢餓の深さを読み取ることは誤りではない。それは、まさに、ガンという病いを負わされ、悩み、苦しみ、葛藤し、ついに不安と恐れに追い込まれ、人間存在の虚無に目ざめた者が、悩める自己から解放され、自由にされることを求める魂の闘いと言える。自己執着という人間性から解放され、自己を再度離れたところから受け止め直したいという、人間本来の宗教性と言いうるのではないか。

五　結論――不可避性としての「宗教性」

青木に起きた宗教との関わりを分析して明らかになったことは、宗教性、宗教的本性と呼ぶべきものが人間に備わっていると想定することは、あまり大きな誤りではないということである。この宗教性は人間存在の根底に根ざしているもので、生命が危機状況に追い込まれて、自分の無力さ、人生の虚しさに気づいたときに、この宇宙、自然の源なる方に目を向け、その力と愛に縋ろうとする（帰依）傾向であると定義できる。この心の傾向はすべての人に本来的に備わっているものである。

だがこう言い切るためには、更に議論が必要である。特に問題となるのは、このような宗教的傾向が起こるメカニズムが明らかにされる必要がある。その傾向の下部構造は何であるのかが、明らかにされなければならない。この点については、この小論の範囲を超える議論が必要なので、詳説は他の機会にゆずることにしたい。ここでは、宗教性が臨床の場でも確認される事実であることに触れ、その下部構造が極めて人間本来のものであることにだけ触れておく。

死にゆく人々に関する先駆的研究をしたE・キューブラー＝ロスは、人は死を告知されると、心理過程の一つに、「取り引き」があると述べている。「神に対してなにかの申し出をし……神となんらかの取り引きができれば、もしかすると、この悲しい不可避の出来事をもうすこし先へ延ばせるかもしれない[34]」と、考えるという。キューブラー＝ロスによれば、「よい振る舞いをすればそれだけの報償があり、特別サービスへの願望がかなえてもらえる[35]」という経験は、誰の人生の中でもしてきていることだという。おそらく人間は、成長過程でこのような体験をし、それを内在化している。死を告知されると一旦は死を拒否し、怒りを回りに発散した人が、死を受け入れなければならない段階で、「取り引き」というメカニズムが働くと考えられる。

このことは「取り引き」という過程が、すでに人間と神との内在的関係を証明していると見て誤りではない。神との内在的関連性が先在するので、神との「取り引き」というメカニズムが生起すると見るのである。

キューブラー＝ロスはこの「取り引き」の心理学的説明を、罪責感から生起するものだと言う。「心理学的にみれば、約束は秘匿された罪責感と関係があると考えられる[36]」。罪責感という自己の不完全感は、成長過程ですべての人間が収得するものである。

とすれば、罪責感をもつ者が、死の告知を受けて受容する過程で、延命を願い、痛みと不快感の軽減を願って神から報償を受けようとするこの「取り引き」が、「驚くほど多数の患者[37]」の中に見られると、キューブラー＝ロスが言うのは不思議ではない。

キューブラー＝ロスの経験によれば、「多少の延命と交換に、〝神に生涯を捧げる〟、あるいは〝教会への奉仕に一生を捧げる〟約束をした[38]」というように、「たいていの取り引きは、神とのあいだになされ[39]」たという。「取り引き」の相手が神であるとの指摘は重要である。

死に直面する人たちは、その罪責感を神に向けて、延命を願望し、自分の最も大切なものと交換に、報償として特別恩恵にあずかろうとする。つまり、人間存在自体の中心に神との関連性の枠組みが介在していなければ、神との取り引きは起きるはずがない。神に代わる何者かで間に合ったはずである。この世界のいかなる人間や組織や制度ではなく、神であった事実が、人間存在が神との関連性を必要とする宗教性をもっていると結論づけてよいのではないか。

次に人間のライフサイクルの視点から、「人間存在」と「宗教性」の問題を提唱した臨床家を取り上げて、この問題の確証をしたい。

人間のライフサイクルを研究して、今日の心理学・社会学・教育学・政治学に至る多方面に影響を及ぼしてきたアメリカの精神分析家エリック・エリクソン（E. H. Erikson）も、「人間存在」のうちに「宗教性」を認める者の一人である。

エリクソンの研究家である西平直は、「エリクソンにとって『宗教性』とは特別な人にのみに属することなのではなく、むしろ人間の生（human life）をありのままに見る時、不可避的に含まれている事柄である[40]」として、「エリクソンが宗教に特別な関心を払っているということではなくて、人間の発達のなかに組み込まれているモメントとして、宗教性を検討しているということ[41]」であると言う。エリクソンにとって、すべての人は宗教性を内在し、それがゆえに自己を常に否定しながら、新しい自己に超越しようとするダイナミズムが働くというのだ。エリクソンにとっては、自己超越すること、新しい自分に出会うことが発達であり、宗教的であることになる。西平は「エリクソンにおける『宗教的であること（to be religious）』が、この場合は、『神秘的・究極的な他者を内的に探し求め、心を通わせようとする願い』[42]」である述べている。

エリクソンは臨床家としての経験から、このような願望は母と子の関係の中で内在化されていくという。「エリクソンにとって宗教的なものが、人の発達に内在的に含まれている事柄であり、それは〈他者〉なしには〈わたし〉は存在しえないという、発達の最初の事実のうちに深く根拠を持つという点である。しかも、人の一生はまず、仰向けの状態で垂直的に上を見あげることから始まるならば、人は〈他者〉を、まずもって仰ぎ見るという仕方で体験し始める。その意味において、究極的他者を仰ぎ見るという体験は、すべての人が一度は通過してきているというのである[43]」という。

以上見てきたように、エリクソンのライフサイクル理論に倣えば、人間は成長過程の中で本質的に宗教的存在になっていくのである。ライフサイクル自体が、子どもの「宗教化」を含んでいるから、人間存在自体が不可避的に宗教的であると言える。

このようなエリクソンのライフサイクル理論は、青木日出雄に起きた宗教的事象での分析や、あるいはエリザベス・キューブラー＝ロスの死にゆく人々の臨床経験や、その分析結果とも軌を一にするのである。

この結論こそ、わたしたちの最初の問題にとって一つの解答となる。つまり宗教的援助は、末期ガン患者に対する多くの援助の中で、軽視されたり、あるいは特別扱いされてはならない。信者、非信者に関係なく、すべての人間に宗教的援助が必要だという認識が求められている。その理由は、身体的苦痛・精神的苦痛や社会的苦痛がリアリティであると同時に、宗教的苦痛も、また誰もがもつ苦痛だからである。特殊な人間だけが宗教的であり、宗教的援助を必要としていると見るのは、むしろ偏見なのではないだろうか[44]。

注

（1）ホスピスとは、ラテン語のHospitiumから出たもので、Hospital, Hotelなどと同語源。中世期の巡礼者たちが、その旅の途中で疲れ病に倒れたとき、ホスピスに宿泊したといわれる。現代的ホスピスは、英国の医師・看護婦・ソーシャルワーカーであるシシリー・ソンダース（Cicely Saunders）によって、セント・クリストファーズ・ホスピス（St. Christopher's Hospice）として開設された。日本では、一九八一年に浜松の聖隷ホスピスが、一九八四年に大阪の淀川キリスト教病院のホスピスが開始された。この頃のことについては、日本経済新聞社編『ドキュメント聖隷ホスピス――ガン病室の意義ある生』日本経済新聞社、一九八三年、柏木哲夫『ホスピスをめざして――生を支えるケア』医学書院、一九八三年、若林一美「ホスピスの歩みをふりかえる」柏木哲夫編・解説『ホスピスと末期ケア』現代のエスプリ第一八九号、至文堂、一九八三年、七三―八六頁などが参考資料となる。

（2）現在、日本各地に規模の異なる多くの「研究会」、「考える会」があって、定期的学習会、セミナー、講演会など多彩な活動をしている。生と死を考える会、死の臨床研究会、ホスピスケア研究会、臨死問題研究会、仏教ホスピスの会、ビハーラの会、医療と宗教を考える会、その他。

（3）James Ewene, Patricia Herrington, *Hospice : A Handbook for Families and Others Facing Terminal Illness*, Bear and Company, 1982.
Cicely M. Saunders, Mary Baines, *Living with Dying : the Management of Terminal Disease*, Oxford University Press, 1983.

（4）柏木哲夫『死にゆく人々のケア――末期患者へのチームアプローチ』医学書院、一九七八年、一―一一頁。
岡安大仁「チーム医療とターミナル・ケア」『公衆衛生』第四九巻第八号、一九八五年。

池見西次郎・永田勝太郎編『日本のターミナル・ケア――末期医療学の実践』誠信書房、一九八四年、一一七―一二五頁。

『ターミナルケア』第二巻第九号、一九九二年。

（5）わが国の事情を考慮して末期患者の医療を考えている者たちがいる。池見西次郎・永田勝太郎編『死の臨床――わが国における末期患者ケアの実際』誠信書房、一九八二年。

(6) 東原正明「宗教的救いの場（部屋）の病院内設置の意義と可能性」『ターミナルケア』第二巻第九号、一九九二年、六〇八―六一一頁。
(7) Cicely M. Saunders, Mary Baines, *Living with Dying: the Management of Terminal Disease*, Oxford University Press, 1983, P.62.
(8) World Health Organization, etal, *Cancer Pain Relief and Palliative Care* (WHO Technical Report Series, No.804), 1990.
Elisabeth Kübler-Ross, *On Death and Dying*, The Macmillan Company, 1969.
武田文和訳、世界保健機関編『がんの痛みからの解放とパリアティブ・ケア――がん患者の生命へのよき支援のために』金原出版、一九九三年。
(9) 同書、四八頁。
(10) NHK世論調査部編『日本人の宗教意識』日本放送出版協会、一九八四年、三頁。
(11) 同書、五頁。
(12) 一九九三年一〇月現在、厚生省の認可を受けた「緩和ケア病棟を有する病院」、病棟一一のうち、聖隷福祉事業団三方原病院、淀川キリスト教病院、救世軍清瀬病院、福岡亀山栄光病院、神戸アドベンチスト病院の五つのホスピスはチャプレンを置いている。
(13) 長谷川浩「宗教を信じない人の死の受容」『ターミナルケア』第二巻第二号、一九九二年、八〇頁。
(14) 同論文、八〇頁。
(15) 同論文、八一頁。
(16) 同論文、八二頁。
(17) 柏木哲夫「宗教的な痛み――ターミナルケアの実際例を通して」『ターミナルケア』第二巻第二号、一九九二年、八八頁。
(18) 同論文、八八―八九頁。
(19) 同論文、八九頁。
(20) 同論文、八九頁。
(21) 樋口和彦「ターミナルケアにおける医学と宗教の関わり」『ターミナルケア』第二巻第二号、一九九二年、七四頁。
(22) 同論文、七四頁。

(23) 同論文、七四頁。
(24) 樋口和彦「ターミナルケアと宗教」季羽倭文子・岡安大仁編集企画『ターミナルケア』看護ＭＯＯＫ第三号、金原出版、一九八三年、三七頁。
(25) 同書、三七頁。
(26) 同書、三七頁。
(27) 同書、三七頁。
(28) 同書、三七頁。
(29) 同書、三八頁。
(30) 同書、三八―三九頁。
(31) 同書、三九頁。
(32) 寺本松野「ターミナルケアにおける宗教――私の看護実践と宗教」『ターミナルケア』第二巻第二号、一九九二年、九三頁。
(33) 青木日出雄『ガンを見すえて生きる――告知からの出発』講談社、一九八八年。以下の引用は本文に頁数を書き込むことにする。
(34) Elisabeth Kübler-Ross, *On Death and Dying*, The Macmillan Company, 1969.『死ぬ瞬間』川口正吉訳、読売新聞社、一九七一年、一一六頁。
(35) 同書、一一七頁。
(36) 同書、一一九頁。
(37) 同書、一一九頁。
(38) 同書、一一九頁。
(39) 同書、一一九頁。
(40) 西平直『エリクソンの人間学』東京大学出版会、一九九三年、一六一頁。
(41) 同書、一六一頁。
(42) 同書、一六二頁。
(43) 同書、一六三頁。

(44) 日本宗教学学会　第四八回学術大会（一九八九年九月一四日）で、吉村正治医師は「ターミナルケアにおける人間の問題」と題する公開講演を行った。その中で、八五〇人ほどの患者を対象として「信仰は死の恐怖を救ってくれるか」という質問に対するアンケート調査の結果を報告している（『宗教研究』第六四巻第一輯（二八四号）、一―八二頁）。そのアンケート調査の結果によると、「信仰は死への恐怖を救ってくれると思うか」という問いに、救ってくれると答えた人が圧倒的にどの年代層でも多かった。信仰のない人で、死は怖い、しかし信仰は死への恐怖を救ってくれるとは思わないという人は、非常に少なかったという。この吉村氏のアンケート調査は非常に興味深いものである。ターミナルの患者は死に打ち勝つ力を信仰に求めていることがわかる。また信仰のある人は、死への恐怖からの救いを体験しているとも言える。以上の事実から、信仰が死の恐怖に打ち勝つ有効な力となっていると言っても間違いではない。この結果は、人間存在の不可避性としての宗教を考え合わせると、宗教的援助は、すべてのターミナル患者への援助の中で、重要かつ不可避的援助であると言える。そうであればその具体的援助の方策が、今後積極的に検討されなければならない。

第四章　岸本英夫の生死観について

要旨

岸本英夫は宗教学を専門としたが、いかなる宗教にも入らなかった。死ぬまでの一〇年間悪性ガンを患い、手術を繰り返しながら無我夢中に生きた。岸本の闘病記『死を見つめる心——ガンとたたかった十年間』の中に、『死は別れのとき』と理解したとある。そして死は実体をもたないから恐れるに足りないと思うようになったと書いている。

本章は、この岸本の生死観がもつ問題を五つ取り上げた。それは、未完成な生死観、死を非人格化する認識の誤り、すべての人の生死観になり得ない、生死観に潜む矛盾、死後観が不明だという点である。すなわち、岸本が死に直面し悩んだ課題に十分応える生死観になっていないのである。

◆キーワード：無宗教、別れ、生死観

一　問題設定

岸本英夫（一九〇三年六月二七日―一九六四年一月二五日）が昇天して、すでに五五年が過ぎた（注：二〇一九年現在）。その間に、岸本の名前は宗教学者のみならず、一般の人たちの間にも知られるようになった。岸本が昇天した直後に各新聞社は彼の訃報を伝え、宗教学者の死を惜しんだ。朝日新聞は「東大文学部宗教学科主任教授、二度の日本宗教学会会長、宗教学界の第一人者だった」[1]と述べて、岸本が宗教学者として偉大であったと讃えた。翌日、「岸本英夫教授を悼む」と題して、東京大学 嘉治真三教授が、岸本が宗教学者でありつつ、幅広い関心、精力的な活動、国際的働きでの貢献、配慮の行き届いた教育者であったなどと述べて、岸本の死を惜しんだ[2]。それに加えて、昭和三八年一〇月ワシントンの日米文化会議の際に病気で倒れたが、会議への出席を止めるのにも聞かず出席するなど「責任感の強さ」は人一倍強かった、と嘉治は書いている。ガンを負いながら、毅然としてその人生を生き抜いた姿を賞賛したのである。この賞賛はその後もいろいろな人によって繰り返されてきた。

死後、数年して、岸本英夫の論文をまとめた『死を見つめる心――ガンとたたかった十年間』（講談社、一九六四年）が出版された。そのとき、東京大学の文学部に在籍していた時代から同じ宗教学の道を歩んできた宗教学者増谷文雄が、その本の「序にかえて」の中で、ガンが発見されて以後の岸本の生き方が以前に比べて「刮目して見るに値するものであった」と述べている[3]。更に生き方が、「質的な変化」をしたかのようであったと述べている。嘉治真三も増谷文雄も親しい友人の死を悼みながら、故人への個人的感情を述べたのである。しかし、ガンを負った宗教学者岸本英夫を直接研究対象とした研究は長い間試されなかった。その間にガン患者の数が増え、その人生をいかに完結するかが問題になるたびに、岸本が引き合いに出されることが多かった[4]。その中で、岸本の死後一八年程経って、やっと島田裕巳が岸本の宗教学の誕生を取り上げ、その思想的変化の過程を明らかにしようと試みた。[5] また日本倫理思想史的観点からは、相良亨が岸本の生死観「死は別れである」を日本思想史的観点から論じて、この生死観が岸本の独創ではないこと、むしろ日本の伝統の無常観や自然観に繋がるものであると論じている。[6] 更にそれから一一年経って、島田は岸本とガンとの関係を取り上げた。「岸本の宗教学者としての社会的な活動や、癌との闘いの体験があるからこそ、彼の学問的な業績は高く評価されてきた。業績の内容だけで評価されてきたわけではないのだ。特に十年にわたる癌との闘いの日日は、彼を神格化する方向に作用した」と述べて、ガンを負った岸本と、その業績の関係を問題にした。[7]

更に、岸本の直弟子で宗教学者である脇本平也が、ガン患者としての岸本英夫を取り上げながら、岸本が主張した「死は大きな別れである」を宗教学的視点から検討している。[8]

岸本自身、一九五四年にメラノーム（黒色腫）が発見され死に直面させられるのであるが、死に至るまでの一〇年間のガンとの闘病体験、死の問題、生死観、宗教観などについての論文、随筆などを多く発表した。その中で、一九六三年の『理想』一一月号に発表した「わが生死観」は、岸本が発表した論文の最後のものになる。[9] 正確には、その後に「現代人と宗教」を『宗教と現代』に載せたが、生死観を扱ったものとしては「わが生死観」が最後である。「わが生死観」は岸本自身の生死観をガンの闘病体験を踏まえて書いたもので、岸本の病苦や苦悩が岸本の宗教研究と重なって「死は別れである」という生死観となっていること、そして、その生死観に支えられて闘病生活をしたことが記されている。

ここで、私たちは作業を進めるために、仮に「生死観」を次のように定義しておく。生死観とは、「死を視座に置きながらの自己理解、自己の生命観、死観などの思想体系」をいう。「生死観」は「死生観」とも言うが、「生死観」は「生」に重点を置くのに対して、死生観は「死」を視点にしながら生死全体を観察、評価、価値づけすることである。そして死に直面した人は、自らの生死観を心の慰め、支え、希望（生死観の機能）にする。死に直面した人にとっては、自分の現実の生を支える生死観をもつことが決定的に重要である。そこで、このような観点から岸本の生死観を見ることにする。[10] しかし、岸本は「わが生死観」の中で、体系化された生死観を提起したとは言っていない。後日、更に発展させて岸本の生死観を確立するつもりであったようだが、病魔に襲われ、「わが生死観」[11] の発表三か月後に帰らぬ人となってしまった。その意味で、岸本の生死観は未完成のまま残されたと言える。ここでは未完成の岸本の生死観について論ずることで満足しなくてはならない。

この章の目的は、ガン患者としての岸本英夫の体験を整理しながら、岸本の生死観の形成時期や過程を明らかにしつつ、その内容の本質を明らかにすることである。そして、その生死観の機能を検討してみたい。岸本のガン体験は一〇年の間に変化し、多様な様相を見せた。終始、科学的合理的立場を堅持し、伝統的既存の宗教の約束する天国や極楽浄土を信ずることを拒否した。[12] 岸本のこのような立場をも考慮しながら、岸本の生死観の本質と機能を検討してみたい。これがこの章の課題である。

二　岸本英夫の死の体験

岸本は、いつ頃から死の問題を考え始めたのだろうか。現在残されている論文の中で最初に死の問題が出てくるのは、「生死観三態」[13] である。当時、岸本は東京大学文学部宗教学科の講師として、研究と教育に励んでいたが、同時に第二次大戦の勃発によって、学生たちを戦場へ送り出さなくてはならなかった。当時宗教学科に入学した脇本平也は、当時の岸本の様子を伝えている。[14]戦場に送られていく学生に対し岸本は「君たちはこれから戦争に行く。死ぬかもしれない。止むをえぬ。命を捨てろ。ただし、絶対捨て切りにはするな。捨てたその命を必ず拾って帰って来い[15]」と激励したというが、それは戦争の厳しさを通らざるを得なかった当時の学生に「捨てたその命を必ず拾って帰って来い」と祈りを込めた言葉であった。

このときの岸本にとっての「死」は学生たちの死であった。教育者としての岸本には断腸の思いがあったに違いない。教育者としての願いは学生たちの無事の帰還であっただろう。しかし、もっと辛いのは、自己が死に直面しなければならないことである。岸本はそれから九年程して、自らが死の現実に直面することになる。ガンを告知された岸本は、外面的には毅然としていたようである。岸本自身がガンを負いながら、ますます活動する姿を見て回りの人には「手負いの猪[16]」のように見えた。しかし、外面的には毅然としているが、内心は別の出来事が起きている。ここでは、岸本の内的世界を明らかにすることで、岸本の本当の姿に迫ることにする。

岸本の死の体験はガン体験と密接に結びついているので、次の二つのことを明らかにしたい。①ガンを負った岸本の死の体験、②ガンを負いつつ死をどのように生きたか。つまり、癌患者としての「岸本の死の体験」と「死の生き方」の二視点から岸本を明らかにしたい。

岸本の一〇年間の闘病生活を四期に分けて考察したい。ここではガン発病から死に至るまでの岸本の経験を包括的に扱うが、全体を四期に区分する。その区分は病状の変化を重視したもので、各時期には時間的短長がある。このように区分したのは、病状の変化が岸本の死の体験を左右しているのが明らかに見えるからである。

第一期：ガン告知、入院、手術（一九五四年九月一八日―一九五八年一一月：約四年二か月）

岸本は『死を見つめる心』に収められている文章の中でしばしば、ガンが発見されたときの心情を吐露している。[17] それによると一九五四年九月に左頸部、顎の下の異様なカタマリが鶏卵大になり三日間程入院し、切開手術をして検査した。[18] その結果、増殖性のものであることが明らかになった。一九五四年九月一八日にスタンフォード大学外科医クレスマン博士からその事実を告げられたとき、岸本は咄嗟にガンと気づいた。クレスマン博士は「最悪の場合には、私の生命を保証できるのは、あと半ヵ年位……もっと好転し得る望みもある」と告げた。[19] このときから岸本のガンとの闘いが始まった。

当時、岸本はアメリカのスタンフォード大学に招かれて（客員教授）、単身でW教授の家に寝起きしていたが、ガンを知った日の様子を次のように書いている。

ソファーに腰を下してみたが、心を、下の方から押し上げて来るものがある。よほど、気持をしっかり押えつけていないと、ジッとしていられないような緊迫感であった。われしらず、叫び声でもあげてしまいそうな気持である。いつもと変らない窓の外の暗闇が、今夜は、えたいのしれないかたまりになって、私の上に襲いかかって来そうな気がした。[20]

ガンを告知されて、死の接近を感じている岸本英夫の感情は揺さぶられ、心は不安に満ち、厳しい緊迫感に襲われている。岸本の書物から当時の体験を拾い上げてみると、次のようになる。[21] 以下、（ ）内に岸本『死を見つめる心』講談社文庫、一九七三年 の当該頁を示した。

1 寝耳に水（五四頁）
2 事態の重要さが理解できないほどに戸惑っていた（五四頁）
3 告知される前とは、自分が「別人のよう」に思えた（五四頁）
4 「とりのこされてしまった」ような気持ち（五五頁）
5 「ジッとしていられないような緊迫感」（五五頁）
6 叫び声をあげてしまいそうな気持ち（五五頁）
7 窓の外の暗闇がえたいのしれないかたまりになって、私の上に襲いかかって来そうな気がした（五五頁）
8 心の異常な昂奮（五五頁）
9 就眠できないかもしれないという不安（五五頁）
10 「激しい緊迫感が身に迫って来る」（六四頁）
11 「死刑囚」と同じ死の不安（六五頁）
12 「絶望の淵に立っていた」（六五頁）
13 哲学者ヒュームや評論家ガンサーの書物を読んで死についてつきつめて考えてみた（六六頁）
14 「自分が、この世から消えてなくなる」と考えると身の毛のよだつような恐怖感（六七頁）
15 「ゆっくり時間をかけて入浴した」（五六頁）
16 「絨毯の上に坐って足を組み、坐禅」をすることで心を静めようとした（五六頁）
17 「催眠剤を飲ん」で、就眠するしかないと思えるほどの無力感、依存感をもった（五六頁）

以上のような体験をしたわけだが、その体験はいくつかのカテゴリーに分類することができる。

(1) 突然の出来事から来る感情的な動揺
ショック、戸惑い、緊迫感、異常な昂奮、不安、絶望、無力感
(2) 既存の適応行動パターンの崩壊
ガンを負った岸本は、既存の適応行動パターンの崩壊を経験
(3) 自我同一性（セルフ・アイデンティティー）の崩壊体験
自分が別人として体験させられる。死刑囚の体験、自己理解の喪失
(4) 自己コントロール機制の崩壊体験
いたたまれない恐怖感
(5) 未来の崩壊（見通しなし、存在への脅威、先行き暗闇）
(6) 一縷の光への強烈な希求

このような体験の中で、岸本は自分の死をどのように生きたか。得体の知れない暗闇に怯え恐怖感にとらわれたとき、四つのことをしたという。

第一番目は、哲学者ヒュームや評論家ガンサーの書物[22]を読んで死の問題の解答を求めた（六六頁）。興味深いのは、ガンを負った岸本は不安と恐怖の中で怯えながら、哲学者や評論家の中に、人生の究極的問題である死の解答を見つけ出そうとした。しかし、宗教には助けを求めていない。ここに宗教学者岸本の一面を見ることができる。

第二番目は、坐禅を組んで数息観を試みて、心を静めようとしたことである（五六頁）。岸本は幼少時代から、父親の岸本能武太から岡田式数息法を教えられ、青年時代には禅堂に通った経験があった。三〇分間じっくり坐

ることができ満足したのである。岸本は若いときに経験したことを生かそうとした。多くの場合、身体に身についたもので危機状況を乗り切ろうとするのである。

第三番目は、風呂に入ることで気持ちを緩めることであった（五六頁）。これは多少の効果があった。緊張し高まる心を、落ち着かせ緩めることで、平常心を取り戻そうとしたのである。ガンの告知で、岸本が岡田式数息法で落ち着かせようとしたのみならず、入浴するという物理的方法を用いたことがわかる。

第四番目は、催眠剤を飲むことである。岸本は催眠剤を取ることに内心、抵抗があったようであるが、その夜睡眠が取れるかどうか、自信が無かったのである。岸本はここで薬物の助けを借りたと言える。このことには自己罪責感をもったようで、「催眠剤などを飲むようでは、だらしがないぞ、と自分を叱っていた」（五六―五七頁）と書いている。

以上のことから、岸本が危機状況を乗り越える手段として用いたものは、哲学書や評論家などの書物に精神的解答や人間の知恵を求めたこと、数息法を試みたこと、物理的方法を試したこと、そして、薬物的方法を試したことである。このように、岸本は危機状況に直面して、自分ができることは何でもしてみたのである。しかし、宗教に助けを求めることはしなかった。

更にこの時期に岸本を支えたものは何であったか。岸本は「根本的な解決らしいものは、どこにも見出すことができなかった」（六七頁）と告白している。

以上のように述べているのを見ると、岸本はこの時点（一九五四年九月一八日）で死の真の解決を掴んでいたとは言えない。

第二期：再発、手術の繰り返し（一九五八年一一月―一九六一年一一月：二年間）

岸本は一九五四年一〇月一九日にスタンフォード大学で大手術をした後、順調に快復して大学の講義も普通にできるまでになっていた。一九五七年、翌年日本で開く国際宗教学会議の準備のために多忙な日々を送っていたが、健康は支えられていた[23]。「このまま癌が再発しなければ、さきの大手術は徹底的な成功であった。私は癌からまったく解放されたとすら思いはじめていた」（八二頁）と告白するほどに健康であった。

ところが国際宗教学会議が終わったあと、ユネスコ東西文化交流使節として北欧諸大学での講義をしていた途中、一九五八年にデンマークのコペンハーゲンのホテルでイボ状のものに気づき、「ギクリとし」（八三頁）て、ガンの再発ではないかと疑惑をもったのである。そして年を越えて一九五九年一月、サンフランシスコのスタンフォード大学でクレスマン博士の診察を受ける。クレスマン博士は患部のイボ状のものを見ると、すぐに摘出するように促したのである。そのときの体験を次のように書いている。「これは、私にとって、大きなショックであった。心の中にまっ黒な夕立雲が、にわかに拡がりはじめたような感じであった」（八四頁）。この時点から再発を繰り返す月日が始まるのである。一九六〇年秋には「怪しい小粒が群をなしてできてきた。……皮膚の移植が重なるので、その面積は次第に大きなハゲになり、それを隠すのに苦労するようになってきた」（八九頁）。

ガンの再発を契機に第二期がはじまるが、約二年間の岸本の体験は、死がより近く感じられ、不安、恐怖は一層深刻になっていった。

1「大きなショックであった」（八四頁）
2「足のすくむ思いであった」（八〇頁）
3「死の脅威」（八六頁）

4「心の中にまっ黒な夕立雲が、にわかに拡が」った（八四頁）
5「心の奥に動揺」（八四頁）
6「かねての心配がホントウになった」との失望感（八四頁）
7「生命をかけたゲリラ戦」の開始という重い気持ち（八四頁）
8「不安」（八四頁）
9「肉体がむしばまれ」る（八六頁）
10ガンがいつ「活発なる行動をはじめるか」不安がつきまとっていた（八九頁）

第二期は、死が一層現実味をもってくる時期である。最初の手術以来、小康を保っていたガンがにわかに活動し始めた。この時期の特徴は、第一期における死の体験が、感情的動揺、適応行動パターンの崩壊、自己理解の崩壊、自己コントロールの喪失体験、未来の崩壊などの体験、そして希望の希求などの体験を一層深化、強化させる傾向が見られるところにある。それを解決しようとして、がむしゃらに働き続けていた。

この時期にもう一つ、死の恐怖や不安などの原因は「生命飢餓感」という人間固有の欲求にあると気づいてきた。再発体験の深刻さは二つの表徴的表現（イメージ）で現されている。ひとつは「まっ黒な夕立雲が拡がる」という体験、もう一つは、ガンを「生き物」として体験した二つをあげることができる。「まっ黒な夕立雲」の表徴は、将来の見通しの真っ暗さを示しているし、「拡がる」というのは、岸本の意志の届かないところで、覆い被されてしまう無力的状況を暗示している。もう一つは「癌はやはり、私の体内で、ゆっくりではあるが、転移して進行をつづけていたのである」（八四頁）と述べているが、ガン細胞は無言の内に、ゆっくりと確実に広がっていく「生き物」の表徴として表現されている。そして「急に活発に活動を開始して、全身を冒して生命とりとなる」（八四頁）と、ここでも、「生き物」の不気味さが表現されている。活発に活動するところに生き物の恐ろしさが潜んでいる。更に「肉体がむしばまれてしまう」という言葉には、自分の肉体に攻撃を加えてきている「生物」がいつか自分の身体全体に広がり、生命を奪おうとしている恐怖感が現れている。

このような危機状況の中で、岸本は活動を緩めるのではなく、むしろがむしゃらに働きながら「死の悩みを忘れ」ようとしたが、それでも死の恐怖を忘れることはできなかった。「すでに内臓を冒しているかも知れない。そのような不安がいつも心にあった」（八九頁）。このように、手の打ちようのない対象に無気味なほど静かに確実に肉体が蝕まれている体験が、この時期の特徴である。一九六一年には一〇回に近い小手術を重ね、五回目の皮膚の移植を行わなくてはならなかった（九〇頁）。このような体験を「手の打ちようのない無力感」と呼ぶ。

更にこの第二期は、死への新しい発見をした時期でもある。「死は大きな別れのとき」という新しい生死観を得た。これは岸本にとって新しい大発見だと言う。(24) 岸本が新しい生死観（「死は別れのとき」）に気づいたきっかけは、一九六〇年一月、岸本が日本女子大学の創設者 成瀬仁蔵を記念する講演会の講演を依頼され、成瀬の告別講演の原稿や成瀬に関する資料を読んでいたときである。岸本は資料を読みながら、成瀬のガンを負っての生き方から、「死は大きな別れのとき」と見る見方がひらめいたのである（八七頁）。岸本のこの考え方は、「死に立ち向かう自分の心の大きな授《たす》けになった」（八八頁）と述べている。この考え方は、生に重点を置く生き方で、死を積極的に受け入れるわけではないが、生の先にあるものは未知であるから、あえて問題としない生き方である。「生命の絶対的な肯定論者になった」(25) という言葉には、あえて実体をもたない死を相手にせず、専ら「生」のみに関心を集中するという岸本の意志表明が込められている。その結果、心の動揺が少なくなったのである。しかし、心の動揺が全く解消したわけではなかったし、その保証もなかった。この生死観を徹底して生きるためには、小さな別れを積み重ね練習することで、最後の別れに備えなくてはならないのである。「死のような大きな別れは、準備しないで耐えられるわけがない。……このように心の準備ということに気づいて見ると、ずいぶん、心がおちついてきた。死というものが、今まで、近寄りがたく、おそろしいものに考えられていたのが、絶対的な他者ではなくなってきた。むしろ、親しみやすいもの、それと出逢いうるものになってきたのである[26]」と述べている。岸本は「死を別れのとき」と受けとめて、そのときの準備をしながら日常を生きたのである。岸本がこの時期に成瀬の生き方に出会ったことは、岸本に大きな意味があったと言える。この生死観については後で検討することにする。

第三期：安定期＝生命の保証（一九六一年一一月―一九六三年一〇月：二年間）

岸本にとってこの時期は、長い闘病生活の中で比較的明るい希望を発見できた時期である。きっかけは、一九六一年一一月にニューヨーク市の国連の新図書館の開館式に出席し、そのあとボストン市に回って黒色腫の権威であるハーバード大学医学部教授のフィッパトリック博士の診察を受けたことによる。この診察の結果は、「あなたの病状は、珍しい例外的なケースですが、まれにはこのような例外もあります」「出てきたら、できるだけ早く切り取らなければなりません。しかし、そのようにしていけば、あなたは長く生きるでしょう[27]」というものであった。岸本は「このような明るい見通しをきかされたのは、七年間の闘病生活中、これがはじめてだった」と喜び、すぐに日本に国際電報を打った（八九頁）。息子の雄二は「父の死生観」の中に「このとき、父はものすごく喜んだ。ぼくはあんなに喜んだ父をみたことがない[28]」と書いているが、専門医による生命の保証こそ、岸本が最も信頼できるものであった[29]。その一年後（一九六二年秋）、再び、フィッパトリック博士の診察を受け、その結果、この病気では死なないと診断された。岸本の皮膚ガンは悪性の黒色腫であることには間違いない。しかし発達が異常に遅く、ガンは皮膚の表面に限られているので、丹念に摘出すれば長生きできると。この専門医の診察結果は岸本を決定的に楽観的にしたのである。フィツパトリック博士の診察の三か月後に書いた「命ある限りゆたかに――ガンでも死なない」の中で、岸本は「死の恐怖の影が、私の心から消えた。私は、いつの間にか、もう一度、平常心をとりもどしていたのであった。……明るい希望にあふれている」(30)と記している。

実は、この一九六一年と一九六二年の二回のフィツパトリック博士の診察結果に加えて、一九六三年五月頃から腫れ物が出なくなった事実も、岸本を楽観的にした理由のように思われる。妻の三世によると、一九六三年五月を最後として腫れ物はできなくなり、かかりつけの医師K博士は「先日来切り取った癌細胞の性質が変わってきて良性になりましたね」と言った。(31)これは岸本を死の不安から解放した。このように、岸本にとってフィツパトリック博士とK博士の専門的診断が、決定的意味をもっていたことがわかる。

この時期、岸本はどのようなことをガン患者として体験したのか。それはガンが「得体の知れない」不安や恐怖を与える災難としてではない。むしろ、「付き合える相手」に変わり、死の不安や恐怖が去り、ガンへの対応の仕方がわかったのである。(32)つまりガンとの付き合い方、ガンとの適応パターンがわかって、死は遠くに離れていった。ガンは消えていない。ガンを背負いながら生きる方法を岸本が掴んだとき、明るさを取り戻していったのである。

死の不安や恐怖から解放されて解放感を味わった時期である。岸本の書物から当時の経験を拾い上げてみよう。

1「明るい希望にあふれている」(九五頁)
2「死の恐怖」が消えた（九四頁）
3「平常心をとりもどし」す（九四頁）
4 人生をゆっくり深く味わう（二〇八―二〇九頁）

5 仕事に「専念した」（二二三頁）

これらの体験の本質は以下のようである。

(1) 生命の保証が与えられた。将来の希望が開かれた。
(2) 心理的安定。死の不安と恐怖からの解放と心の安定。
(3) 自己アイデンティティーの回復。宗教学者としての活動を再開した。
(4) 新たな適応行動パターンの獲得。ガンをかかえながらも、宗教学者としての生活が可能になった。

さて、この時期の岸本の生き方には変化があったか。この頃から岸本はただがむしゃらに働くことから、与えられた時間を楽しむ生活への軌道修正をしている。生活の深みを味わい楽しむことの意味と重要さに気づいたのである。岸本は心の余裕をもち始めていた。[33]「人生を深く見る目」[34]を与えられたと述べている。

第四期：突然の再発と死（一九六三年一〇月―一九六四年一月二五日：三か月）

しかし、このような安定した時期は長く続かなかった。一九六三年八月には自宅が増築された。一〇月には東京大学　嘉治真三教授と一緒にワシントンの日米文化教育会議に出席したが、途中で高血圧のために倒れた。[35]一日休息をとり翌日は会議に出席、一〇月二〇日に帰国。主治医の診察を受け、しばらく静養。一一月九日には、岸本が自分の使命として受け止め、かつ全精力を注ぎ込んできた東京大学図書館の改装式があった。改装式は野外会場で強風の吹く中であったが、岸本は元気に講演をし終わった。帰宅後は大満足であった。しかし、その日を境として疲れがどっと出たようで、家に引き籠もって静養の生活が始まった。[36]「がっくりと疲れてしまい、気に入りの増築の部屋にぼんやり坐り込んでいる日が多くなった」[37]。その年の暮れの一二月二日、岸本は妻の三世と神代植物園に行ったが、途中で疲れ果てて帰宅し、そのまま寝込んでしまった[38]。その後は家で休養を取る生活になる。自宅療養をしている岸本を気遣い、南原繁が家人を急かせて、岸本を一二月八日東京大学病院の吉利内科に入院させた。岸本の弟子の一人の高木きよ子が恩師を見舞うと、「ひびの入った茶碗を石の上に投げつけてコナゴナにしてしまうようなことをしてしまった……」と岸本が洩らしたと高木は語っている[39]。岸本には、もっとしたい仕事や夢があったと想像できる。高木が語っているように、岸本は、「岸本宗教学」や「岸本学」の構築を夢見ていたのではないかと思われる。また図書館の改装が終わったら学究生活に戻りたいという願望が強くあったに違いない。その年の暮れには、一時、頭が朦朧としたようで、「明るい部屋を暗いといわれ、赤を白と思われた」と高木は書いている[40]。二男の雄二は「父の死生観」の中に岸本の最後の様子を書いているが、息子雄二とヨーロッパ旅行をしたいとか、家族にユーモアを話して笑わせたり、東大病院に入院してからも一人ひとりに「サヨナラ、サヨナラ」と別れの挨拶をし、遺言を細々と口頭で述べた[41]。昏睡状態から覚めると、回りの者に子守唄を歌わせたりした[42]。一九六四年一月二五日の早い夜、六〇歳の生涯を閉じた。解剖の結果、ガンが脳の中にごまを撒いたようにできていたという[43]。

この時期の岸本は、肉体的、精神的疲労感が強く、自宅で静養、その後入院（一二月八日）の日々であった。疲労感は強かったが、ガンから来る肉体的苦痛や精神的苦痛を訴えることはなかったようである。だから、家族と意思疎通するのに困難はなかった。高木の言葉によれば、最後は意識混濁もあり、意識レベルも下がっていたようである。

岸本はこの時期、自分の死をどのように受け止めたのだろうか。私たちの手に入る資料から見ると、ワシントンで日米文化会議の途中に倒れたときも、岸本は死が間近だとは思っていなかったようで、帰国後も入院をためらっていた[44]。外面的には特別に慌てもせず、悲しみもせず、従順に受け入れたように見える。しかし高木の言葉から想像すると、内面的には岸本にも葛藤や無念さがあったように思える。宗教学に関わる学徒としての研究は岸本の脳裏にあったはずである。「茶碗を石の上に投げつけてコナゴナにしてしまうようなことをしてしまった……」と言ったという言葉がそれを示している。それは、志半ばで断念しなければならない生の現実を悔やむ言葉に見える。岸本ほどの人間が将来の学問的課題や展望をもっていなかったとは思えない。その課題が中途になることへの無念さを激しく感じていたに違いない。しかし岸本にとっては、自分の死を考えて悩み悲しむよりも、今を生きることが重要であった。人間として「生存している」期間を、人間としての責任と働きをすることが価値あることであった。病気の自分を見守ってくれる家族、親族と会話し、ユーモアを語り、生きている意味を確認し、慰めを与え、かつ家族に伝えるべきことを伝え、四八日間の最後の闘病を終え、人生の幕を閉じていった。これこそが現代の教養人の死に方である、と声高らかに叫んでいるかのようである。

この第四期の岸本には、肉体的、精神的疲労が強く見られるが、比較的平静に死を迎えたと言える。岸本が死を従順に受け入れられた理由は何か。いくつか考えてみよう。

(1)　肉体的苦痛が少なかった。

一般的には、ガンに伴う疼痛が強くモルヒネを主製剤とする鎮痛剤を必要とするが、岸本の場合はそれほどの疼痛がなかったようである。

(2)　東京大学図書館改装を成し遂げた満足感があった。

岸本は、図書館の改装を自分の使命と感じ全力で仕事に当たっていたので、改装の完成は満足感を与えていた。

(3)　一〇年間の病気との闘いを、よく闘い精一杯生きたという自負、満足感があった。

岸本が一九六二年一月に執筆した「癌の再発とたたかいつつ」の中で、「何か、真暗な前途の中にも、人事を尽しているというような満足感が味わわれた」[45]と過去を述懐しているが、発病以来、がむしゃらに働いたり仕事に専念して来たことが「人事を尽くした」という実感を与えたに違いない。この実感が死の受容の一助になったと思われる。

(4) 岸本が信頼する家族の理解と援助があった。

岸本が一〇年間ガンと闘うことができた背景には、岸本と家族との間の深い信頼関係があった。「治療のことや私が死んだ後の一家の生活問題など、一家中が集まってみなで隠しだてなく明けっ放しで話し合うことができた」[46]。このような信頼関係は、岸本に余分な家族への気遣いや隠しだてをさせないで済ませた。家族は岸本の残された生命の充実のために、可能な限り最善を尽くすことで岸本を助けた。

(5) 遺されていく家族の生活費の見通しがついていた。

岸本が初めにガンを告げられたとき、妻の三世に手紙を書いている。その中に、当時大学受験準備中の長男と高校生の次男の学費と家族の生活費のことを書いてある。「あれやこれやをかき集めれば、今後六、七年間雄二が大学を卒業する位まで、三人で細々と暮らしていく費用位はできるかと思う」[47]と書いている。岸本には家族の生活の保証を得ることが重要であって、当時すでになんとかなる状態になっていた。これが岸本の心の負担を軽減したことは十分考えられる。

(6) 宗教学者としても世界的に認められたとの満足があった。

岸本が東京大学の教授になったのは一九四七年（四三歳）であった。岸本はハーバード大学で学んだが、将来その経験を生かして「東西文化の掛け橋になるような仕事をしたい」と望んでいたと妻の三世が書いている。[48]一九五三年夏からは、スタンフォード大学で日本文化を教えていた。更に一九五八年一一月には、ユネスコ東西文化交流使節として北欧諸大学にて講義をしている。また一九六〇年にもスタンフォード大学サマー・スクールで講義をした。国際的評価を得たことは、岸本は宗教学者としても、十分満足を得たと思える。また岸本の弟子柳田啓一は、岸本の提唱した「宗教の操作定義」と「レリジオロジー」はイギリスの宗教学者マイケル・パイの「比較宗教学」でとりあげられ、海外でも認められたと書いているが[49]、岸本は宗教学者としてのこのような世界的評価に満足していたと考えられる。このことは、自己の人生への満足のみならず、自己の死の受容への一助であった。

(7)「死は別れのとき」であるとの生死観があった。

宗教学者岸本英夫は、「死は別れのときである」との主張のごとくに淡々として死を迎えていったようだ。「旅出の荷物をつくったり知人に別れの挨拶をしたりしていると、だんだん気持が準備されて来る。そのようにして、人間はいよいよの別れの悲しい刹那も乗り越えることができるのである[50]」と書いたように、岸本の死の受容を支えたと考えられる。

以上のように、岸本が死に直面しながら残された生命を生き抜かなくてはならないとき、岸本を支えたのは単一の要因ではない。いくつかの要因が複合的に岸本を全人間的に支えて、残された時間を精一杯生き抜かせたのである。以上のことから、家族、医師、友人たちの理解と協力があったこと、岸本の社会的立場や業績への評価などが加わたこと、更に、岸本の死後、残される家族の経済的生活の保証などがあったことが、安らかな死を可能にしたことがわかる。

三　岸本英夫の生死観――「死は別れのとき」の理解をめぐって

さて、ここで岸本の生死観について、詳しい検討を加えたい。岸本の生死観はいかなるものか、それがどれほど岸本の心を支えたのかなど検討してみたい。岸本にとって「死は別れのとき」という理解は新しい発見であった。この発見に至った事情はすでに述べたが、一九六〇年一月に日本女子大学での成瀬仁蔵を偲ぶ記念講演を依頼され、準備のために成瀬の告別講演や資料を集めて読んでいたときに思いついたようである。成瀬は大正八年に肝臓ガンで亡くなったが、病体のまま担架で運ばれて告別講演をしたことで、聴衆に限りない感銘を与えていた。成瀬仁蔵記念講演会では、岸本は「成瀬先生の宗教観」と題して、成瀬がいかに肝臓ガンと闘ったかを述べた。(51)実は、成瀬仁蔵の告別講演の中には「別れの会」、「送別会」という言葉がある。岸本はこの言葉に触発されたようで、「〝死〟は別れのときである」と解釈したようである。この記念講演会の中でその事情を語っているが、岸本がこの言葉を公にした最初である。(52)そして、これが岸本の「生死観」となっていく。

この生死観は、岸本の死を見つめながら生きる「生」の現実を支えたものとなった。岸本は「死は別れである」と理解してから、死を恐れなくなったと何度も告白しているからである。(53)岸本が死にとらわれず、生に向かって生きる精神的支えを与えたのは、「死は別れである」との生死観であった。

岸本は講演準備中に「死は別れのとき」と気づいて、講演原稿にそのことを書き記した。講演後、この講演のときを回想して「心の底から何か激しい気魄のようなものが自分を突き上げて来るのを意識していた。……あとで思い合わせると、この機会に、私の心には、死に対するもう一つの見方が展開してきた。それは、死を大きな「別れ」の時と見ることである。人間には別れのときがある」(54)と語っていることからして、講演時点では、単なる思いつき程度であった死の理解は、講演後、まるで生命を得たかのごとく、「死は別れのとき」という言葉が生命力をもった生死観として凝結していったようである。

そして、岸本の生死観がいつ形成されたかを考えると、第一期、第二期（つまり、一九五四年九月一八日—一九六一年一一月までの七年二か月）に大枠が決定されたと考えられる。この二つの時期は、ガンの発症、再発という死の脅威に襲われた時期であるから、死に怯える岸本自身を精神的に支える生死観が必要とされた時期である。特に第一期は生死観模索の時期で、特定の生死観が形を成していたとは思えない。それが黒色腫の再発を契機として第二期に入り、一九六〇年一月に成瀬の告別講演の原稿から触発されて、「死は別れのとき」という生死観を獲得し、それが時間経過と共に充実していったようである。死は実体をもたないから、恐れるに足りないと思うようになるのは、一九六三年の夏頃のことと思われる。それまでは、死は実体をもたないと断言するまでには至っていない(55)。そのために、死に怯え、がむしゃらに働くことで死を忘れようとした。しかし、この生死観を得てからは、少しずつ死を直視し、生に専念することができるようになった。

岸本の生死観は、発表された論文によって、その表現法には多少の差があるが、主要点は下記の通りである。

1 死は別れのときである。大仕掛けの、徹底したもの（三〇頁）、全面的である（三一頁）、大きな別れ（三一頁）

2 生のみ実体であって、死は実体ではない。（二一頁）

3 死はそのものが実体ではなく、生命がない場所である。（二一頁）

このような生死観がもたらす結果として、

1 今の生を「よく生きる」ことに努力する（二二二頁）
2 「生命の絶対的な肯定論者になった」（二二二頁）
3 死が「絶対的な他者ではなくなってきた。むしろ、親しみやすいもの、それと出逢いうるもの」になった（三二一―三二二頁）
4 死を「面とむかって眺めてみることが多少できるようになった」（三二三頁）
5 「しかし、そう生きていても、そこに、やはり生命飢餓状態は残る」（二二三頁）

岸本の家族や親しい者たちが伝えるところからすると、宗教学者岸本英夫は静かに死を迎えていったようだ。すでに言及したように、多様な要因が重なりあって、死に直面した岸本を支えた。その中に、岸本が一〇年間のガンとの闘いの中で得た「死は別れのとき」という生死観があった。岸本の死に直面した生を支えたと考えられる。しかし岸本が抱えていたものは、「激しい感情的動揺」、「適応行動パターンの崩壊」、「自己同一性の崩壊」、「自己コントロールの喪失体験」、「未来の喪失などの体験」、「希望の希求」、「手の打ちようのない無力感」などの問題である。これらの問題に注目してみると、そこには心理学的、哲学的、宗教学的問題が含まれている。それらの問題に対して、「死は別れのとき」という理解だけでは十分な解答に成り得なかったと思われる。「死は別れのとき」という生死観は、生物学的合理主義的解釈である。科学主義的立場に立つ岸本は、死を哲学的・宗教学的問題として扱わなかった。そう考えると、「死は別れのとき」という生死観が、彼の崩壊した自己理解を回復し、喪失した自己に力を与え、未来の喪失に希望を与えられるとは考えられない。

「死は別れのとき」という理解は、死に直面した人たちがしばしばもつ「なぜ、自分はこんな病気で死ななくてはならないのか」とか、「死後の生命はあるのか」などという人生の不条理の解答とはなり得ない。岸本はそれらの問いには「問うに値しない」と拒否し、生きることに集中せよと答えるに違いない。宗教学の課題として、死の問題を解決しなければならないと岸本は語っているが、[56] 宗教学者岸本英夫にとっては将来の課題として残されていたと言える。

岸本英夫の生死観の問題点を以下に述べることにする。

問題点（1）未完成な生死観

岸本はその書物の中で、「死は別れのとき」と理解して心がおさまったと書いているが、[57] 別のところには、それだけでは何もならなかったと告白している。[58] また、何一つ助けになるものはなかったとも書いている。ここに岸本の本音が見えている。ここでの私たちの課題の一つは、死に直面した人の「不安や恐怖の解決」、「崩壊した自己同一性の回復」や「喪失した未来の再獲得」を助ける生死観を見つけ出すことである。岸本自身がガンの告知を受けたとき、自分の中にその解決はなかった。だから悩み、苦しんだ。「死は別れのとき」という洞察を得て、多少の精神的安定を得た。しかし、「何一つ助けになるものはなかった」という告白は「死は別れのとき」であるという洞察さえも、岸本の心の問題を根本的には解決しなかったことを告白していることになる。

問題点（2）死を非人格化する認識の誤り

岸本は「死を大きな『別れ』のとき」と見ている。[59] この言葉の背後には、死を非人格的出来事として理解しようとする現代人的思考がある。非人格的出来事とは、理性的、知性的認知法をもって「死という出来事」だけを見て、「死に逝く人間」を認識しようとしないものである。「死の現実」が人間に与える情緒的、感情的側面を無視する方法である。観念的「死」はある瞬間的出来事であるが、現実の「死」は肉体的苦痛や断絶する人間関係や、社会的経済的問題を含むものである。そこには、深い悲しみ、後悔、痛恨、口惜しさ、人生への懐疑が生起するのが一般的である。岸本は死を非人格化することで、そのような現実を見ようとしなかった。岸本はこの矛盾に気づいていたのではないか。岸本自身解決できず、「やはり生命飢餓状態は残る」と告白して、生命欲が残り、死を受け入れられず、死の先に全く希望を見つけられない悲痛な叫びを訴えていると見える。

死を迎える人間は、肉体的苦痛に加えて、不安、恐怖、悲嘆など人間固有の感情はもちろん、哲学的、宗教学的、経済的、家族的苦痛を経験する。[60] 岸本はそれを否定していると言える。生物学的出来事以外のものを認めないところに、岸本の生死観が現代人の魂の真の解答になっていない理由がある。岸本自身が体験した「激しい感情的動揺」「自己同一性の崩壊」「適応行動パターンの崩壊」や「未来の喪失」などは、人間存在を超えた次元から問い直すことでしか解決を得られないもので、その意味で正確には、「霊的問題」（スピリチュアル・ペイン）であった。死に直面した人が悩み苦しんでいるのは、永遠、超越性、無限、究極性といった次元でしか解決を得られない問題である。岸本自身は、「死は別れである」と非人格的に関心を集中させることで、真の自身の心に生起する全人格的苦痛を直視することを避けた。結果として現代人の抱える問題を解決できずに去ったと言える。

問題点（3）すべての人の生死観に成り得ない

岸本は合理主義者で、事務的で、義理堅く、几帳面で、回りの人に対して非常に配慮をする性格であったようである。その根底には理性、知性尊重の価値観があった。柳川啓一は、「（岸本の）学問の特徴はその人柄と同様に、いうにいわれぬ暖かみがある」と述べているが、[61] 岸本は回りの人々に気を配りながら、しかし最後の瞬間まで回りの人たちに支えられながら、理知的判断と理性的自己統制の生き方を貫いたようである。入院を嫌う岸本を、担架で自宅から東大病院へ運んだ。入院した岸本は「サヨナラ、サヨナラ」と一人ひとりに別れを告げ、訪室する人にはユーモアを話して死の前日まで人を笑わせていた。昏睡状態になっても、回りの者に子守唄を歌わせたりするほどであった。肉体的苦痛がそれほどひどくなかったため、頭は多少混濁の中でも、回りの人を気遣い、細々と遺言を話したり、ユーモアを話せるほどであったというから、岸本は最後まで理性的判断力をもち合わせていたといえる。

このように、最後まで理性と知性で自己コントロールできる人は多くはない。体力、気力が衰えて、意識レベルが下がったときには、人は理性的知性的ではなくなりやすい。また、依存的になりやすい。だから、岸本ができたことがすべての人に可能であるとは言えない。多くの人は、体力、気力、集中力、理解力、思考力などに限界をもっている。極限状態とも言える死の現実に直面して、正常な思考力、判断力を発揮できる者は多くない。岸本のように死を受け止め、死を迎えることのできる者は多くない。その意味で、岸本の生死観がすべての人にとっての有益な生死観となって、死に直面した人を支えるものになり得るとは思えないのである。

問題点（4）生死観に潜む矛盾

岸本の「死は別れのとき」という生死観は、格別新しい理解ではないと相良は述べた。「死は別れのとき」であるという生死観は日本古来のものだという。すでに、「死は別れのとき」と見る生死観は死を非人格化するものので、全人格的理解に欠けることを述べた。そして、岸本が「死は別れのとき」と定義する場合、その主体が明らかにされていない。肉体は物質に分解するが、岸本自身が「大きな宇宙の生命力の中に、とけ込んでしまってゆく」[62]と述べているように、自分の霊の存在を認める発言をしている。もし岸本が、死後、人間の霊が宇宙の霊にかえって永遠の休息に入ると考えたとすると、岸本の生死観は科学的合理主義ではなしに、アニミズム的理解と言えるかもしれない[63]。

岸本の「別れをつげた自分が、宇宙の霊にかえって、永遠の休息に入るだけである[64]」という言葉は結局、岸本自身の生命が永遠に継続することを願望したことを暴露している。合理的に割り切ることのできない魂の問題を抱えている岸本が浮かび上がってくる。科学を信頼し、科学的思考のみで判断した岸本の中に、永遠を求める霊の願望があることがわかる。

問題点（5）死後には何が残るのか不明

すでに見たように岸本の生死観には、死後は「宇宙の霊にかえって」という言葉があるが、宇宙の霊に何が帰るのかが明らかにされていない。岸本の中に内在する「霊」が、主体になりそうであるが、明らかにされていない。岸本は死をもってすべてが終わることを述べている。「肉体の崩壊とともに、『この自分の意識』も消滅するものとしか思われない。私自身は死によって、この私自身というものは、その個体的意識とともに消滅するものと考えている[65]」と述べている。にもかかわらず、ここで岸本が霊的存在をもち出してきたことは、岸本の考え方に矛盾があったように見える。あるいは、岸本自身の生命の存続への願望が、理性的には否定しても、情緒的に霊的存在として存続することを願望させたと言える。

四　結論

(1)岸本の死の体験と生死観を見てきたが、岸本の死の体験は単なる「感情や情緒の問題」に終わらず、「自我同一性の崩壊」「適応行動のパターンの崩壊」「自己コントロール機制の崩壊」「未来の崩壊」という人間存在の根源的問題であった。それらの根源的問題の解決が岸本にあったとは見えない。岸本の生死観「死は別れのとき」は、それらの問題を自己の課題とすることさえしていない。

(2)以上のような問題を解決するための生死観には、少なくとも、人間論、存在論、死後論などが含まれなくてはならない。岸本が提唱した「死は別れである」という生死観が死に直面させられている人への解答、支え、慰め、希望となるためには、人間の存在の根源を超越的側面から見直す必要がある。岸本のもつ平面的合理的人間理解では、自己存在の危機に対する根源的究極的解答にはならない。

(3)岸本の著書『死を見つめる心』が多くのガン患者によって読まれている理由は、現代人がもつ共通の問題を岸本が抱えていることを示すものである。岸本のもつ合理主義的、科学的思考方法は、現代人のそれそのものである。岸本の中に現代人の未解決の問題を見える。岸本は、あえて自己の生命を実験台に載せてみた。解決のない苦悩を自ら負い、どこまで耐えられるかを私たちに見せている。しかし、岸本が比較的安らかにその生命を終えたのには、たくさんの要因が働いていたことは忘れてはならない。その強靱な性格も、安らかに終えられた要因の一つである。そうならば、岸本のような強靱な性格をもたない者が、誰でも岸本のような生死観をもてば、安楽に死を迎えられるわけではないことは明らかである。

(4)岸本自身が、いみじくも「別れをつげた自分が、宇宙の霊にかえって、永遠の休息に入るだけである」と言っているこの洞察には、死によって閉ざされる将来に対して、永遠の休息という形で将来への道を見つけ出そうという願望が働いている。岸本の頭の中には、やはり科学的合理主義で捉えられる「限られた世界」には、希望も救いも生きる活力も見出せないことを見抜いていたように見える。

(5)

岸本と同じようにガンを負いながら、自己の人生と直面し、自己の現実を受け入れ、その中で他者に配慮し、希望を与えながら、死を迎えた人たちも多くいる。(66) 彼らは岸本とは異なる生死観に立ち、岸本とは異なる宗教理解をもっていた。彼らも、岸本と同じように死の厳しさや残忍さに出逢いながら、むしろそこに超越者との関係の中で自己の存在を見直し、死後の存続を見ていた。そのような人たちの生死観には、人間としての誇りと喜びがあり、それに加えて超越者との明確な関係意識があって、死を超える生命の確かさに満ちている。岸本の死は、逆にそのような生き方をした人たちの死の意味を鮮烈に浮かび上がらせる結果となっている。

注

（1）『朝日新聞』朝刊、一九六四年一月二六日。
（2）嘉治真三「岸本英夫を悼む」『朝日新聞』朝刊、一九六四年一月二七日。
（3）増谷文雄「序にかえて」『死を見つめる心――ガンとたたかった十年間』講談社文庫、一九七三年。
この中で増谷文雄は、岸本英夫の生き方の特徴を二つの面から観察している。一つは、岸本の「死の受け止め方」である。もう一つは、「死の恐怖や不安の解決法」である。前者については、病気を負いつつ、死に直面しながらも「けっしてくずおれなかった」と毅然とした態度で死に立ち向かったという。そして、後者については、懸命に生きる、がむしゃらに仕事をする、自分の身を省みず頼まれた仕事を引き受ける、仕事に没頭することで解決しようとしたという。

（4）島田裕巳「自己の死を見つめる――岸本宗教学の誕生」『フィールドとしての宗教体験』京都、法藏館、一九八九年、八八頁。（原題「岸本英夫における死の物語と心理学的宗教学の形成」として、田丸徳善編『日本の宗教学説』東京大学宗教学研究室、一九八二年に収録）ここで、島田裕巳は「死の問題を考えるためのテキスト」として読み継がれていると書いている。島田の指摘のように、いくつかの書物の中で取り上げられている。一例として以下をあげておく。元木鶏二『死の淵をみつめて』東京、現代書館、一九九三年、三五頁。品川博二「臨床心理からみた『死』の問題」、関東学院大学人文科学研究所編『〝死〟を考える』理想社、一九九四年、九九頁。

（5）島田、前掲書、八八―一二三頁。

（6）相良亨『日本人の死生観』ぺりかん社、一九八四年、一八三頁。相良亨はこの本の中で「日本人の無についての覚書――別れとしての死」（一七二―一八三頁）という章をもうけて、作家高見順と宗教学者岸本英夫を比較している。岸本が死を絶対的な別れと考えるに至ったことは、彼には「重大な発見」であるが、絶対的別離は『平家物語』の無常観に繋がるものであり、永遠の安らぎは西行・長明らの自然観や近世の天地観に繋がるものであると相良亨は述べている。

（7）島田裕巳『父殺しの精神史』法藏館、一九九三年、二〇〇頁。島田はこの著書の中で相当の頁をさいて、岸本の主張した「死は大きな『別れ』である」を軸にして、岸本英夫論を展開している（二一一―二一四頁）ので参照されたい。

（8）脇本平也『死の比較宗教学』（叢書 現代の宗教三）、岩波書店、一九九七年、九―四四頁。ここで脇本平也は、岸本が死に直面しながら宗教とどのように関わったかを考察している。特にガン発見後の一〇年間の時間経過に沿って、岸本の心理に焦点を合わせながら宗教の意味を問うている。

（9）岸本英夫の「わが生死観」がいつ頃執筆されたか。この問を解く決定的事実は論文の中には見つけ難いが、論文の中に「最近十何年にわたった癌の攻撃も、現在やや下火になっている。この半年ほどは、ことによると、癌で死なないですむのではないかとまで考えることができるようになった」（岸本英夫『死を見つめる心――ガンとたたかった十年間』講談社文庫、一九七三年、一四―一五頁。以下、同書からの引用箇所には頁のみを記載する）とあることから、病状が安定した時期と考えられる。それは、ハーバード大学のフィッパトリック博士が、岸本はガンで死ぬことはないと告げた一九六二年一二月以降のことのように見える。この医者の診察結果は、岸本に決定的安心を与えたようであるから、岸本がここで「半年ほど」と言っているはじめを一九六三年一月と考えて、それから六か月と考えれば、この論文の執筆時期は一九六三年七月以降となる。では、いつ頃までの間に書いたか。一九六三年一一月九日の東京大学の図書館の改装式以降は、疲労のため、家に閉じ籠もって静養をとっていたので、この時期以前に執筆されたと思える。また一〇月に日米文化教育会議でワシントンに出かけたが、帰国後は疲労のため、静養していたから、会議に出かける前に一応原稿を書き上げておき、最後の手直しをして脱稿したとも考えられる。そうすれば、九月頃までには原稿が書き上がっていたことになる。結局この論文が書かれたのは、一九六三年七月かあるいは八月であったと言えよう。この時期は、岸本の家庭生活でも喜びの多い年であった。この年の二月には長男が結婚、五月以降はガンが現れなくなっていた。六月二七日には還暦を迎え、八月には自宅の増築が完成するなど、家庭人、父親として喜びの多い年で、それだけ精神的にも安定し、死に対する緊張が薄れた時期でもある。この緊張の緩みは「わが生死観」の中にも見られる。

(10)　岸本英夫は「現代人の生死観」の中で自分の立場を表明しながら、「死の問題に支点をおいて人生の問題の解決をはかり、生の問題が解決されると、さらに転じて、おのずから死の解決もあるというのが、禅のゆきかたである。私も、それと同じような考え方の方向をとってみたい」（一三七頁）と述べて、岸本の生死観が禅の立場に近いこと、それは死の問題に視点を合わせて生を観るものであると表明している。日本思想倫理研究者 相良亨は、死生観を、おおよそ次のように理解している。「死の受けとめ方と、日本人の死とのかかわりにおける生の理解」（相良亨『日本人の死生観』ぺりかん社、一九八四年、三頁）。また、日本古代呪術の研究者吉野裕子は、古代日本人は、この地上での生命の背後に広大な他界の世界があり、死後、人は他界に還ると考えていたと述べている。吉野は、その他界の世界を領する主は蛇であった、と蛇信仰が古代日本人の死生観であると述べている（吉野裕子『日本人の死生観――蛇信仰の視座から』講談社現代新書、一九八二年）。相良や吉野の指摘からも、死生観は時代、国、文化などと深く関わり、その中で形成されるものであることがわかる。そういう視点から見ると、岸本の生死観は現代の物質主義、科学主義的価値観に大きく左右されたと理解できる。

(11)　岸本英夫「わが生死観」（一九六三年一〇月、『理想』一一月号）「私はもはやこの稿を終らなければならない。いかにしてよく生きてゆくか、いかにして、『別れのとき』である死に処するか、このような問題をすべてあとに残して、しばらく筆をおく」（一三三頁）とある。

(12)　岸本英夫「別れのとき――死に出逢う心構え」（一九六一年七月一六日、ＮＨＫのテレビ放送には「私は、いろいろの宗教を外側にたって研究することを専門としている学究である。いろいろの宗教のおしえについては、……天国、地獄、極楽浄土など、死後の世界について説いているものが多い。しかし私は、そのような死後の世界があるとは、考えていない。死に直面したギリギリの場にたっても、私の心は、そのような世界がありうるということに納得できない」(二七頁)と書いている。脇本平也・柳川啓一編『岸本英夫集　第六巻　生と死』渓声社、一九七六年、一四四―一四五頁。

(13) 岸本英夫「生死観三態」丁酉倫理会倫理講演集　第五〇二輯、一九四四年。『岸本英夫集　第六巻　生と死』二二一―二三五頁。

(14) 脇本、前掲書、五頁。

(15) 同書、六頁。

(16) 岸本英夫「私の心の宗教」一九六二年七月一二―一四日、NHKラジオ「人生読本」で放送(四二頁)。『岸本英夫集　第六巻　生と死』一八二頁。

(17) この時期の死の体験を書き残しているのは次のものである。「アメリカで癌とたたかう」一九五五年九月、『文藝春秋』一〇月号。「別れのとき――死に出逢う心構え」一九六一年七月一六日。

(18) 岸本英夫「アメリカで癌とたたかう」『死を見つめる心』五二頁。『岸本英夫集　第六巻　生と死』九〇頁。

(19) 岸本、前掲書、五四頁。

(20) 同書、五五頁。

(21) 岸本英夫はガン告知の体験を詳細に観察し書き残した。そして、死の経験を解釈して、生存欲が脅かされる経験として「生命飢餓状態」と読んでいる。この生命飢餓状態は人間の基本的欲求でもある生存欲が脅かされることだと、岸本は述べている。この岸本の解釈は岸本の具体的体験を示すものではなく、怯える自分自身に原因を説明するための解釈である。その証拠に「生命飢餓状態」という解釈は岸本の死の体験のはじめには明瞭になっておらず、除除に形成されていったものと見ることができる。この解釈が、はじめて出てくるのは一九六一年七月のNHKテレビで放送された「別れのとき」であり、そこには「自分の生命欲、生命飢餓感とたたかってゆく」(二九頁)という言葉が出てくる。そして更に、一九六三年一〇月の「わが生死観」では「生命飢餓状態」という言葉が繰り返し語られる。そして「生命飢餓状態」と「死の実体」とが重なって、「生命飢餓感」がもつ、心理的、肉体的脅威などが語られ、死の解釈がより明確に形成されていく過程を見ることができる。
(22) ジョン・ガンサー『死よ、奢るなかれ』中野好夫・矢川徳光　共訳、岩波新書、一九七四年。
(23) 岸本英夫「癌の再発とたたかいつつ」(一九六二年、婦人公論三月号)『死を見つめる心』八二頁。
(24) 岸本英夫「わが生死観」『死を見つめる心』二二頁。
「実は私には大発見であった」と述べて、死は実体ではなく、死と実体と考えることは錯覚であって、実体は生のみであって、与えられた生命を大切によりよく生きることこそ重要なのだと洞察したのである。
(25) 岸本英夫「わが生死観」『死を見つめる心』二二頁。
(26) 岸本英夫「別れのとき」『死を見つめる心』三一―三二頁。
(27) 岸本英夫「癌の再発とたたかいつつ」『死を見つめる心』九〇頁。
(28) 岸本雄二「父の死生観」『死を見つめる心』二〇九頁。初出は、『文藝春秋』一九六四年四月号。
(29) 脇本、前掲書、三六頁。「病気やそれに伴う苦痛に対しては、まったく医者任せであった。医者の体現している現代医学の知識や技術に己を託して、疑ったり迷ったりすることはなかったらしい」と書いているように、岸本には病気に関する診断、治療、予後は全く医師に任せ、専門医を全面的に信頼していたようだ。
(30) 岸本英夫「癌の再発とたたかいつつ」『死を見つめる心』九四―九五頁。
(31) 岸本三世「主人の思い出」同書、二二三頁。
(32) 岸本英夫「命ある限りゆたかに」(朝日新聞、一九六三年二月二〇日)同書、九五頁。
「私は数日前にも手術をうけた。左額にあらわれているメラノームの数粒をとり除くためである。しかし、私の心は、今少しも、癌の恐れにおののいてはいない」。
(33) 岸本英夫「別れのとき」同書、三四頁。「静かにしていて、人生を味わってゆく、その味わいかたの方が、ことによると、もっと人生をほんとうに生きるゆえんかもしれない」とある。
(34) 岸本英夫「癌の再発とたたかいつつ」同書、九一頁。
(35) 岸本三世「主人の思い出」同書、二二四頁。
(36) 同書、二二四頁。

(37) 岸本雄二「父の死生観」同書、二一一頁。
(38) 同書、二一一頁。
(39) 高木きよ子「解説」『岸本英夫集　第六巻　生と死』三四〇頁。
(40) 同書、三四〇頁。
(41) 岸本雄二「父の死生観」『死を見つめる心』二一二頁。
(42) 同書、二一二頁。
(43) 脇本、前掲書、三四頁。
(44) 岸本雄二「父の死生観」二一一頁。「父は入院をとても嫌がった」と書いている。
(45) 岸本英夫「癌の再発とたたかいつつ」同書、八六頁。
(46) 同書、八五頁。
(47) 岸本英夫「アメリカで癌とたたかう」同書、六二頁。
(48) 岸本三世「主人の思い出」同書、二二四頁。
(49) 柳川啓一「解説」『岸本英夫集　第一巻　宗教と人間』脇本平也・柳川啓一編、渓声社、一九七五年、三一四頁。
(50) 岸本英夫「癌の再発とたたかいつつ」『死を見つめる心』八七頁。
(51) 岸本英夫のこのときの講演は「桜楓新報」第一〇二号、日本女子大学、一九六〇年、その後「女子大通信」第一三四号にも掲載された。
(52) 宗教学者柳川啓一はこの成瀬仁蔵の記念講演を読み、成瀬の講演と岸本の意識変化との関連性を調べてみた。柳川は二つの間に関連性が見つからず、何故、岸本の内に意識の変化が起きたかが疑問だと述べている。（柳川啓一『現代日本人の宗教』法藏館、一九九一年、二〇頁）。しかし、成瀬の告別講演の中には、明確に「別れの会」「送別会」という言葉があるから、これらの言葉によって触発されたものと見ることもできる。というのは、この言葉は岸本が熟考しての結論というよりも、むしろ、外からの刺激で気づいたもので、「死を見つめて生きる」（『読売新聞』一九六一年一〇月二九日）では「ふとした機会から、私は死と人間の『別れ』とを結びつけて考えるようになった」（『岸本英夫集　第六巻　生と死』一五五頁）とある。成瀬仁蔵の原稿の中にある言葉に触発されたと見ることで「ふとした機会」という意味が理解できる。

(53) 岸本英夫「別れのとき」『死を見つめる心』三三頁。
「『別れのとき』という考えかたに目ざめてから、私は、死というものを、それから目をそらさないで、面とむかって眺めてみることが多少できるようになった」と書いている。
(54) 岸本英夫「癌の再発とたたかいつつ」同書、八七頁。
(55) 岸本英夫の生死観は次の論文の中で触れられるが、その形成過程は順に見ると明らかになる。
一九六一年七月七日、「別れのとき―死に出逢う心構え」NHKテレビ、二四―三四頁。

一九六一年一〇月二九日、「死を見つめて生きる――ガンをいただいて七年」『読売新聞』。

一九六二年一月、「癌の再発とたたかいつつ」『婦人公論』三月号、八六―八八頁。

一九六二年六月九日、「死を見つめる心――ガンと闘って八年間」『毎日新聞』。

一九六三年一〇月、「わが生死観」『理想』一一月号。

はじめは単なる思いつきの程度であったが、除除に概念としての内容をもち始める。最終的な形になったのは「わが生死観」の時点である。
(56) 岸本英夫「人間と宗教――問題の所在をたずねて」同書、一五二頁。
ここで岸本は死の問題の解答は「宗教に課せられた役割」と断言している。
(57) 岸本英夫「癌の再発とたたかいつつ」同書、八八頁)。
「死を別れと見るということは、毎日々々、心の中で別れの準備をしておくということである。この考え方も、死に立ち向かう自分の心の大きな援けになった」とある。
(58) 岸本英夫の「わが生死観」は先に述べたように、一九六三年の七月あるいは八月に書かれた論文で、ほとんど絶筆となった論文と言ってよいものである。
その中で「生命飢餓状態が深刻になるほど、疑いに拍車がかけられ、自己の分裂はますます深まる」(二〇頁)と生命飢餓感に苛まれる自己を告白している。
(59) 岸本英夫「癌の再発とたたかいつつ」同書、八七頁。
(60) 世界保健機関編『がんの痛みからの解放とパリアティブ・ケア――がん患者の生命へのよき支援のために』武田文和訳、金原出版、一九九三年。これはＷＨＯ専門委員会報告書　第八〇四号である。

(61) 柳川啓一「解説」『岸本英夫集　第一巻　宗教と人間』三〇六頁。
(62) 岸本英夫「私の心の宗教」『死を見つめる心』三八頁。
(63) 神学者近藤勝彦は、岸本英夫の生死観について論じつつ、岸本が「宇宙霊魂」や「宇宙生命」などと言い出したことに対して、「アニミズムの響きが感じられる」と述べ、「日本の知識人が、自家製の宗教的世界観の表象に到達したということであろう」と厳しく批判している。近藤勝彦『癒しと信仰』教文館、一九九七年、一三三頁。
(64) 岸本英夫「私の心の宗教」『死を見つめる心』三三頁。
(65) 岸本英夫「わが生死観」同書、一八頁。
(66) 原崎百子『わが涙よわが歌となれ』新教出版社、一九七九年。重兼芳子『たとえ病むとも』岩波書店、一九九三年。

第Ⅱ部 スピリチュアルケア

第五章

スピリチュアリティと自己喪失

——自己を求めて

要旨

今日、自殺、殺人、引きこもり、精神的病が社会問題化している。その根底に、人生の意味や目的、生き甲斐の喪失、人との絆の希薄化などがある。

この章では、自己喪失の四つの点を考える。自己分裂、自己の内面の希薄化、信じる能力の低下、自己否定する自己など。そこからの回復には、スピリチュアルなものとの関係の回復が必要である。具体的には、三つの関係回復を取り上げる。超越的・究極的なもの、普遍・不変なもの、愛なるものとの関係の形成である。そこから本来の「自分らしさ」「人間らしさ」の回復が期待される。

◆キーワード：自殺、人生の目的・意味の喪失、自己喪失の四面、自己回復の道、人間らしさ

一　はじめに

この章は、現代人の自己喪失の問題とスピリチュアリティの関係を検討し、現代人の自己回復の道を探ろうとするものである。今日「自己喪失」に関係する社会問題が多発し、その解決の道が探られている。自殺、殺人、引きこもり、精神的病気などの問題の根底には、社会の先行きの変化に適応できずに、自己を見失って起きたと考えられるものが多い。現代人が抱える精神的問題の根底には、自己喪失が深く関わっている。そこで、失った自己と、その人のスピリチュアリティがどのように関わっているかを明らかにし、自己回復の道を探りたいと思う。

スピリチュアリティの研究は、宗教学者・心理学者のみならず、社会学者、更には医療関係者に至る幅広い研究者によって盛んに行われている。宗教学者・心理学者の研究には、現代人の心の奥にある魂の渇きを満たすものを探り出す期待が込められている。都会の大型書店の宗教の書棚では、既存の宗教書は消える一方、精神世界・霊的癒し・スピリチュアルな世界など、癒し系と言われる書物が並べられている。

このようなスピリチュアルなものへの関心は、最近、特に目立っているが、最初の起こりはＷＨＯの健康の定義の見直し（一九九八年）が契機になっている。それは、ちょうどバブルの崩壊による社会規範、家庭、企業の崩壊によって、人々がそれまでの生活の基盤や絆を一挙に失い、自分を見つけ直したいという切なる期待が起きてきた時期と重なっている。

バブル経済崩壊は、それまで営々と築いてきた社会の基盤を根底から崩すものとなり、社会という枠の内にあった家庭・学校・企業も音を立てて崩れ去り、自分を支える基盤を失ってしまうというような急激な変化であった。人々は、一夜過ぎて目が覚めてみると、生活の基盤が奪われ、家族も会社も失って、ただ一人立ちすくくんでいる自分を見出したのである。それほどの急激な変化であった。単に孤独というのでもなく、独りぼっちという心理的問題ではなく、生活の基盤が崩れて谷底に落ちたのである。かつて問題になったような個人的な孤独感というような感傷的なものではなく、自分の全存在が社会もろとも崩れて、消えてしまいそうな危機に直面した。社会の指導者も一般人もこの事態への解決を見つけ出すことができず、すべての人にとって将来の先行きが全く見えない状態であった。それは単に心持ちを変えれば解決できるというような単純なものではなく、社会構造全体が崩壊するという危機であった。このような状態の中で、社会とは何か、私の人生とは何かという哲学的問題を考える人たちがいた。また、襲って来た危機が生の土台全体を揺り動かすものであったので、生まれたことを後悔する者もいた。その破壊力は、人間としての基本的能力である感覚、思考力、人々とのコミュニケーション能力を一気に奪い取ったので、ある者は現実の厳しさに耐えられず自らの生命を絶った。ある者はいつまで続くかわからない苦しみの中で自らを見失い、精神科医の治療を受けなくてはならなくなった。

そのような状況の中で助けはあったのだろうか。生きるための光をどこに求めたのだろうか。一時的、対症療法的解決ではなく、根本的解決方法はどこにあったのだろうか。

そのような状況の中で、人々は手当たり次第に新たな道を探したが、宗教に助けを求めようとする人は少なかった。日本人の多くは既存の宗教への信頼を失っていた。伝統的伝道方法や布教活動に対して人々は関心を示さなかった。いやむしろ、オウム真理教事件や宗教を名乗った詐欺事件、更には宗教者によるセクシャル・ハラスメント事件を新聞やテレビで知った人々は、宗教に警戒心をもった。そして宗教の代わりに、偽善教団や洗脳などとは一見無縁に思える、スピリチュアル・ヒーリングや癒し系と呼ばれる書物や音楽、映画や絵画に関心を寄せたのである。

スピリチュアリティへの関心は、以上のような時代的背景の中で起きてきた。人々は傷ついた心を抱えて、癒されるもの、魂に生命を与えてくれるもの、将来に希望を与えてくれるものを求めてきた。癒し系の音楽や書物が盛んに公刊されて、人々の目がそれらに集中したのはその現れである。傷ついた魂の一時的癒しを求める者もいたし、自分の運命を知りたいと願う人もいた。そして、スピリチュアル・ヒーラーや霊能者や占い師がもてはやされた。このようなスピリチュアル・ヒーラーや霊能者は、普通の人間の能力以上の能力をもち、超自然的能力で運命を透視すると自称した。そこには、傷ついて生きる目的を失った現代人の、迷いと不安への答えを目に見えない世界に求めようとする姿があった。物質的世界を超えた世界に救いを求めたのである。自分の人生に自信をもてず、不安と迷いの中で自分を受け止めてくれる、人間の力を超えるものに助けを求める願望が見て取れる。超能力、霊能者、占いなどへの関心が高まったのは、そのためである。そしてその原因の背後には、自分の人生に自信を失い、迷い、不安になっている現代人の自己喪失がある。

二　自己の喪失

ここでは自己喪失を四つの視点から考察してみる。

(1) 自己拡散、自己分裂

現代人の自己喪失の特徴の一つは、「自己拡散」「自己分裂」的傾向が強いことである。多くのことに一時的関心を示すけれども長続きせず、やめて次のものに移っていく。その原因は、現代の情報化社会の中での情報過多がある。洪水のような情報があふれてきて人々の興味を刺激する社会である。現代人は、刺激されるままに自分の興味や関心を探し求めて歩き回り、いろいろなものに手を染めるが、結局は本当の自分の興味がわからずに去っていく。一つのことに集中して、長時間にわたってそれに熱中し、吟味し、味わい、楽しむことが少ない。

このように興味を常に刺激する原因として、現代の経済構造が大きな影響を与えている。今日身の周りには物があふれている。それは次から次へと新しいものが送り込まれてきて、人々の目に触れるような経済システムになっているからだ。新しいものを開発し、生産し、市場に送り出す企業は、できるだけ大量に販売するために価格を下げ、多くの人が購入しやすいようにする。新しいものを購入しても、数か月後には更に新しいものが送り出されてきて、古いモデルは使い捨てにされてしまう。このような社会では、人々の興味は新しいものに刺激されて多角化し、ついにはどこに自分の本当の興味があるのかさえ掴めなくなり「自己拡散」してしまう。

また、このような「自己拡散」「自己分裂」を引き起こしている原因のもう一つには、価値観の多様化も起因している。現代社会にはいくつもの価値観が併存している。情報システムの拡大によって、世界中の情報が同時に送られてくる。さまざまな情報手段によって、実に多様な民族、文化、習慣、生活形態があり、かつ価値観が存在することを知らせてくれる。消費を善とする文化もあれば、それを悪とする文化もあって、同じ地球上で異なる価値観が併存し、ときどき対立が起きる。一つの価値観を大事にして来たのに、別の価値観が入り込んできて、古い価値観と対立し、葛藤し、どちらの価値観で生きるべきかで戸惑い、迷い、悩むのである。複雑化した社会では、選択肢が多すぎて判断に迷い、自己分裂を起こしてしまう。どの選択肢を選んでみても、文化や経済状況の異なる価値観から見れば、批判されるかもしれない。また、どの選択肢を選んだとしてもそれが完全な選択ではないと思うと、不安がつきまとい、結果としては自己分裂してしまう。現代の情報過多と多様な価値観が生み出す、現代人の苦悩である。

（2）自己内面の希薄さ

今日の社会は、人間が追いつけないほどの急速なスピードで変化が起きている。その社会に住む人は、環境的変化を把握し、適応するために、多くの集中力と時間と労力を使っても追いつけないほどの急速な変化である。そのために自分の内側をしっかりと眺め、理解し、育てる時間と労力がない。つまり、限られた集中力、時間、労力をほとんど外的環境の情報収集と理解のために使い果たしてしまい、自分の内的世界を養い育て、確立するための時間と労力がないのである。環境の急速な変化は、個人の適応能力を遥かに超えるスピードで起きているので、環境の急速な変化と、それに対する適応能力とのギャップがますます広がっていく傾向にある。適応能力の足りない人は、時代の変化に乗り遅れたという感覚、環境から振り落とされたという感覚や、生活共同体から離れたという疎外感を感じてしまう。そしてどこにも安らぎを見つけられず、親しみをもつものが生まれない。現代人のもつ人間関係の複雑化と表層化が、個人の内面的世界を希薄にしている原因の一つである。内面的世界とは、他者と親しく交わることで養われ、また自分や他者、人生の喜びと苦難、死や永遠について時間をかけて思索し、取り組むことで育つ世界である。現代人は、人と触れ合い、書物を読み、歴史を考え、自然に触れ合うことが少ないのである。このような自己内面性の希薄さは、現代人の自己喪失の一因になっている。

（3）信じる能力の低下

現代文化は知性や理性が重視されているけれども、それに対して感性や悟性（洞察、気づき）や信じる（任せる）能力が養成されず、軽視されている時代である。知性や理性が科学技術の発展をもたらし、経済的に豊かな社会の形成に貢献したので、その能力を追求する社会が生まれ、更には、能率や効率を導き出す学問が重要視された。科学や経済の発展は、人間の物質的な豊かさや生活の便利さをもたらしたが、精神的満足や幸福感を必ずしももたらしたとは言えない。

科学の発展や経済発展は、現状の生活に満足することなく新たなものを開発することが根底にある。常に現状の不備・欠点・不便さを見つけ出す努力を惜しまない。現状を疑うこと、満足しないことで、新たな発展・前進があると確信している。このような生き方は、単に企業だけではなく、学校でも家庭でも一般化傾向にあり、疑うことが善だという信仰さえ生み出している。

企業に働く従業員は、現状に満足することは発展・進歩を妨げることだと信じている。そのために、現存の製品、職場環境、生産システムの不備を探して、改善・改良することに努める。職場での人間関係も、いかに能率よく人を動かせるかという視点から「人を生産手段」として管理している。そんな職場環境の中では、人を信じるということは起こり得ない。自分が利用されないように自己防衛し、かつ上司や同僚を警戒することを身につけていく。

学校教育はかつて、教師、学生・生徒、保護者との信頼関係の中で成立していたのだが、現状は変わりつつある。教師が暴行を加えて生徒を怪我させることもあるし、親がわが子を殺すこともある。子供が親や教師に暴力を振るって怪我をさせたり、あるいは殺害する事件さえ起きている。子供は親も教師も信頼できない。教師や親も子供たちをそのまま信じられない。

このような事態は、大人も子供たちも信頼するべきものを失い、疑うこと、警戒することを学ぶことになる。信頼するという行為は、信頼する対象である教師・親・大人・友達・家庭・学校・企業・社会・科学・思想を信用することであり、それらのものが危害や損害を与えないという信仰の上に成り立つものである。それらは危害や損害を加えないし、むしろ、疑わずに受け入れられると受け止めている。自分を任せる、ゆだねることができるものとして受け止められているのである。自分をゆだねることができることで、人は所属感・一体感や安心感をもつ。このような、疑わずに信頼する、信じる、任せることが人には必要である。人が社会や学校、家庭の一員として安心して生きるには、その人の中に、信頼して任せるという感覚が育つ必要がある。その信頼する対象が、今、失われてしまっている。教師・親・大人・友人も信じられない対象となっている。そのために信じる能力が育たず、ただ疑って、その疑いを自分の内に抱え込んで不安を感じているのではないか。このような不安は心の統一を失わせて自己分裂の原因となる。

（4）自己否定する自己

現代人は、身近にある親・教師・友人などを信じる能力を失うのと同じように、自分自身を信じられなくなっている。言い換えると、現代人は自分自身への自信・信頼を失っていると言える。能力や効率で人間の価値を測る傾向の強い現代社会は、あるがままの自己に満足しようとしない。能力があって成果を上げたとしても、更にそれ以上の能力をもつ人と比べて、自分は劣っていると評価してしまう。自分を受容するとは、あるがままの自分を信じることである。にもかかわらず、自分を能力で測ってしまうので、存在としての人間をそのままで受け入れることをしない。人と比べて能力のない自分は価値がないと評価し、自分を受け入れることをよしとしない。自分のあるがままの能力を適切に評価し、それを認め、よしとして受け入れることが自分を信じることだ。能力や活動で評価することをやめて、その人自身の存在を承認し、人間としての価値を信じ続けていくことが重要である。それができるには目に見えない評価規準が必要になる。しかし、その評価規準を現代人はもっていない。

先に、現代社会の価値観の多様性に触れたが、価値の多様化が選択の困難性を引き起こす原因になっている。

現代人は自分で結論を出して責任を負うことに躊躇する。たとえ結論を出しても、人の評価を心配する。現代人には外部の人間の評価に依存する思考傾向がある。そのために、自分の判断をすべて積極的には評価できない。それは自分の存在に無頓着になったのではない。無頓着でいられないほどに敏感でありながら、自分の存在に自信がもてない。自分の存在を強く肯定できるような気持ちになれない。自分を軽視し、無視し、あるいは悪口を言う者があれば、激怒して反撃を加え、相手を殴りつけ、怪我を負わせるほどに怒るのに、自分の人格的価値や判断に自信がもてない。つまり、自己分裂になっていると言える。

目に見えない評価規準をどこにももたないので（過去には、宗教が評価規準の役割を果たしていた）、自己分裂しているのが現代人である。自己肯定する基盤、つまり「自己肯定する枠組み」が非常に脆弱なのである。自己の存在を承認し、人格として尊重し、信じ、受け入れる能力（人格的枠組み）が失われているように見える。自分の存在を他者との比較で価値判断したり、あるいは他人の評価で、自分の存在の価値を決定する傾向が強すぎて、自分の存在を自分として肯定する機能ができていない。ここに現代人の自己分裂の原因の一つがある。

三　自己の回復——関係性の解決

現代人の「自己喪失」の内容は自己分裂、内面性の希薄さ、信じる能力の低下、自己否定などがあることを述べてきた。このような形で自己分裂が起きている。しかし現代人は、自己を失い、傷つき、生きる目的に確信がもてないことに納得しているわけではない。生きる意味や目的をもって確信をもち、かつ生き甲斐ある生を過ごしたいと願っている。つまり、自己回復することを求めている。哲学者や心理学者、社会学者なども、皆それぞれの方法を模索している。ここではスピリチュアリティの視点から、その方法について考えてみよう。

現代人が自己喪失に陥り、その苦痛からの自己回復をスピリチュアリティに求めていることは、今日の精神世界やスピリチュアル・ヒーリング関連の書物の多さからも明らかである。

スピリチュアリティは、人間が物質的世界に解決の道を見つけだせない危機的状況に立つときに、触発され覚醒し、目に見えない世界（スピリチュアルな世界）に自己の存在を位置づける新しい秩序（生の枠組み）を見つける機能である。スピリチュアルな世界は現実を超越した世界であり、不変、不動の世界であるので、そこに人生の基盤や土台を回復して、人間らしい生き方ができる道を開くものである。

その際スピリチュアリティは、自分以外の起点から自分を見直す方向性をもっている。スピリチュアリティが理性や知性と異なる点は、五感で捉えられないが、目に見えないものの現実性を強調するところである。理性や知性に立って合理的に説明はできないけれども、信じるとか、目に見えないけれども在ると思える（悟る、洞察、気づき）というようなものである。そう思う方がより確かだと思えるのは、そこに本質を洞察しているからである。そちらに自分の人生をかけてみようと思うのである。人生の選択には理性・知性以外の要因が働いている。そしてそこには神や仏などという超越的存在がいて、自分たちの事柄に関わっていてくださると思えるのだ。そんな要素をスピリチュアリティはもっている。

スピリチュアリティが超越的側面を大切にするのは、水平関係だけではなく、垂直関係で自分を見直すことができるからである。

スピリチュアルな視点とは、以上のように「超越性・究極性」「癒し」の視点から考えることである。このような視点は、現代人の自己喪失の問題に新たな秩序（枠組み、世界）を見つけ出す可能性を開いてくれる。つまり、拡散・分裂する自己を「支える秩序」を超越性・究極性に見出し、回復（癒し）につなげるのがスピリチュアリティである。目に見えない世界を超えた新たな秩序がスピリチュアリティの世界なのである。スピリチュアリティの世界は、霊的世界・精神世界と呼ばれるが、単に精神的世界ではなく、超越性・究極性を特徴とする世界で、その中で癒しが起き、自己を回復する世界が生まれる。大切なのは、現代人が新しい秩序との信頼関係を作ることである。「新しい秩序」の中で自分を見つけ出し、自己受容し、自己肯定して、統一的自己として捉えることがスピリチュアリティの機能である。そのような道はいくつもあるが、ここでは、①超越性・究極性の問題——社会が変動する中で周りの状況によって動かない確かさ（超越性）——、②きちっとした枠組み（不変性）、③無条件な受け止め枠（愛）の三つについて考える。

(1) 超越的なもの・究極的なもの

「スピリチュアリティ」にはいろいろな側面がある。哲学的側面、心理的側面、宗教的側面などであるが、特に宗教的側面が強くて、そのために宗教とスピリチュアリティが近い関係にあると言われる。スピリチュアリティが哲学や心理学とも関わりながら、特に宗教との関係が一番近いのは、どこに理由があるのか。その一つは、宗教には、神仏などという超越的存在や究極的存在との関係の中で自己（おのれ）を捉える視点があるからである。この超越的存在とは、人間の存在を超えるもので、人間の知性・理性・感性や欲望・欲求や個性・特性を超えて、超人間的・超物質的・超科学的側面をもち、それゆえに無限・永遠・無私・無欲を特徴としている。その反面、人間の生命を育み、養い、支え、導くものとして理解されている。つまり、人間を愛し、労り、守るという恩寵や慈悲を与える視点が生まれてくる。天国・彼岸・永遠・無限・超越などという垂直的関係が新たな

「秩序」・「枠組み」を与えるのである。人間を超える不変・無限・超越という秩序に守られて、人は確かさ・自由・安定を得ることになる。この「枠組み」の中に自分の存在が受け入れられ、基礎づけられることで、自己の回復を見つけることができるが、それがスピリチュアリティの機能である。

もう一つの要因は究極性と呼ぶもので、自分の内側に本当の自分を見つけ出すというものである。自分の内側にある本当の自分は誰も知らない。自己は神秘的存在である。未知な自己、神秘な自己に出会うことで、自己回復の道を発見するのである。

このように未知なる神秘的な自己を究極的自己と呼んで、それへの接近を望むのが人間の心理である。未知なる自己を知るとか、自己を掴むことで広がる世界は、個人を超える宇宙に通じるものである。個人の世界でありながら、宇宙と一つに繋がる。その宇宙は、個人がもつ有限性・限界・脆さを超越して、自己の中にある不変な自己へと目が開かれていく。無限大に広がる空間、終わることのない永遠の時間が個人の中にもある。個人的欲望や欲求をもつことがおかしく・虚しくなるほどに無限の豊かさがある。宇宙の法則や秩序の中に自分がいる幸いと充実感・満足感。人間が知り、理解し、分析し、科学し、研究し、統合したことと全体が全く小さく見え、宇宙の広大さ、豊かさ、不思議さに比べて、人間は自分の時間・能力・所有物が小さく見え、それに固執することをやめて、宇宙の一部である本当の自己の中に住むことを望むのである。このような神秘的自己との出会いが、失われた自己を覚醒し回復を可能にするのである。

「超越的なもの」「究極的なもの」との関係を作るとは、新たなスピリチュアルな世界の入り口に立つことであり、超越的世界の大きさと神秘なる未知の世界の深さを知ることであり、その中に身をゆだねることである。神秘的な永遠不変の世界の秩序・法則の中に自分が生きていることで得られる安らぎ・確信・希望・充実感を体験することである。人間としての有限性や限界に伴う不安や恐れから解放されて、宇宙の一部になることで与えられる安らぎや希望を、今ここで、生身のままで体験することである。このような世界がスピリチュアルな世界なのである。

(2) 不変的なもの

スピリチュアルな世界の第一の特徴は、「超越的・究極的なもの」である。そして、そこから第二の特徴も生まれてくる。超越的・究極的なものは人間的限界を超えるものであり、それゆえに、新たな秩序である。この新たな秩序は、人間の世界の秩序とは全く異質の秩序であって、不変的な世界である。この世界には「表面的変化」と「内面的不変」が存在する。人間の肉体は年齢と共に変化し、社会も国家も思想も文化も芸術も人間が生み出すすべてが変化していく。時間の経過と共に人は老い、滅び、文化も、価値観もすべてが変わり、過去は人々の脳裏から忘れ去られていく。古いものは存在しなかったかのように表舞台から消えていく。この世界の変化の様子である。

人間はこのような現実を前にして、「不変的なもの」を追い求めてきた。内面的不変なものを求め、それによって人生の虚しさや不条理さを解決しようとしてきた。つまり、内面的不変な世界を求めて不安や虚しさを解決しようとしてきた。人間の内的世界で経験する新たな秩序では「不変」が支配する世界なのである。

「不変的なもの」を追い求めるのは、人間の基本的生の欲求から生じている。人間は「生まれる」「生き続ける」「生き残る」ことが生物体として基本的欲求である。この不滅への基本的欲求は精神面でも変わらず探究される。これこそが「内面的不変」の世界である。人は音楽・絵画・建築・彫刻などの作品を残すことで、名前を残すことができる。また、事業を起こして事業の存続する限り、創業者の名前が社員に記憶される。あるいは、学問的業績を残すことで名前を残す人もいる。このような方法が叶わない人でも、家族や友人など親しい人々の間に自分を忘れないで覚えていて欲しいと思う人は多い。

しかし、人はいつかは死を迎え、親しい人のことも忘れていく（外面的不変性は崩れていく）。多くの人はこの人間の厳粛な事実を知っている。事業・業績・作品・親族・友人も結局は滅びていくものである。その事実に気づくと、人は人間のレベル以外のものに頼ろうとする。そこからスピリチュアルなものに目を向けるのである。スピリチュアルなものは五感を超えたもので、人間の意志・願望・能力に全く依存しない異質の世界である。人間の感覚や意志に依存しないものとは、神的なもの・超人間的なもの・超物質的なものであり、それは「第三者的なもの」「第六感的なもの」と呼ぶこともできる。それらのものが存在することを信じるのである。単に理解するだけではなく超越するものがあると信じ、それによって自分が守られていると信じるのである。

「不変なもの」こそ失われた自己の土台を回復し、失われた自己の回復をうる機会となる。人間が宗教に頼ろうとするのは、宗教が目に見えない神仏を対象にしていながら、「不変なもの」として提示されているから信頼できるのである。

キリスト教の神も「不変なもの」として聖書には記されている。仏教でも「不滅なもの」として語られている。

キリスト教や仏教という伝統的宗教は、伝統的宗教遺産をしっかりと保存してきているので、十分人々に「不変なるもの」を実感させてくれる。寺院の建造物もその中に置かれた仏像も、あるいは寺院建築物を包み囲む自然環境も、更に、その寺院の中での宗教行事も、厳しい修行を経て得られた作法をきちんと守りながら行われているところに不変なものを見る人は多い。昔から伝えられた作法や行事が守られていることに、経典を読んだこともなく、理解しようとしたこともない人にも、スピリチュアルな感動を覚えさせるものがある。冬の厳寒に早朝から行われる修行者のお勤めは、宗教には無関心な人にも厳粛でスピリチュアルな出来事を感じさせる。そのスピリチュアリティは、有限さや弱さ、精神的甘えや脆さを抱えた人間が、ひたすら不変なもの、変わらないものを求めて修行する姿に現れているのである。そのような不変なものへの渇望こそ、スピリチュアルな渇望であり、人間がもつスピリチュアリティの発露と言えるものである。

(3) 愛なるもの

自己分裂を防ぐ「枠組み」としてのスピリチュアリティを考える際に、ここで取り上げる「愛」の問題を素通りすることはできない。

スピリチュアリティが覚醒するのは人生の危機の場面であり、既存の人生の土台が崩壊し、人生を意味づけ、価値づけるものを失ってしまったときである。社会は変化するので、古い枠組みは新しい社会の到来などの前では無力化されてしまう。誠実に生きることを人生の最大目的にしていても、世界規模で起きる新しい文化の到来は、新しい社会システムをもたらし、古い秩序を無力化してしまう。古い秩序が無用になる中で、新しい秩序を求めたスピリチュアリティの覚醒が起きる。

現代人は、失敗や挫折は自分の弱点をさらけ出すことだとして、極端に嫌う傾向がある。現代人が失敗を嫌うのは、万が一失敗すると社会から嫌われ、弾き飛ばされることを恐れるからである。自分の存在が人から承認され、仲間と認められる所属感をもつことでしか、自己の存在が確認できない現代人は、他人から軽視・無視されることに脅え、不安になっている。そこに働く論理は、自己存在の確認が他者依存であることだ。そして他者依存であるがゆえに、自己コントロールができない不安を常に抱えている。他人の気分次第で、あるときには嫌われ、無視されてしまう危険性をもっている。そこで、その危険性を少なくするために、現代人は「他人の顔色をうかがう」ということに多大なエネルギーを使っている。「他人の顔色をうかがう」というのは、「他人の気分をいつも気にすること」であり、「人の気分が変わらないように気を配る」ことである。他人の気分の変動はこちら側の状況に無関係に起きるので、不安と恐怖は決して絶えることはない。その上、このような生き方は、他人に向けてエネルギーを使うので、自己を疲労させ分裂させる。そのためこちら側の内面を成長させ、確立させ、自立させる方向には進まない。心の方向が外部に向かえば向かうほど、自分の内的世界から離れてしまい、精神の充実・確立から遠くなっていく。特に、人生の危機に直面し、状況を正しく分析して判断が必要なとき、自己分裂しているために自分をもて余すことになる。

このような状況の中で、人はスピリチュアルな世界を求め始める。自分が傷つき、人から見放されたときにも、自分を受け止めてくれるスピリチュアリティの愛の世界を求める。それは人間の限定された「愛」ではなく、「無限の無条件の愛」を探し始めるのである。ここでの「愛」は人間の愛のように条件付きではない。それは、「無条件の愛」であるので、「天から与えられる」「彼岸から」与えられる愛である。

人が失敗し挫折するのは避けられない。また、人から嫌われることも、受け入れられないことも避けられない。失敗すること、挫折することに不安と恐怖をもっている現代人が心底求めているものは、失敗し挫折したときにも、見放さず、軽視せず、人格として認め、受け入れてくれるものである。軽視・無視・孤独を恐れるので、無条件にいつでも迎え入れ、人間として扱ってくれる愛を求めている。そのようなものは母の愛（この愛も最近は信頼を失っている）を除いてはないが、広大な自然や大海原も一見そのようなものとして映る。しかしそのような自然も海原も、地震や台風、津波などのように凶暴な生きものへと豹変することもある。つまり、自然も海原も一時的な慰めにはなっても、傷ついた者を常に変わらず受け入れ、癒すものにはなれない。

先にスピリチュアリティと宗教が近い関係にあることを述べた。人がキリスト教に期待するものは、決して変化することのないイエス・キリストの愛かもしれない。またキリスト教が伝える愛は、神の愛がイエス・キリストの十字架において現されていたと説いている。キリストの十字架という犠牲が示すものは、私たち人間を決して裏切らないという証しである。単に言葉だけの愛ではない。十字架の死をあえて引き受けたことで、誠実に人間への愛を具体化したことを示している。現代人が愛の真実性を問うとき、十字架という犠牲がすでに支払われて愛の確かさが具体化されている点は、危機にあって確かな愛を求める者を支えるものである。

キリストの十字架の愛への関心は現代人の中にも強くある。にもかかわらず、キリスト教の団体には警戒心をもっている。伝統的キリスト教や仏教への関心は減少傾向にあり、その代わりにスピリチュアリティへの関心は高まっている。スピリチュアルなものは「超越性」や「癒し」を特徴とし、かつ超越性の中には人格的「愛」の要素が含まれている。つまりスピリチュアルなものというのは、失敗し挫折した現代人を、そのまま包み受け入れてくれる愛である。能力や能率が重視されて人間自身の価値が軽視されるときにも、人格的価値を認めてくれる愛である。このような愛に支えられることで、喪失した自己を回復することができる。その愛は癒しを与えるものであるし、無条件の愛を与えて、超越的視点から見直すことができる、スピリチュアルな世界からの視点なのである。

四　結び

(1) スピリチュアリティと「癒し」

現代人の自己喪失とスピリチュアリティの関係について述べてきた。現代人は、喪失した自己を抱えて確かな自己を回復しようと探し求めている。現代人がスピリチュアル関連の書物、音楽、絵画、映画に関心を寄せている理由は、自己回復という「癒し」を求めているからだと言える。スピリチュアルな音楽と呼ばれるものは、単調な音が静かに流れ心地よさを与えてくれる。またスピリチュアルな絵画とは、広々とした大自然に太陽の光が暖かく射して疲れた現代人の生命を蘇らせてくれる。これらの音楽・絵画・自然を通して、現代人は大きな生命や秩序の存在を感じ、その中に自己が包まれることを感じることで、自分を再確認する。それは原点に立ち戻ることで見失った自己と再会するという「癒し」の経験である。

静かな音楽や無限に広がる自然は非日常的な現実であり、一つの宗教的な神秘体験でもある。日常では忘れていた生命の無限さや偉大さや確かさを体験する。その体験は人間の最も根源的なものであるのにもかかわらず、日常の生活では忘れ去られている。このような非日常的な出来事は、超越的なもの（天国・彼岸・永遠・無限など）との出会いによって気づかされるもので、スピリチュアルな出来事として経験されるのである。

(2) スピリチュアリティと「自分らしさ」「人間らしさ」

スピリチュアリティとは「超越的・究極的なもの」との出会いによって生まれる。それは、人間に新しい秩序、つまり「存在の枠組み」が生まれることでもある。そして、その枠組みの中にある自由や愛に支えられて癒しが生まれてくる。自分の人生の意味・目的が明らかになり、自分らしさが回復してくる。そこでは「今、ここに生きている」実感と共に、未知なる将来にも確かに自分を支えるものを実感できる。自分の生命が宇宙の生命に通じているのを知ることで平安や歓喜が生まれる。自分の誕生には宇宙の摂理があると信じられて、今、ここに深く生き、かつ委ね切った自由と平安があると感じられる。そこから「自己回復」というべき「人間らしさ」「自分らしさ」の回復が起きてくる。スピリチュアリティがもたらす新しい生の秩序・生の枠組みが現代人の魂の癒しをもたらすこととなるならば、それは自己回復と言えるのである。

参考文献

井上俊・船津衛編『自己と他者の社会学』有斐閣、二〇〇五年。

大峯顯『宗教の授業』法藏館、二〇〇五年。

梶田叡一『意識としての自己――自己意識研究序説』金子書房、一九九八年。

梶田叡一編『自己意識研究の現在』ナカニシヤ出版、二〇〇二年。

木村敏『時間と自己』中央公論社〈新書〉、一九八二年。

窪寺俊之『スピリチュアルケア入門』三輪書店、二〇〇〇年。

――『スピリチュアルケア学序説』三輪書店、二〇〇四年。

K・リーゼンフーバー『内なる生命――霊的生活への導き』聖母の騎士社〈文庫〉、一九九五年。

――『超越に貫かれた人間――宗教哲学の基礎づけ』長崎純心レクチャーズ第六回』、創文社、二〇〇四年。

ゴードン・マーセル監修『キリスト教のスピリチュアリティ――その二千年の歴史』青山学院大学総合研究所訳、新教出版社、二〇〇六年。

鎮目恭夫『人間にとって自分とは何か』みすず書房、一九九九年。

谷山洋三・伊藤高章・窪寺俊之『スピリチュアルケアを語る――ホスピス、ビハーラの臨床から』関西学院大学キリスト教と文化研究センター編、関西学院大学出版会、二〇〇四年。

中村元『自己の探求』青土社、一九八〇年。

日本哲学史フォーラム編「特集　自己・他者・間柄」『日本の哲学』第六号、昭和堂、二〇〇五年。

和田渡『自己の探究――自己とつきあうということ』ナカニシヤ出版、二〇〇五年。

Erikson, Erik. H. *Identity and the Life Cycle*. New York : International Universities Press. 1959.『自我同一性――アイデンティティとライフ・サイクル』小此木啓吾訳編、誠信書房、一九七三年。

May, Rollo. *Man's search for himself*. New York : W.W. Norton, 1953.『失われし自己をもとめて』小野泰博・小野和哉訳、誠信書房、一九九五年。

Riesman, David. *The lonely crowd; a study of the changing American character*. New York : Yale Univ. Press, 1950. 『孤独な群衆』佐々木徹郎・鈴木幸壽・谷田部文吉共訳、みすず書房、一九五五年。

第六章　医療におけるスピリチュアルケア・モデルの構築

要旨

重篤な患者へのスピリチュアルケアが具体的に行われるには、スピリチュアルケア全体の見取り図が必要となる。個々の患者のスピリチュアル・ニーズのアセスメントからケアのための医療体系までの全体が見通せる地図が求められる。

本章では、医療全体を含めたスピリチュアルケアの医療体系を示した伊藤高章モデルと、患者の内的ニーズのアセスメントを見る谷山洋三のモデルを紹介する。その他、看護分野で使われている村田久行のモデル、淀川キリスト教病院ホスピスのモデルなどに触れる。その上で、「スピリチュアリティ」自身の形成に焦点を当てて、形成要因としての五つの要素、風土・習慣、人間関係、経験、人生観、宗教を取り上げる。

◆キーワード：スピリチュアルケアの医療体系、ニーズのアセスメント、スピリチュアルケア、モデル、スピリチュアリティの五つの形成要因

一　はじめに

　終末期ガン患者へのスピリチュアルケアの必要性が、日本でも徐々に認識され始めている。(1) その背後には、医学、医療の進歩によって肉体的病気の治癒率が高まったにもかかわらず、ガン患者は年々増加傾向にあり、患者・家族への精神的、霊的ケアの必要性が認められたからである。(2)

　この章の目的は、終末期ガン患者へのスピリチュアルケアを具体化するための「医療におけるスピリチュアルケア・モデル」の構築である。今まで医療の中ではあまり関心をもたれなかった患者のスピリチュアリティに注目して、患者を支えようとするスピリチュアルケアを考えている。ここでのスピリチュアルケアとは、患者の存在の根源に関わるスピリチュアリティに注目して、終末期ガン患者の「いのち」の土台、枠組み、価値観などへの援助である。

　スピリチュアリティ（霊性）への関心は、伝統的には宗教者に強くある。彼らは、修道院や山院に籠もって自らの霊性の修道に努めた。自らのスピリチュアリティを修練することで、宗教の本質を極めるようとしたのである。宗教者の中には、この地上での日常生活を断ってまで、スピリチュアルな世界を求めた者もいる。そこには、五感の認識を超越した世界に触れるいのちの喜びがあった。近年、このようなスピリチュアルな世界に医療が注目し始めた。それは、患者のスピリチュアルな側面に注目して、危機にある患者を支えようとする試みである。

　このような流れは、一九六〇年代キューブラー＝ロス『死の瞬間』の出版や、一九六七年、シシリー・ソンダースの近代的ホスピスが創設されたことで顕著になり、スピリチュアルケアの問題が医療界で真剣に取りあげられるきっかけになった。(3) しかし、それまでの近代的医療は、疾患の治療（キュア）と病人の心の問題を完全に分離して、専ら肉体的な疾患の治癒に励んできた。そのため心の問題は排除され、患者は、死に直面しても死の不安や恐怖に怯えるのみで、医療からの心への援助は得られなかった。(4) このような状況を反省して生まれたのが、シシリー・ソンダースが始めたホスピスである。(5) 日本でも、終末期ガン患者にはスピリチュアルケアが必要であるという認識が生まれた。一九八一年浜松の聖隷ホスピスが長谷川保・原義雄らによって作られ、一九八四年淀川キリスト教病院ホスピスが柏木哲夫を中心に作られた。ここではチャプレンが置かれて患者の心・魂へのケアが行われた。しかし、臨床現場でスピリチュアルケアがどのようなものかは手探りだったというのが実情である。そして今日でも、スピリチュアルケアが医療の中でどのような形で行われるべきか、しっかりとした理論体系はできていない。またスピリチュアリティの定義について、いろいろの提案は出されているが、まだコンセンサスを得た定義はない。(6)

「スピリチュアリティ」は一般的に、精神的・霊性(7)と訳されて来た。このことが示すように、この言葉は、非常に個人的・内的こころの在り方を示す概念である。患者への働きかけとしての「スピリチュアルケア」が日本に導入されたとき、具体的方法については全く知られていなかった。ケアの具体的意味も、ケアの方法もわからなかった。「ケア」という語は一般的には、「世話をする、気になる」(8) などと訳されている。他者への「働きかけ」や他者との「関係」を扱う語である。どのような形で医療者と患者が関わり、その関わり方の目的や方法はどのようなものなのかが問題となる。

この章の目的は、医療でのスピリチュアルケア・モデルを考えることである。死に逝く患者のスピリチュアリティに関わって、患者の生を支える援助方法としてスピリチュアルケアのモデルを考える試みである。

この章の目的である「スピリチュアルケア・モデル」を作ることの意義（価値）とは何かを考えてみよう。スピリチュアリティはすべての人間が生得的に与えられており、生の土台が揺れ動かされる危機に直面すると顕著に覚醒し、人を支える力となると考えるからである。(9) しかもスピリチュアリティは、個人の内的精神的、かつ神秘的領域に関わるものである。また身体的健康の回復が期待できなくなったときにも患者の心の支えとなるものだと考えられる。目に見える肉体の治癒は絶望的でも、なお、見えない世界との関係の中で生きる意味が与えられることが想定できる。精神性・神秘性を生かして、終末期患者への働きかけとして用いることができるのではないかと考える。苦難の意味や死後の生命に関わるケアが、スピリチュアルケアのモデルで可能になる。

ここでの論述は次のようにする。まず、これまでスピリチュアリティへの関心が宗教家にあったことに注目し、その関心の特徴を明らかにする。その上で、今日求められている医療でのスピリチュアルケアの特徴を明らかにして対比する。そして更に、医療におけるスピリチュアルケア・モデルの構築を探る。

二　スピリチュアリティの理解

「スピリチュアリティ」の意味は現在拡大傾向にあり、非常に複雑な概念になってきている。(10) 宗教者、心理学者、社会学者、教育者、医師、看護師などが、スピリチュアリティやスピリチュアルケアに関心を寄せている。(11)

スピリチュアリティへの関心の中心は宗教者が多い。(12) その理由は、スピリチュアリティの神秘性や超越性と宗教との関係が深いことによるかもしれない。宗教者は自分の信じる宗教の本質を究めようとしてスピリチュアルな体験を求めている。その宗教の本質を体験するという意味でアイデンティティを示している。それゆえに宗教者たちは、そのアイデンティティを深めるために修練に励み、また、神的性質の自己内実化に努めるものも多い。

このような「スピリチュアリティ」の理解は、伝統的キリスト教では今日も生きていて、カトリック教会を中心に修練会、黙想会が神父たちをメンター（指導者）にして行われている。また、最近ではスピリチュアル・ディレクション（spiritual direction）という名前で、スピリチュアルな生活への訓練会が開催されている。[13] このような修練会やスピリチュアル・ディレクションなどでのスピリチュアリティは、主に肉体的に健康な人が、宗教的・内的成長を目的にして行うものである。これに対して、終末期医療で問題になっている今日のスピリチュアルケアの目的は、死に直面した人を精神的に支えるためのケアである。この二者の間では、スピリチュアリティの理解が全く異なっている。ここではいくつかの相違点をあげてみよう。まず最初に、伝統的な霊性修練がどのようなものであったかを見よう。その特徴には次のようなことが観察できる。

(1) 宗教的神聖性を身につけることが目的

宗教的神聖性を求めて俗世界と断絶して精神性を求めた。俗世界の欲望・絆・役割・期待を断ち切ることで神に近づき神的性質の獲得に努めた。

(2) 修練の主体

神聖性習得のための選択と決断は修練者が自己選択で行った。

(3) 修練の動機

個人の清さ、崇高さへの願望が修練の動機である。それゆえに宗教者は霊的修練を他人に強要はせず、個人的事柄に留めた。

(4) 修練の厳しさ

断食、粗食、作業など肉体をあえて苛めることでスピリチュアルな体験を得ようとする。

このようなスピリチュアルな修練が、カトリック教会の伝統の中や日本の修道者や仏教者の中で行われていた[14]。彼らは山岳道を歩き、滝に打たれ修練を重ねて、霊的体験を深めた。そのように修道者はそれゆえに尊敬され、宗教者としてのより高い評価を受けた。

修道における「霊性」（スピリチュアリティ）への関心は、こころの穢れや罪からの解放を求めるもので、より高く内面的真理やリアリティを求める修行である点である。この世の心の穢れや罪を打ち払って、非日常的体験の中に神秘的・神聖的体験を求めるものである。

翻って、ガンの終末期患者に目をとめると、患者も家族もスピリチュアルケアの知識や理解はなく、霊的援助を求める人は少ない。しかし、死に直面した患者がもつ心の問題は、単に心理学やカウンセリングが扱う人間関係の問題や社会適応の問題よりも、もっと深いことは明らかである。例えば、死後の生命・罪責感など非常に深刻な問題である。これらは個人の内的・主観的問題でありつつ、人間の生の土台となる超越者との関係が必要なのである。目には見えない超越者との関係の中で自己の存在を受け止めたり、自己の生き方を見直すことが必要になる[15]。

現代人は日常生活では宗教に無関心であり、宗教に関する知識や理解がほとんどない。このような状況の中で、死に直面した人への一つのケアとしてスピリチュアルケアが生まれて来た。このケアは、患者の死の不安・恐れなどに応えようとするものである。しかし、患者自身はスピリチュアルケアに対する個人的関心はない。スピリチュアルケアが真剣に考えられたのは、シシリー・ソンダースに見られるように、悩み苦しむ患者に出会った医療者の心を動かしたことによる。シシリー・ソンダースはその自伝的書物の中で、「ホスピスチームのスタッフは、専門家としての技術の習得に励むのと同様、自らの人間の全存在をかけ、いかなる援助が可能なのかを考えなければならないでしょう」と述べている。[16] ここには、患者へのケアに当たる人が、患者の痛みやニーズを敏感にアセスメントして、適切に対応すべきことが語られている。患者が痛みを訴える前に、ケアワーカーは備えをしておくべきことを指摘している。痛み苦しむ人を診た医療者が、スピリチュアルケアの必要性に目覚めたのである。それは「ケアする人」がもつ、患者への愛から生まれた働きである。患者への愛を動機とする働きである。

これらをふまえてスピリチュアルケアを整理すると以下のようになる。

(1) 医療の中でのスピリチュアルケアは、ケアを受ける人は死に直面していて、いわゆる人生の危機に直面している。

(2) スピリチュアルケアを受ける人は、不治の病いを負い死に直面している。このような人が断食など厳しい修練を行うことは不可能である。

(3) スピリチュアルケアを受ける人は、個人的に特定の宗教をもっていない。

(4) スピリチュアルケアを受ける人が宗教に関心をもったとしても、宗派的教義・礼典・教団・教祖には全く無関心である。むしろ、危機に直面して顕著になった罪責感・死後のいのちの問題が解決して、平安な気持ちになることを望んでいる。また、危機の中で揺れ動く自分を、どのように受け止めて生きられるかが問題となる。

以上のように、宗教者たちのもつスピリチュアリティへの関心と、今日医療の中で関心をもたれているスピリチュアリティとは、基本的な理解が異なっている。スピリチュアリティへの伝統的・宗教的理解をもって医療のスピリチュアルケア・モデルを形成することは不可能である。今日のスピリチュアルケアは、死に直結する病を負い、肉体的、精神的、社会的、霊的（スピリチュアルな）苦痛をもつ人へのケアの一つである。[17]

今日のスピリチュアルケアは宗教色が薄く、魂の普遍的ニーズに応えるケアになっている。魂がもつ普遍的ニーズに応えるとは、人間が普遍的にもつ超越的なものへの関心に応えることである。つまり、患者がもつ超越的なもの（例えば、カミ、いのちの根源、自然のいのち、宇宙のいのちなど）との関係を探りながら、それに応えるのがスピリチュアルケアである。その魂の問題は死に逝く人の生活の質を決定する要因として、重要な役割を果たしていると考えられるからである。[18]

ここで考えているスピリチュアルな問題とは、「なぜ私はこんな病気になって死ぬのか、悔しい」と言い、自分を襲ってきた苦難に対して意味を問うことや、「死んだらどこに行くのか、怖い」などと死後のいのちの問題などである。このようなスピリチュアルな問題が、終末期ガン患者の生活の質に大きな影響を与える要因となっている。

このように病を負って苦痛を抱える人の「いのち」や「存在」に関わりケアすることが、スピリチュアルケアの一つの目的である。[19] 苦悩する人と共に生きることを志向することであり、その人らしい生を生きるための「ケア」である。

三　医療の中のスピリチュアルケア・モデルの必要性

(1) 現代医療とスピリチュアルケア

今日の医療は、三つの特徴をもっている。治療中心、医療者中心、管理中心（病院中心）である。現代医療は医学の急速な進歩に支えられて、病気の治療の点では大いに発展を遂げた。医療の発展を支えたものは、医学・治療学の進歩、医学教育、医療施策など、多角的領域での進歩が支えとなっている。

病気の治療には、多くの専門家が関わるチーム医療が必要である。医師・看護師・薬剤師・理学療法士などの専門家がそれぞれの知識・技術を結集して、組織的に秩序よく治療に当たることが求められている。それぞれの専門職がどのような組織（ネットワーク）を作り、どのような役割を負いつつ協力関係を作れるか、システムが必要である。このようなシステムが医療目的達成のために用いられるとき、それを「医療モデル」と呼ぶことにする。このようなモデルは、治療を支える全体構造を表すと同時に、専門領域での役割・機能分担と協力関係も表している。

(2) 現代医療でのモデル（model）の意味

医療モデルの中心には、医療の目的・医療の主体・医療者の働きが、組織的に機能するように意図されたモデルが必要である。現代の医療では治療・延命が中心である。医療の主体は治療の専門的知識・技術をもつ医療者である。そして医療の場は、医療機器の備わった病院である。更に、治療に関わる人は、医師・看護師・薬剤師・検査技師・理学療法士などが中心となって、チームを組んでいる。また、病院の建物・ベッド・照明・注射針などの医療機器・手術道具などが必要である。これに加えて治療にあわせた医療手順が組まれるので、患者の生活はこのスケジュールに制約されている。つまり、患者の生活は医療者・治療・病院のスケジュール・経済性・効率に左右されるのである。このように、「治療モデル」は治療目的のために患者の生活を規制するので、患者の生活の質（ＱＯＬ）は軽視されやすい。

そこで、患者の生活の質、特に魂の問題を中心に据えたモデルが必要となる。今日の医療では、ＥＢＭ（Evidence Based Medicine）・専門性・チームワークが強調されている。このような事情の中で、スピリチュアルケアのモデルは、医療者と共有できるモデルが求められる。ここでは、医療におけるスピリチュアリティがもつ特徴を取り上げつつ、「スピリチュアルケア・モデル」を作りたい。特にこの章ではスピリチュアルケアの理論に焦点を当てて検討したい。次の節では、この点について詳しく触れることにする。

四　医療の中でのスピリチュアルケアの既存モデル

ここでは、日本で今までに提出されたスピリチュアルケアに関わる四つのモデルを取り上げる。また、一定の視点からモデルを選択するのではなく、いろいろな視点に立って作られたモデルを取り扱う。スピリチュアルケアの実現化のための四つのモデルである。

最初にスピリチュアルケアを緩和医療全体との関係で位置づけ、医療者や行政との関係の中でのスピリチュアルケアの立場を明らかにした伊藤モデルを取りあげる[20]（図1）。伊藤は、医療におけるケアには大きく分けて二つのタイプがあるとして「診断型ケアDiagnostic Care」と「対話型ケアDialogic Care」を取り上げている。そして、医師・看護師・薬剤師は科学的根拠に基づく医療を行い、集学的医療に直接関わっているとしている。それに対して、対話型ケアはスピリチュアルケア・ワーカーやチャプレンなどが含まれ、患者の主体的治療基盤の整備に当たり、患者の自己決定への援助をしている。診断型ケアは積極的治療（Active Care）を行うのでチームAとし、対話型ケアは治療基盤整備（Base Support）をするのでチームBと呼んでいる。そして伊藤は、治療を可能にする資源（Commnity Resource）を担っている人をチームCとしている。チームA、チームB、チームCのそれぞれの役割を明らかにしながら、スピリチュアルケアチームBの役割を明確にした点で、伊藤は大きな貢献をした。その上で伊藤は「スピリチュアルケアは、病気や治療との関わりで患者の主観をケアする仕事です」と述べている[21]。この伊藤モデルは、医療全体の中での医師・チャプレン・行政などが専門的役割を担い、かつ協力し合う関係を明らかにしたもので、有益なモデルと言える。

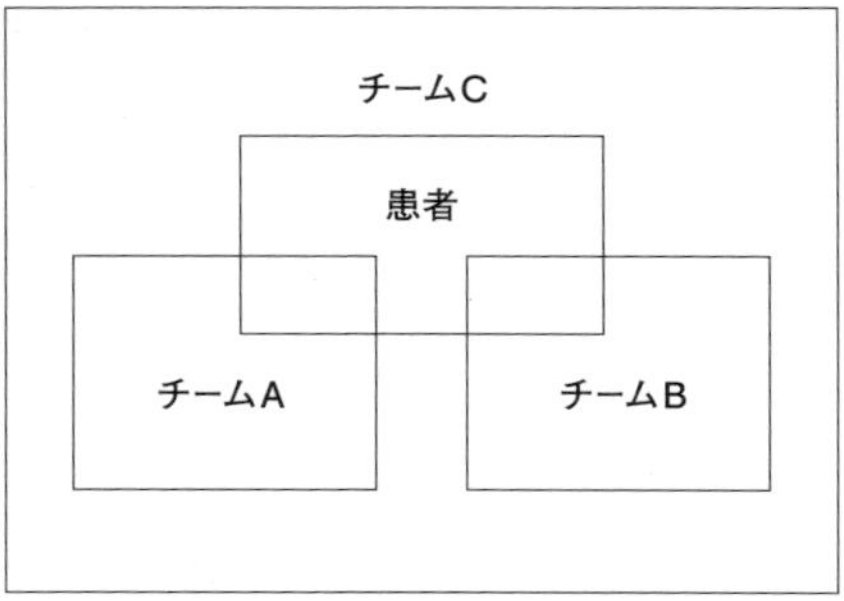

図1　伊藤モデル

出典：『続・スピリチュアルケアを語る』2009

　村田久行は、スピリチュアルケアを現象学者ヴァルデンフェルス、フッサール、ハイデガーに学びながら、人間存在を三次元で捉え、時間的存在、関係的存在、自律的存在とした[22]。スピリチュアルペインについて、村田は「『自己の存在と意味の消滅から生じる苦痛』と定義し、生の無意味、無価値、虚無、孤独と不安、疎外、コントロール感の喪失、周囲への依存や負担など、多様な苦痛として表出される[23]」と述べている。その上でスピリチュアルケアを「『死をも超えた将来の回復、他者との関係の回復、自立の回復』による『自己の存在と生きる意味の回復』として見出すことができる」[24]と述べている。これは臨床にも役立つスピリチュアルケアの仕方を哲学的視点から構築したもので、村田理論と呼ばれ、看護分野を中心に広く用いられているモデルである。

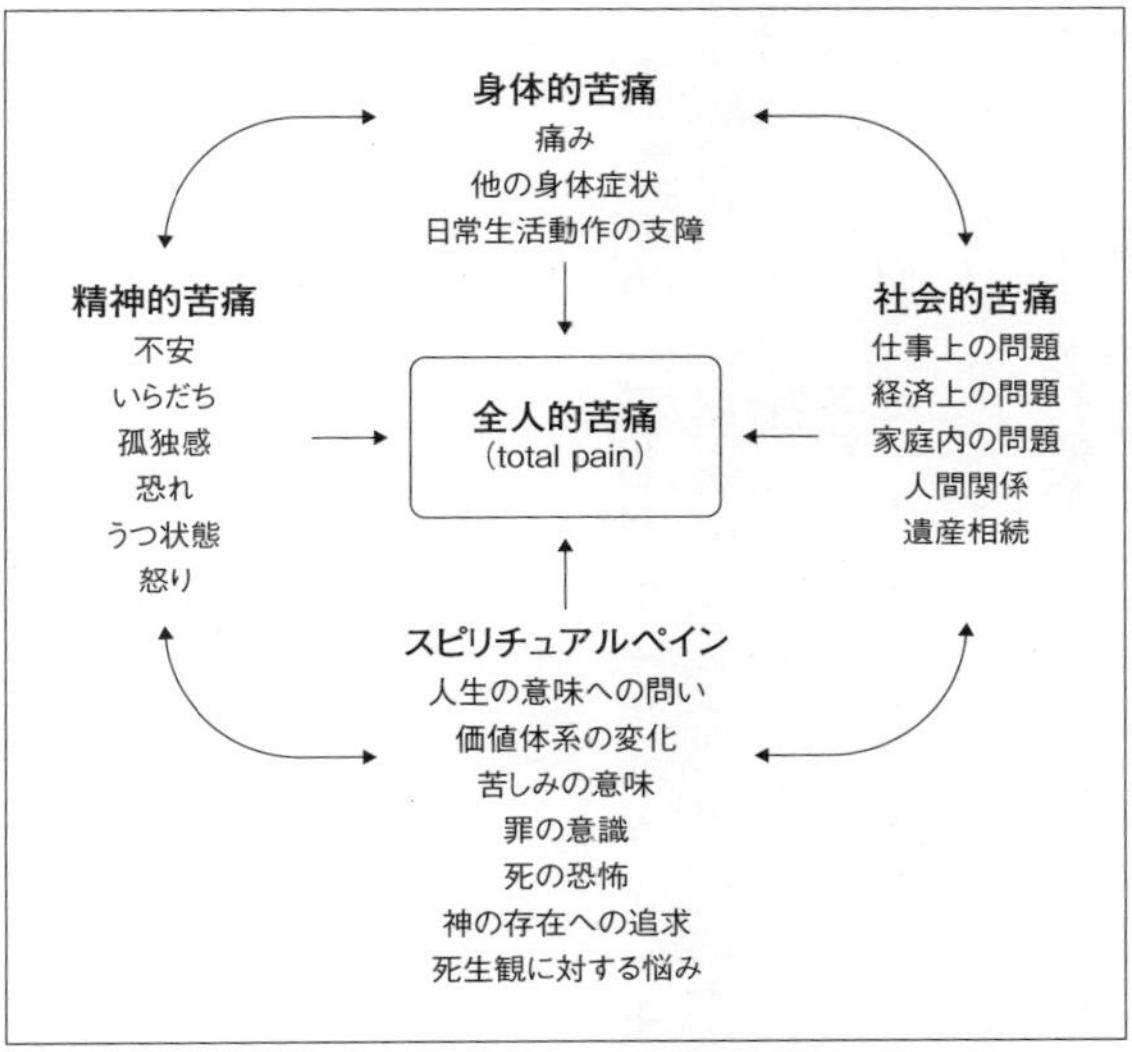

図２　淀川キリスト教病院モデル
出典：淀川キリスト教病院ホスピス編纂
『緩和ケアマニュアル』1992

淀川キリスト教病院は日本のホスピス運動の先駆的働きをしたが、スピリチュアルケアの点でも大きな貢献をしてきた。淀川キリスト教病院ホスピスが編纂した『緩和ケアマニュアル』の中で、スピリチュアルペインと身体的ペインなどとの関係が示されている（図２）[25]。それによれば、スピリチュアルペインの位置が他のペインとは独立関係で示されている。肉体的苦痛、精神的苦痛、社会的苦痛と霊的苦痛がひし形の四つの辺に位置づけられ、それぞれのペインが具体的に示されて臨床に役立つモデルになっている。このモデルによれば、霊的苦痛は肉体的苦痛、精神的苦痛、社会的苦痛とは別個に存在し、他のペインと影響し合うが独立したものとして理解されている。

このことは、それぞれの専門職が互いに独立性を尊重しながら、協力関係を作り出せるということである。ここでは詳しいことには触れないが、これらのモデルはスピリチュアルケアを具現化する「モデル」として、スピリチュアルケアを考える際に有効である。それぞれのモデルは、臨床の場で必要とされる機能が明らかにされ、その機能を担う専門職間の相互関係が示されている。

五　スピリチュアルケア・モデル

ここで改めて、モデルとは何かを問うてみたい。「モデル」(model)とは、一般的に手本・見本となるもの、小説・絵画の素材になる人や模型などの意味で用いられることが多い。[26] しかし、すでに伊藤モデル・村田モデル・淀川キリスト教病院モデルで見たように、事柄の本質・目的・要因(要素)などの相互関係を具体的に現したものを示す場合もある。ここでは、宗像恒次のエイズ患者に対する「予防・治療モデル」と「共生・成長モデル」を取りあげる。[27] 宗像は、エイズ患者に対して国家の医療がとった治療モデルが、患者の尊厳性を傷つけ、感染拡大の回避のために脅し政策となり、結果として差別感を生み出したと批判している。宗像は「医療モデル」に対して「共生・成長モデル」を提唱して、エイズ患者を愛される存在とし、「人のソウルとソウルの間の共感や、限りある命の中での開き直る成長(つまり喜びの感情)の体験」の大切さを主張している。[28] 宗像は、「共生・成長モデル」には次のようなことが問題となるとして、保健医療の目的・方法・様式・病者への態度・病気体験の質・健康体験の質・背景となる社会モデルの七点についてその内容を明らかにした[29]。

本章ではスピリチュアルケア・モデルの構築のために扱うべきテーマを五つ取りあげる。この五つのテーマとは、ケアの目的・患者とケアラーの関係・スピリチュアリティの構造・スピリチュアリティの生成・スピリチュアリティの機能である。

（1）スピリチュアルケアの目的

スピリチュアルケアは、患者と家族のより質の高い生活を可能にするための魂へのケアである[30]。肉体的苦痛・精神的苦痛・社会的苦痛に並んで、患者と家族が自分の現実の「いのち」としっかり向き合いつつ質の高い生活ができるように援助することである。スピリチュアルケアの中心テーマは、いのちの意味・苦難の意味・死後のいのち・罪責感などである[31]。しかし、苦痛の緩和ができないときにも、悩み苦しむ患者が自分のいのちと向かい合い、そのいのちを生きることができるように援助することが必要である。これらのテーマは宗教が扱ってきたテーマである。スピリチュアルケアは、宗教的テーマを扱いながら宗教的ケアとは異なる立場を取っている。宗教的ケアは、その宗教がもつ人間観・救済観・罪観などに基づいてケアが行われる。それに対してスピリチュアルケアは、患者と家族のもつ人間観・価値観などをサポートしながらケアが行われる。ケアの主体はあくまで患者（家族）にある。そのために援助の方法は、患者と家族がしっかりと自分の人生の現実と向き合い、自分のいのちの意味を見つけ出せるように支えることを目的とする。このことからもわかるように、スピリチュアルケアの目的は課題解決型ケアではなく、むしろ寄り添うことで患者自身が生の主体となることである。

（2）患者とケアラーとのケア的関係の構築

スピリチュアルケアで関わる三の要素がある。第一は、患者（家族）であり、主にケアを受ける者である。そして、第二は、ケアワーカー、あるいはチャプレンなどがそれになる。そして、第三は、スピリチュアルケアが問題とする超越的他者、究極的自己である。超越的他者や究極的自己は、ケアを受ける者にとって明確に意識されることは少なく、それゆえにそれらとの関係性が見失われていることが多い。そこで、スピリチュアルケアによって超越的他者や究極的自己との関係性に気づき、関係を明確にし、自己との関係性を強く形成していくことが重要である。このような関係性の構築をスピリチュアルな「癒し」と呼ぶことができる。[32] そして、このような関係が強化されることで、ケアを受ける者自身が自分を支える土台、枠組み、価値観を明確に意識することができる。このような超越的他者との関係はケアワーカーも意識すべきことである。ケアワーカー自身が超越者と向き合うことを通して、謙遜になり、自分のスピリチュアリティに敏感になる。つまり、スピリチュアル・ケアワーカーと患者が同一線上に立つ土台がここに生まれてくる。

（3）スピリチュアリティの構造

先に見たように村田久行は、現象学手法を用いて、スピリチュアルペインの構造解明の必要性を語っている。村田は「人間の存在構造」という語をしばしば用いながら、ガン患者のスピリチュアルペインの構造として、人間の関係存在、時間存在、自律存在の三つを取り上げて、スピリチュアルペインの構造としている。[33] 村田理論は医療者からの評価も高く、小澤竹俊は「スピリチュアルペインのアセスメントを行うだけでなく、スピリチュアルケアのプランを示すことができる」と評価している。[34] 村田理論の特徴は、哲学的立場に立っているので、宗教的立場に依存せず、広い範囲の人に適用できるものになっていることである。

著者は、「スピリチュアリティ」という言語の意味がスピリット（息・風）を語源にしていることに注目した。「息・風」はどこから吹いてくるのかわからないが、天空から吹いてくる。この神秘性と超越性がスピリチュアリティの特徴であると考えられることから、スピリチュアリティの構造に超越性を強調したい。著者が『緩和医療学』に発表したモデルでは、スピリチュアリティの構造を超越性と究極性に求めた[35]。図3は、縦軸（垂直軸）が「超越的他者」と「究極的自己」とから成っている。縦軸は超越性と究極性によって構成され、人間存在を支える軸である。人生を生きる土台、枠組み、価値観をこの垂直軸が創り出している。その後、谷山洋三がこのモデルを批判的に組み立て直し、より日本的なスピリチュアリティの構造を発表した（図4）[36]。谷山は、日本人の生き方には水平的関係をもつ両親や友人たちが、その人のスピリチュアリティを構成すると考えている。この指摘には教えられることが多い。

確かに日本人にとっては、先祖や自然も人生の土台となっていることが多い。日本人の多くは死んだら仏になると信じて死生観を形成し、安心している者も多い。「先祖に申し訳ない」「先祖の恥をさらさないように」などと言って、先祖は死んでも生きている者たちに影響力をもっている[37]。また、日本人と自然との情緒的絆は強く、自然の中に神を見たり、自然崇拝の念が強い[38]。更に、日本人は人間関係において体面を重視し、体面のために人生の選択をする傾向がある。体面を保つために自死を選択することさえあることを考えると、それが絶対的価値をもつことがわかる。人生の危機に直面したときの同僚・友人の一言が、人生の岐路に立つときの選択に決定的力をもつ。また思想や哲学も大きな要因であって、自分の生き方の根本となっている。あるいは、音楽・演劇・絵画・彫刻などがもつ崇高さが、聴く人・見る人に崇高で純粋な体験を与えるものである。崇高なもの、純粋なものに神的存在を見、それとの出会いの体験は傷ついたこころを癒し元気を与えてくれる。また日本人にとって、仕事が人生の選択に非常に大きな影響力をもつことがある。仕事を重視して自己犠牲をするときに

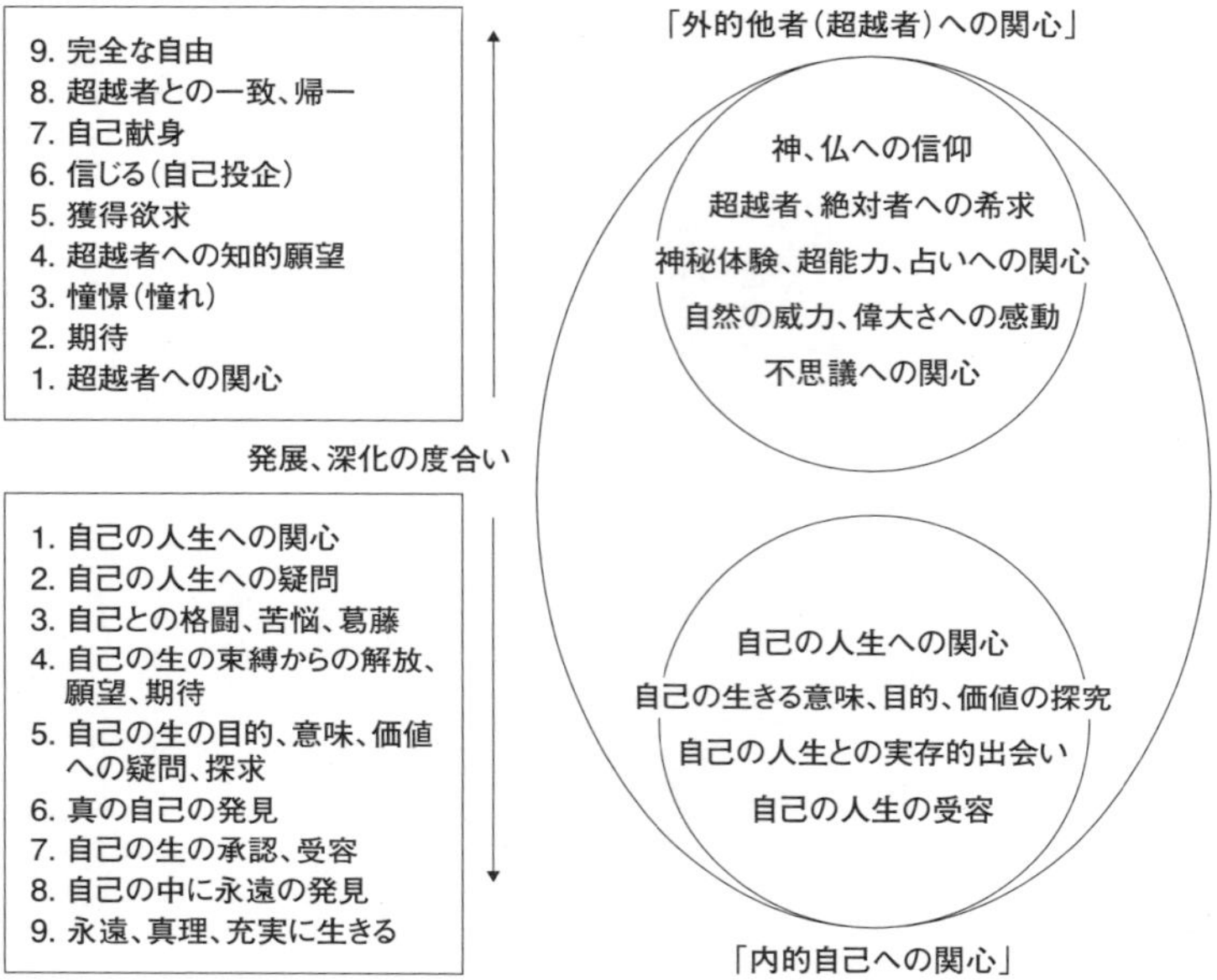

図3　窪寺俊之モデル

出典：『緩和医療学』1997

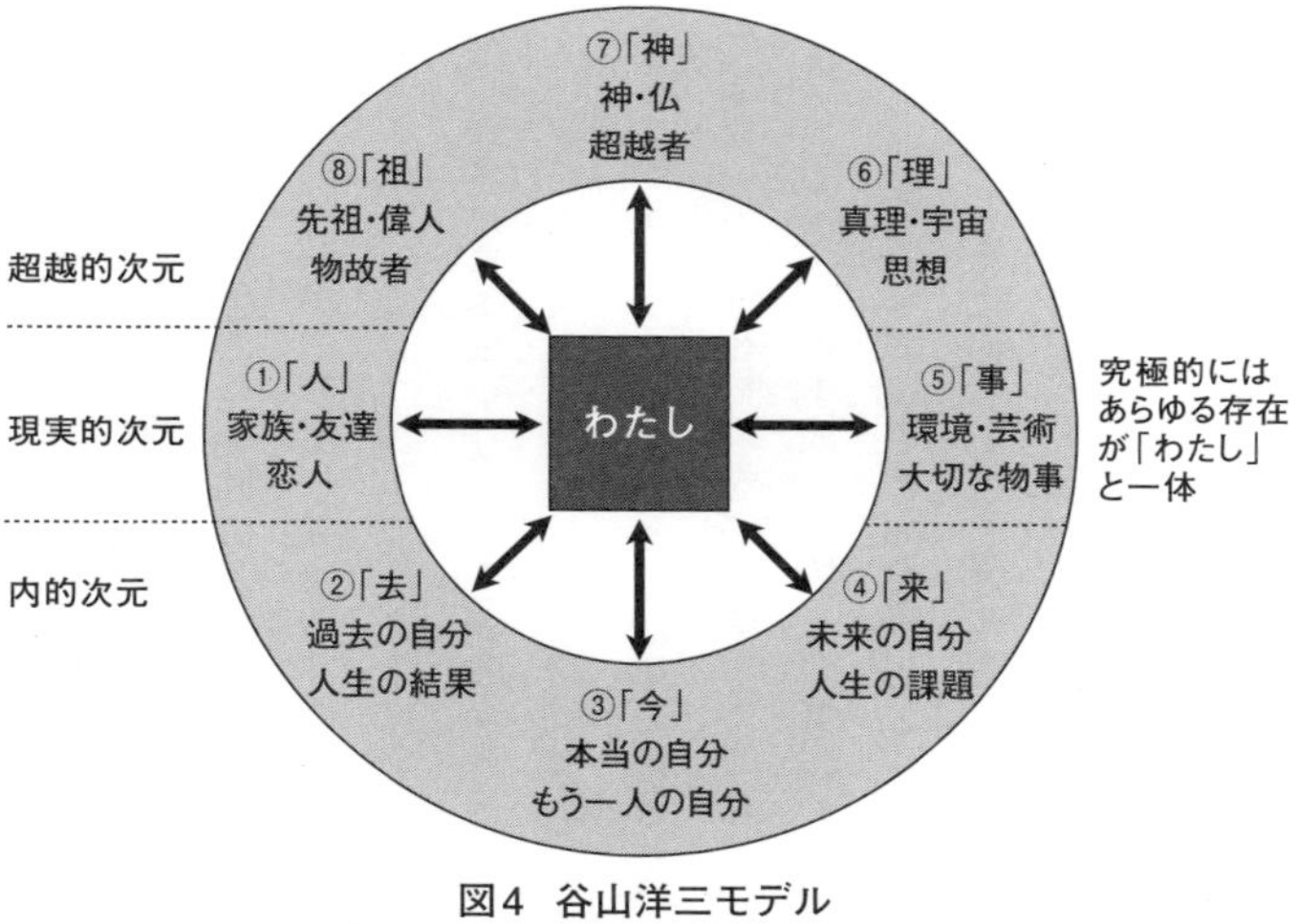

図4　谷山洋三モデル

出典：『続・スピリチュアルケアを語る』2009

は、仕事が神仏のような絶対的意味をもつことがある。

以上のことからわかるのは、超越的存在は神仏という名称が問題なのではなく、その超越的存在が死に直面した人にどんな意味を与えているか、どんな機能を果たしているかが重要であって、生きる土台や枠組みが超越的他者の機能なのである。特に、神仏がもつ超越的力、すべてのものを包み込む愛、過ちや失敗を赦して受け入れる愛、自分のすべてを知り尽くしていてくれる全知なるものを求めている。

さて、谷山モデルの「内的次元」は窪寺モデルの「究極的自己」にあたる。究極的自己とは、内的自己、すなわち自分の中の本当の自己と言われるものであるが、しばしば、自尊心・嫉妬・優越性・劣等感・見栄・欲望に覆われて、本当の自分が見えていないのが現実である。このようなものを脱ぎ捨てて、最後に残るのが究極的自己である。「これこそ本当の自分」「自分の中の自分」「裸の自分」を実感する自己である。このような究極的自己との出会いが、死に直面した人々には顕著に現れる。死が接近し体力が減退することで失われていく自律性・自尊心・気力・名声・他人の評価などを、患者は健康時よりも一層意識する。揺れ動く自分に直面しながら、自己を支えようと努める。そして、それまで自己と思い込んでいた「仮りもの」「借りもの」を脱ぎ捨てざるを得なくなり、より深い確かな自分を見つめるようになる。図3に示したように、普段の自分だと思っている自分を一旦吟味し、一つ一つ点検しながら捨てていくことが多い。「……したい」と意志して、病に冒された身体的現実に照らしてみると、実現不可能であることを認めざるを得なくなる。そこで、今ここでできる可能性を求めて、自己を深めていく。このような過程を通して、患者は究極的自己との出会いを行い、本当の自分を実感していく。

以上、スピリチュアリティの構造を考えてきた。この他にも構造モデルが提案されているが、これ以上は触れない。こうしたスピリチュアリティの構造のモデル化によってケアがしやすくなるという利点がある。その次に必要なのが、スピリチュアリティを作っている要因は何かを明らかにすることである。スピリチュアリティは一つの要因で形成されているとは思えない。複数の構成要因によって形成されていると考えるならば、その要因は何かを明らかにする必要がある。それが明らかになることで、スピリチュアルケアを行う際のケアの多様性を広げることに繋がっていく。

(4) スピリチュアリティの形成

スピリチュアリティは人間固有の生得的特性であり、人間が自己の感情・思想・信仰を強く主張する根本的要因である。このような生得的特性をもつと同時に、個人の生育過程の中で生成されていくものである。つまり環境的影響を受けながら形成されると考えられる。ここではスピリチュアリティの形成に関わる五つの事柄について触れる。

人間のスピリチュアリティ（霊性）形成に大きな影響を与えているものの第一は、生まれた土地の風土・習慣・文化・歴史的状況などである[39]（図5）。例えば湯浅泰雄は、日本人の宗教観は神道に最も深く関わり「農耕儀礼を中心にした信仰習俗を母体にして生まれてきた、神々に関する伝承である[40]」と述べているが、湯浅の宗教観の説明は、スピリチュアリティの形成にも通じている。特に、湯浅が宗教観と述べる内容は社会制度的宗教でなく、むしろ宗教が

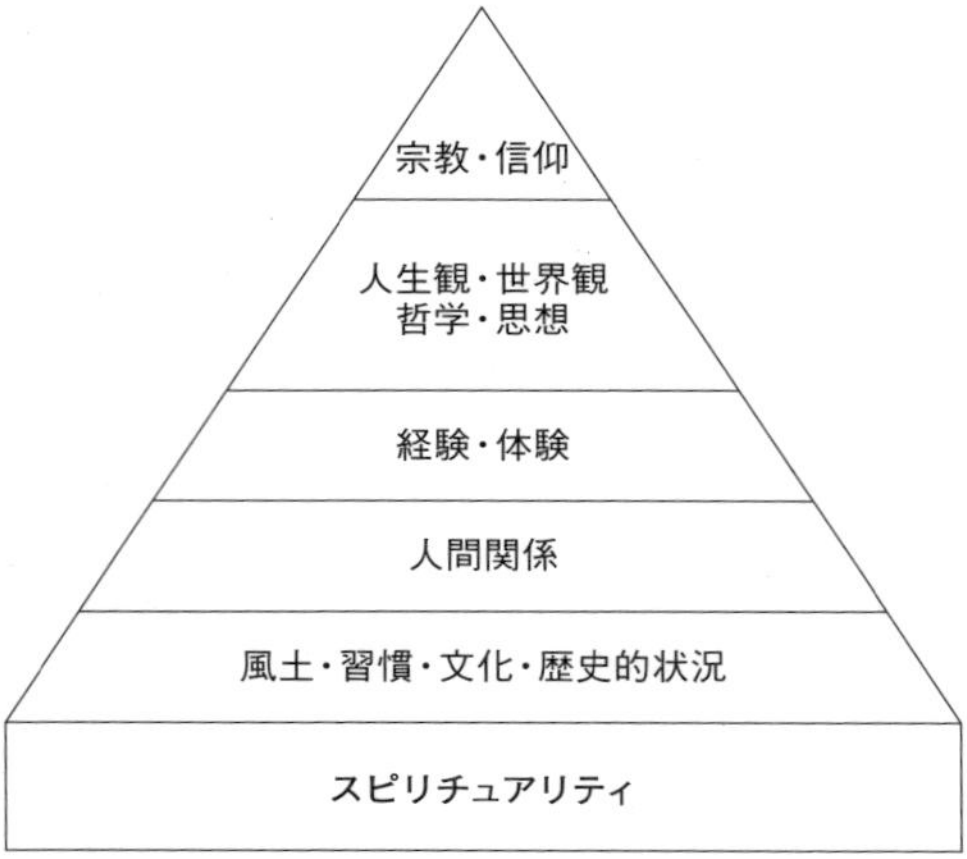

図5 スピリチュアリティの生成
出典：窪寺俊之『スピリチュアルケア概説』2008

組織や制度となる前段階の個人のこころの在り方を述べたものである。そうなると、人々の生活の場がその人の宗教観を形成するという湯浅の考え方は、風土・習慣・文化・歴史的状況などがスピリチュアリティを形成するという考えと立場を同じにする。このことは和辻哲郎が『風土』の中で明らかにしたことでもある。温暖な自然環境に生まれ育ったか、あるいは厳しい自然環境に育ったかで自然観や神観が異なってくる(41)。

第二には、人間関係があげられる。精神科医でガンで亡くなった西川喜作は、人への信頼感がキリスト教への入信の気持ちをもたせたと書いており(42)、人との関係性が宗教的判断に影響を与えることを示している。作家でガンで亡くなった高見順は日記の中で、自分は父親を知らずに育ったので、人を信頼することができなくなったと嘆いている(43)。これらは、人との繋がりが目に見えないものを信じるスピリチュアリティに影響したことを示している。心理学者のジェームス・ファウラーは信仰の発達過程を明らかにしたが、それによれば、両親の宗教的関心や人との付き合い方が子供のスピリチュアルな考え方に影響を与えると述べている(44)。

第三は、人生で会う事柄（病気・事故・災害・愛する人との別離など）の体験などで、人生観の形成に大きな影響力をもち、人生の岐路に立つときの選択や決断に大いに影響力をもってくる。医師の徳永進は、一人の患者の例をあげている。患者は「昔、戦闘機に乗っていた」が「胴体着陸で無事に生還したことがある」と語り、「あの時の奇跡的な生還があるので、私はこの病気ももう一度奇跡を信じて頑張ろうと思います」と経験・体験を記録している(45)。ここには、患者の過去の経験が回復への信念を形成していることがわかる。このような回復への信念は患者の過去の経験が土台になっている。

第四は、その人が学び取った思想、哲学、主義などである。これらは、その人の人生の土台となっており、人生を生きる「枠組み」と深く関わってくる(46)。思想などは目に見えないが、確かに人を支える大きな力になる。その意味で、スピリチュアリティの形成の一つの重要な要因である。

第五には、宗教体験や信仰などがあげられる。これらは目に見えず理性や知性では説明がつかないが、人生の重要な土台の働きを果たしている。[47]スピリチュアリティの形成には、宗教的環境の影響は大きい。スピリチュアリティは、目に見えない神的存在や自己の内面への感性と信頼に依存する面を強くもっている。宗教的感性のない人には、知性・理性で説明したとしても理解できない。

このような要因が相互に関係し合いながら、人は自分の内にスピリチュアリティを形成していく。

このようにスピリチュアリティの形成の要因を明らかにすることは、スピリチュアルケアの可能性を広げることになる。つまり、患者がもつスピリチュアリティ形成の要因を理解することで、患者のスピリチュアルペインが出てくる所在をアセスメントする助けとなる。それに伴ってケア方法の焦点を絞ることができ、スピリチュアルケアの方法の見通しが生まれてくる。

（5）スピリチュアリティの機能（自己保存、自己防衛機能）

スピリチュアリティは、目に見えず五感では認識できないという意味で神秘的である。また人間存在を垂直関係の中で見る意味で、人間の超越性・究極性が強調されている。更に、社会学などではアイデンティティの問題として扱っている。[48]人間が危機に直面したときに「神様、助けてください」と超越的存在の神に呼び求める。スピリチュアリティが覚醒して、危機に直面した人を支える働きをもっている。そこで、ここでは「人を支える」ことに注目して、それをスピリチュアリティの「機能」として理解したい。スピリチュアリティは単に人間の本質を現すだけではなく、危機に直面した人を「支える」機能をもっている。このような機能は人生に土台・意味づけ・枠組みを与えるものである。このような働きとしてスピリチュアリティを捉えると、スピリチュアリティは人間存在が危機に直面して揺れ動き、存在の意味や生きる方向性を失いかけたとき、「人間らしさ、自分らしさ」を支える自己保存の機能として働き始める。

ここで問題になるのは、なぜこのような機能をスピリチュアリティがもっていたかの理由である。人間は本質的に自分の生命の維持、発達を目指して生きていると考えられる。ところが、生物的生命は肉体的限界があって終焉を迎えなくてはならない。ここから、生命維持が危機にさらされるとき、人は特に二つの志向性を示すと考えられる。一つは、永遠を求める方向に機能する。もう一つは、自己の存在のアイデンティティを求める方向で機能する。このような二つの志向性がどこから生まれたのかはまだ研究されていない。ただ想定できることは、人間が「死」や「群れ」を体験して培われた特性と考えられる。人間の生命が回避できない「死」と「群れの生活」のゆえに、人間の中には、生得的にスピリチュアリティが生成されたと言える。次にそれぞれについて言及する。

(1)「死」は人間の有限性を実感させる。それゆえに、無限的・永遠的・全能的な神的存在・超越的存在を求めさせた。神的存在・超越的存在を求める生得的欲望は、このように死に直面することで形成されたものと考えられる。このような神的存在との関係をもとうとすることは、人間の生得的特徴となり、自分を生かすものを神的・神秘的なスピリチュアルな世界に求めてきた。危機によって存在が揺さぶられ「人間らしさ」「自分らしさ」を失いかけると、人間が生得的にもつスピリチュアリティが、いのちの維持・保存する方向に覚醒して働くのである。このような機能は自分を取り戻すという意味の「癒し」の働きをもつもので、自己保存、自己防衛機能と呼ぶことができる。

(2)もう一つは、人間は「群れ」を作る集団的生物である点からスピリチュアリティが生まれたと考えられる。群れの生活でしか人間は生きることができない。しかし、群れという集団生活は必ずしも個人個人が自由ではなく、常に他者との衝突、摩擦があるので、人間として生きるには他者を意識し、理解し、他者と協調するしかない。ときに人間は、集団に無視され、拒否されて、疎外感、虚無感に陥る。このような心的苦痛を解決する仕掛けとしてスピリチュアリティが生成したと考えられる。進化の過程で身につけた「仕掛け」であるスピリチュアリティは、人間の生得的機能として組み込まれ、自己保存的に機能する。人間が適応などの社会性を身につけるのは、個が仲間（集団、共同体）の中で存在するためである。人間は、集団に適応することで個としての弱さを補強できるが、逆に個としての独自性を失う危険にさらされている。人間は集団の生活に強いられつつ、自己の内面を深く探り自己の特異性を見つけ出すことで、存在の意味を見つけ出してきた。ここに自己保存、特に人間らしさ・自分らしさを表するスピリチュアリティの形成の理由がある。

六　結論

スピリチュアルケアの必要性が日本でも徐々に理解されてきたが、実現化の一つの課題は、スピリチュアルケアの理論化である。その理論化の課題の一つとして、人間の生得的性質の「スピリチュアリティ」を生かした、終末期患者の生きる土台、枠組み、価値観を支えるためのスピリチュアルケアの「モデル化」があった。

ここでは患者のスピリチュアリティに注目して、医療における「スピリチュアルケア・モデル」の構築を試みた。スピリチュアルケア・モデルの構築には次の五つの点に留意した。「スピリチュアルケアの目的」「患者とケアラーとの関連性」「スピリチュアリティの構造」「形成」「機能」である。このようなモデルは、スピリチュアルケアのモデルの見取り図を示し、スピリチュアル・ケアワーカーに自分の働きの役割、立場、立ち位置を確認する助けになる。この章では、特にスピリチュアリティの構造を超越性と究極性にもとめ、日本人のスピリチュアリティの幅の広さに注目した。本章のモデルは、特に「スピリチュアリティ」に焦点を当てたもので、今後この研究を土台にして、病気に苦しむ患者や家族が、残された時間をより人間らしく、自分らしく生きる援助（スピリチュアルケア）が広く行きわたることを願うものである。

注

（1）　世界保健機関（ＷＨＯ）は、緩和ケアの定義を一九九〇年に定め、二〇〇二年に改訂を加えたが、「緩和ケアとは、生命を脅かす疾患による問題に直面している患者とその家族に対して、痛みやその他の身体的問題、心理社会的問題、スピリチュアルな問題を早期に発見し、的確なアセスメントと対処（治療・処置）を行うことによって、苦しみを予防し、和らげることで、クオリティ・オブ・ライフ（ＱＯＬ：生活の質）を改善するアプローチである。」（日本ホスピス緩和ケア協会）とある。ここには、スピリチュアルケアの必要性と共に、それは患者の生活の質と関わるので、適切なアセスメント・予防・対処の必要性が述べられている。このような世界の潮流に合わせて日本でもこの数年、緩和医療学会、臨床死生学会、生と死を考える会などで、スピリチュアルケアが研究テーマとして取り上げられている。また、二〇〇七年には、日本スピリチュアルケア学会が日野原重明氏を会長に立ち上がった。当初の事務局は高野山大学で、その後、上智大学が事務局を引き受けて現在に至っている。

（2）　日本では家族の絆が弱くなり、終末期患者の精神的・霊的支えが失われてきている。このような情況に対応する人材養成が求められ、看護協会やボランティア団体でも養成プログラムが作られ始めている。

（3）キューブラー＝ロスの研究は、臨床に立った死生学の先駆けとなった。また、シシリー・ソンダースは臨床医として、スピリチュアルケアの必要性を唱えた最初の人物である。

（4）岩田隆信『医者が末期がん患者になってわかったこと――ある脳外科医が脳腫瘍と闘った壮絶な日々』中経出版、一九九八年、二二頁。「自分の専門領域である脳腫瘍を身をもって知るという貴重な体験をしています。その体験を通して、自分も含め、医療に当たる人たちが、患者に対していかに一方的に接していたかということを痛感したのです。……患者さんが望んでいることと、実際の医療との間には大きな落差が存在していたのです」と述べて、患者の必要に医療者が応えていないことを嘆いている。

（5）Shirley Du Boulay, *Cicely Saunders : The Founder of the Modern Hospice Movement,* Hodder and Stoughton, 1984.『シシリー・ソンダース――ホスピス運動の創始者』若林一美 他訳、日本看護協会出版会、一九八九年。

（6）河正子らの研究は文献整理を行った。今村由香・河正子・萱間真美他「終末期がん患者のスピリチュアリティ概念構造の検討」『ターミナルケア』第一二巻第五号、二〇〇二年、四二五―四三四頁。

（7）spiritualityは（n. 1精神的［霊的］であること、霊性：崇高、脱俗　2［通例pl.］（聖職としての）職務収入）。市河三喜・岩崎民平・河村重治郎編『新英和大辞典』第四版、研究社、一九六〇年。

（8）『新英和大辞典』（第四版）によると、次のようにある。care n.v. 1気がかり、心配、苦労　2［しばしばpl.］心配事、苦労の種：（色々な）煩労、わずらわしい務め、用務　3注意、用心：骨折り　4特に力を入れる事柄：関心、配慮　5世話、監督、保護　6悲しみ　vi. 1気にかかる、気をもむ、心配する　2［否定文・疑問文に用いて］気にする、関心を持つ、かまう、とんちゃくする　3［Infinitiveを伴なって］……したがる、欲する。

（9）窪寺俊之『スピリチュアルケア学序説』三輪書店、二〇〇四年、一四―一六頁。

（10）今日、スピリチュアリティの意味は多様化している。例えば、ゴードン・マーセル監修・青山学院大学総合研究所訳の『キリスト教のスピリチュアリティ』（新教出版社、二〇〇六年）には、「キリスト教のスピリチュアリティ」がキリスト教の本質や特異性を語る言葉として用いられているのみでなく、アメリカのスピリチュアリティ、レズビアンのスピリチュアリティなどの用いられ方もするとある。このようなスピリチュアリティの使用法は、この語を使用する際の混乱や誤解を生む原因になっている。このような多様な使用法が生まれた原因には、今日の文化的状況が大きく影響している。宗教的でありつつ、哲学的、心理学的意味合いをもち、かつ現代人の魂の在り方を表現する言葉として使用されることが多いのである。アメリカのスピリチュアリティやレズビアンのスピリチュアリティという言い方の「スピリチュアリティ」は、アイデンティティの意味で用いられている。

(11) 宗教者として島薗進・鎌田東二、社会学者として樫尾直樹・伊藤雅之・葛西賢太、教育学者として西平直、医師として柏木哲夫・平山正実・種村健二朗、看護師として田村恵子・河正子などが一例である。その他にも貴重な研究をしている研究者は多い。

(12) リチャード・J・フォスター『スピリチュアリティ成長への道』中島修平訳、日本キリスト教団出版局、二〇〇六年。玉城康四郎『仏教の根底にあるもの』講談社、一九八六年。この類の文献はすでに膨大な量になっている。

(13) スピリチュアル・ディレクション（spiritual direction）は、最近注目を浴びている。英米の教会・神学校でもこの方面のコースが設けられている。この教育法の定義には多様性があるが、ジェーム・キーガン神父は「スピリチュアル・ディレクションの目的は、人が自分の神・神的存在に目覚め、それと成熟した関係をもって、自由と確信をもつことである」という。またトーマス・マートンも「私たちの魂の中に隠れている聖霊に出会い、それに自分の人生をゆだねて生きることをスピリチュアル・ディレクションは目的にしている」と述べている。http://www.spiritual-direction-in-essex.org.uk/page 3.htm（2008.01.31）を閲覧。その他、Rodney J. Hunter, edal. (eds.) *Dictionary of Pastoral Care and Counseling*, Abington press, 1990. を参照。この本の中にスピリチュアル・ディレクションの歴史・伝統（pp.1210-1213 M. Thornton）、スピリチュアル・ディレクションと牧会配慮との関係（pp.1213-1215 A. Jones）などについて詳しい説明がある。

(14) 東方のアントニオス（二五一頃―三五六年）は、エジプトの比較的裕福な家庭に育ったが、すべてのもち物を売り払って、極端に簡素なライフスタイルをした。所有物の放棄、独身、不断の祈りに専念した。もう一方で、アントニオスは集団を形成し、一人の教師を中心にした共同体の生活を生み出した。西方のベネディクトゥス（四八〇頃―五四七年頃）はイタリアのヌルシアに生まれ、やがて「西欧修道士の父」と称された。修道規則ベネディクトゥス『会則』の制定者として、また多くの修道院を創設したことで高く評価されている。ベネディクトゥスは、修道生活は神の家族である一つの共同体で生きることを強調し、隠遁生活や大胆な禁欲主義的生活をあまり評価しなかった。

(15) 窪寺、前掲書、一三頁。著者はその中に「『超越的なもの』が存在の枠組みとなり、『究極的なもの』が自己同一性を与えるものとなる」と書いた。
(16) ドゥブレイ（若林他訳）、前掲書、四頁。
(17) 世界保健機関（ＷＨＯ）編『がんの痛みからの解放とパリアティブ・ケア――がん患者の生命へのよき支援のために』武田文和訳、金原出版、一九九三年。
(18) スピリチュアルケアの宗教色が薄い理由は、患者の魂を支えるものが宗教だけに限らないという見解に立っている。父母との絆や先祖への思いが、スピリチュアリティの機能を果たしている場合があると考えられる。しかしそのことは、スピリチュアル・ケアワーカーが宗教をもつ必然的理由がないことにはならない。ケアワーカーが自分自身のスピリチュアリティに責任をもつためには、自分自身の信仰をもつことの意味は非常に大きいと認識しておく必要がある。
(19) スピリチュアルケアの理解の仕方は多様であるが、その一つはいのちへのケアと解釈する人がいる。それはいのちに関わり、いのちの意味を明らかにし、いのちの輝きを増すための援助と考えるからである。
(20) 伊藤高章「チーム医療におけるスピリチュアルケア」『続・スピリチュアルケアを語る――医療・看護・介護・福祉への新しい視点』窪寺俊之・平林孝裕編著、関西学院大学出版会、二〇〇九年、四五―七五頁。
(21) 同書、五七頁。
(22) 村田久行「スピリチュアルペインの構造から考えるケア　終末期患者のスピリチュアルペインとそのケア――現象学的アプローチによる解明」『緩和ケア』（増大特集スピリチュアルペイン――いのちを支えるケア）第一五巻第五号、二〇〇五年、三八五―三九〇頁。
(23) 同論文、三八五頁。
(24) 同論文、三九〇頁。
(25) 淀川キリスト教病院ホスピス編『緩和ケアマニュアル』最新医学社、一九九二年、三四頁。
(26) 『精選版　日本国語大辞典』二〇〇六年、小学館。
(27) 宗像恒次「エイズを通じた人類社会の新たな秩序」『病と医療の社会学』井上俊也編、岩波書店、一九九六年、一四四―一四八頁。
(28) 同書、一四五頁。
(29) 同書、一四四頁。更に、宗像は「産業社会モデル」と「成熟社会モデル」を対比して、次の六つの点を比較している。

秩序を動機づけるもの・秩序のマネジメント・秩序のあり方・秩序の主な担い手・社会成員の主たる行動特性・人権概念と情報管理である（一四七頁）。

(30) 若林一美「死を看取る者たち」『病と医療の社会学』井上俊他編、岩波書店、一九九六年、二一五頁。若林は「長期間ひき離された患者と家族の関係にもおこりうる。患者の闘病は長期に及ぶことが多く、そのほとんどを病院で過ごすことになる。いつのまにか家族の間では、その人のいない生活パターンができあがってしまう。そのため患者がたまに外泊許可がでて家にもどっても、その人の居場所がなく、寂しい思いをつのらせてしまうことにもなりかねない」と述べている。患者一人へのケアというよりも、患者を支える家族を含めたケアの必要性がある。

(31) 窪寺、前掲書、七五頁。

(32) 「癒し」healingとは、形容詞や名詞で「いやす」「治療」の意味である。「癒す」heal他動詞では「いやす」・なおす・和解させる・仲直りさせる。自動詞では、なおる・いえるの意味である（『新英和大辞典』第四版、研究社）。このことから癒しhealは自分と自分との関係、自分と人との関係、自分と超越者（神様）との関係の回復を指していると解釈できる。

(33) 村田、前掲論文、三八五—三九〇頁。

(34) 小澤竹俊「現場で出会った方へのスピリチュアルケア　村田理論を用いたスピリチュアルケア」『緩和ケア』第一五巻第五号、二〇〇五年、四〇二—四〇六頁。

(35) 窪寺俊之「スピリチュアルケアとＱＯＬ」『緩和医療学』柏木哲夫・石谷邦彦編、三輪書店、一九九七年、二三二—二三四頁。

(36) 谷山洋三「スピリチュアルケアの構造——窪寺理論に日本の仏教者の視点を加える」『続・スピリチュアルケアを語る』窪寺俊之・平林孝裕編著、関西学院大学出版局、二〇〇九年、八八頁。

(37) 梅原猛『美と宗教の発見——創造的日本文化論』講談社文庫、一九七六年、二四二頁。梅原は、キリスト教的視点から日本の宗教を見ると、キリスト教は人格神を語り、日本の宗教はアニミズム的で未発達だと言われることに反発している。「一神教は多神教よりはるかに高等で、人格神は自然神より、はるかに文明的な宗教のはずである。こういう標準から見れば、神道はキリスト教よりは勿論、仏教よりもはるかにおとったアニミズムという点で原始宗教の段階をまだまぬがれていない低級な宗教となる。しかし、果して人格神は自然神より一層高度な神であり、多神教は一神教より一層低級な宗教であるという客観的基準はどこにあるのか」と語っている。ここにあるのは、日本人の宗教感情を現したものので、キリスト教的視点の問題点を指摘したものである。

(38) 久保田展弘『日本の聖地――日本宗教とは何か』講談社学術文庫、二〇〇四年、一九頁。久保田は自然に神を見る日本人の姿を、「本来神である樹木に、自分の全身全霊の祈りを籠めたということなのだろう。その木は、祈りを籠めた人の心のよりどころとして、子孫におよんで守護神の役を果たしているのである。」と述べている。

(39) Elizabeth Johnstone Taylor, *Spiritual Care : Nursing Theory, Research, and Practice*, Prentice Hall, 2002. 『スピリチュアルケア――看護のための理論・研究・実践』江本愛子・江本新監訳、医学書院、二〇〇八年、一〇―一二〇頁。スピリチュアリティを形成するものとして、宗教・文化・人間関係・風習・道徳倫理などをあげている。

(40) 湯浅泰雄「日本人のスピリチュアリティ」『スピリチュアリティの心理学――心の時代の学問を求めて』安藤治・湯浅泰雄編、せせらぎ出版、二〇〇七年、二七一頁。

(41) 和辻哲郎『風土――人間学的考察』岩波書店、一九六三年。和辻は、西欧は牧場的風土、中東やアフリカは砂漠的風土、日本の風土をモンスーン的風土と位置づけて、「モンスーン域の風土は暑熱と湿気との結合をその特性とする」と述べ、「湿潤が自然の恵みを意味する」と解釈して日本人の宗教観は「受容的忍従的」であると述べている。

(42) 西川喜作『輝やけ 我が命の日々よ――ガンを宣告された精神科医の1000日』新潮社、一九八二年、一八二頁。西川は次のように書いている。「斧医師はカトリック信者である。穏かで強くしかも心優しい。信仰がそうさせているのだろうか。この頃、私もふと入信しようかと思うことがある」。ここには斧医師の西川喜作への影響力を見ることができる。スピリチュアリティの形成には尊敬する人の影響が見られると言えよう。

(43) 高見順『闘病日記　下』(同時代ライブラリー)岩波書店、一九九〇年、二〇三―二〇四頁。「日本の兵隊で、『お父つぁん』『お父さん』と言って死ぬのがあるだろうか。……私には、一、父がいない。……二、『父』もない。私は今、父をさがし、『父』をさがしているような気がする。文学が私にとって『父』ではなかったのか。文学が『神』にかわりうるものではなかったのか」とあり、高見にとって、父との関係が宗教や文学と深い関係のあることがわかる。

(44) James W. Fowler, *Stages of Faith : The Psychology of Human Development*, Harper San Francisco, 1995, pp.37-86.

(45) 徳永進『みんなのターミナルケア――看護婦さんの便りから』関西看護出版、一九九四年、一三九―一四〇頁。

(46) 高見、前掲書、一六―一七頁。「マルクス主義と宗教。死の問題とマルクス主義。この調和をどうしたらいいか。いろいろの二元論を、どうやら克服した私が、ここに『心の平和』のえられぬ問題がある」と述べているが、ここには死に直面して葛藤する心を枠づけるスピリチュアルなものを宗教・マルクス主義に求めている高見順の姿が在る。

(47) 森山健也『ホスピスでの語らいから』いのちのことば社、二〇〇二年。宗教が患者のスピリチュアリティを形成し、危機の支えとなった。このように宗教が終末期の患者のいのちの垂直的関係を形成している例は、宗教の信仰者の例に多く見られる。

(48) 樫尾直樹「新しい〈民族〉が生み出すスピリチュアリティ　宗教的共同性が生成する場」『スピリチュアリティの社会学――現代世界の宗教性の探求』伊藤雅之・樫尾直樹・弓山達也編、世界思想社、二〇〇四年、一一〇―一二一頁。樫尾は「宗教的共同体の特異性としてのスピリチュアリティ」を強調して既存の宗教研究を批判しつつ、宗教的共同性とスピリチュアリティを扱っている。この宗教的共同性は、宗教のアイデンティティと言い換えることができるものと思われる。

第七章

スピリチュアルケアにおける「ケアすること」と「ケアされること」の本質的問題

要旨

終末期がん患者のスピリチュアルケアの必要性は、一般的に知られてきたが「ケアすること」と「ケアされること」がもつ本質的問題については、まだ十分議論されていない。ケアされる患者のスピリチュアルペインはしばしば不条理の問題である。そのために「ケアすること」には非常なストレスが伴う。また、「ケアされること」が患者の精神的負担になることもあり、ケアには十分な心遣いが必要になる。そして結果的に「ケアする者」へのスピリチュアルケアが必要になる。

「ケア」(care) という概念がもつ二つの意味「世話をする」と「心を痛める」を中心にして、両者の意味を明らかにしつつ「ケア者のためのケア」の必要性を論じた。

◆キーワード：スピリチュアル・ペイン、スピリチュアルケア、ケア、ケアすること、ケアされること

一　はじめに

今日、医療、看護、介護の世界で、終末期ガン患者へのケアの仕方が議論されている。終末期ガン患者とは、現代の医療水準で判断して、ガンの完治が不可能で、かつ余命が六か月と推定される患者を指す。このような終末期ガン患者には、完治は不可能でも疼痛緩和が不可欠である。肉体的疼痛の緩和に加えて、心のケアが重要であると言われ、こころのケアの中の一つにスピリチュアルケアが必要であると言われている。[1]スピリチュアルケアについては、ホスピス運動の発展に伴って注目を浴び、いろいろな学術的研究が少しずつなされている。[2]しかし、このような発展過程で明らかになったことは、いまだに「スピリチュアル」とは何か、「ケア」とは何かという、最も根本的問題が明確になっていないことである。[3]この章では、特に「ケア」に焦点を当てて、終末期ガン患者がもつ多様なニーズに応える「ケア」を取り上げて検討したい。「ケア」(care)とは、配慮する、世話をする、面倒をみる、などの意味であるが、[4]終末期ガン患者のケア(世話をする)とは、何をケアするのか(ケアの対象)、どのような方法で(方法論)、何を目標にケアするのか(目標)、誰がケアを担うのか(援助者)などが明らかにされなくてはならない。更に、「ケアすること」自体に伴う困難や問題を明らかにして、その解決への道が示される必要がある。

本章では「ケアすること」と「ケアされること」の本質を明らかにすることである。「ケアする」援助者は私たち人間である。その人間は、他者への理解力、包容力、実行力などを無限にもつのではない。つまり、現実の「ケア」は無限に可能なのではない。また「ケアされることも」精神的負担を負うかもしれない。そこでこの章では、「ケアすること」と「ケアされること」を批判的に分析して、明らかにしたい。

この目的のために以下のような論述をとる。第一節では、「終末期ガン患者の現状」について述べる。それとの関連で、スピリチュアルケアの必要性が明らかにされる。第二節では、終末期ガン患者への治療（キュア）中心医療の問題点を明らかにし、「ケア中心」の「緩和医療の必要性」について述べる。第三節では、特に「ケア」に焦点を当てて、その問題を明らかにし「ケア中心の医療」を実践しようとすることに伴う困難さを述べる。最後に、第四節では、それまでの議論で明らかになったケア中心の医療の困難さを認識しながら、「ケアすること」と「ケアされること」について述べる。

一　終末期ガン患者の現状

二〇一七年の死亡者のうち二五％がガンで死亡しており、この数は年々増加傾向にある。その患者の約九〇％が自宅から離れて、病院で亡くなっている。現代の医療は、最先端の科学的医学に支えられて、多くの疾病は治療できるようになったが、現在でも完治できない疾病の一つは、終末期のガンである。終末期のガンは、最先端医学の知識・技術でも完治できない。それにもかかわらず、標準的治療法は、外科手術、薬物療法、放射線療法で、最近ではガン遺伝子治療や免疫治療などが治療効果を上げているが、それでも死を免れることはない。このような治療・延命の医療の在り方には苦痛が伴い、患者の人間性まで脅かされる点があって、二〇世紀の半ばから、多くの批判が出されている。このような批判の中心は、疾患の治療（キュア）にのみに関心を払ってきた医療の在り方に向けられたもので、疾病を負う人間を見失っているとの批判が、医療関係者の中からも出ている。例えば、医学教育に携わってきた池辺義教は、医療が医学の知識や技術に走るのは、「医学の本質を見失われる」と述べている。[5] 更に、現代医学の最先端の知識と技術が行使される集中治療室は「現代の拷問室である」と表現している。[6] また、長い間、在野の医学者として患者の立場から医療を考えてきた松田道雄は、治療延命の現代医療は、患者の医療選択権を無視して患者を苦しめていると批判している。「今の私の生活は八十七年かけてつくりあげた本拠をはなれてはできない。やれ検査だ、やれ点滴だ、やれ照射だと病院の都合で一日を分断されては、書庫をさがしたり、ビデオをみたり、ステレオをきいたりできない。病院の医者は生物的生命をまもろうとしているが、こちらは人間の生活をまもろうとする」[7] と述べて、現代の治療延命の医療理念に対して厳しい見解を述べている。池辺や松田の批判の中心には、患者は人間であるのに、医療者が疾患としてしか扱わず、人間らしさ、自分らしさを失っている医療の現状がある。

このような疾病の治療に専念してきた現代医療を反省し、新たな医療への動きが生まれてきた。それは、不治の病に苦しみ、人間としての苦悩をもつ患者を人間全体（total being）として支える医療である。患者の残された生命・生活の質を高めることを医療の目的とする理念である。このような新たな医療理念が生まれた中で、世界保健機関（ＷＨＯ）は専門委員会を設けて、ガン末期の患者への医療のあり方を検討し、その結果を一九九〇年に専門委員会報告八〇四号として公刊した。[8] その報告書の中で、終末期患者への医療は、治療・延命の医療ではなく緩和医療であるべきことを明示し、かつ患者が苦痛緩和を受けることは、患者の権利であると明示している。[9] このＷＨＯ専門委員会が、終末期ガン患者への医療は緩和医療であり、かつ苦痛の緩和は患者の権利であると明言したことによって、終末期ガン患者への医療は、緩和医療への方向転換した。それは、終末期ガン患者に大きな慰めを与えるものである。

ＷＨＯ専門委員会報告書八〇四号は、具体的苦痛について、身体的、心理的、社会的、霊的側面をあげている。[10] 終末期ガン患者の苦痛を、身体的、心理的、社会的、霊的苦痛として捉え、その一つとして霊的苦痛をあげて、その緩和を取り上げた点は高く評価される。そして、スピリチュアル（霊的）を、次のように説明している。

人間として生きることに関連した経験的一側面であり、身体感覚的な現象を超越して得た体験を表す言葉である。……「霊的」は「宗教的」と同じ意味ではない。霊的な因子は身体的、心理的、社会的因子を包含した人間の「生」の全体像を構成する一因子とみることができ、生きている意味や目的についての関心や懸念とかかわっていることが多い。[11]

ＷＨＯ専門委員会の理解の特徴は「霊的」（スピリチュアル）を、身体的感覚を超えた体験の要素をもち、生きる意味、目的に関わるものだと指摘したことである。

このような霊的苦痛は、ＷＨＯ報告書が出る前から臨床の場ではすでに知られていて、患者が投げかける問いの中に見出されていた。その一つが、死の研究を始めていた精神科医のキューブラー＝ロスである。彼女は、死に逝く人たちが、神への問いや神との取り引きをすることを明らかにしている。この「神への問いかけ」「取り引き」は、霊的苦痛と解釈できるものである。[12]

キューブラー＝ロスが『死ぬ瞬間』を出版したのは一九六九年であるが、ほぼ同じ頃（一九六七年）、英国で末期ガン患者への医療に専念していたシシリー・ソンダースも、患者が霊的苦痛で苦しむことをつぶさに観察していた。彼女は、患者が肉体的苦痛のみならず人間全体として苦痛を経験しているので、その全体の苦痛緩和を目的としたホスピスを、一九六七年に英国にセント・クリストファー・ホスピスとして発足した。[13] 彼女は霊的苦痛（スピリチュアルペイン）について次のように述べている。

「『もしこれだけでもしていたら……』『……しなければよかったのに……』『遅すぎたようだ……』などという失敗や後悔の念を多くの人々がよく表し、ときにはかなり強く表すこともある。多くの患者が自責の念あるいは罪の感情を持ち、自分自身の存在に価値がなくなったと感じ、ときには深い苦悶の中に陥っている。このことが、真に『霊的（spiritual）な痛み』と呼ぶべきものとなり、それに対処するために助を必要としている」[14]と述べている。ソンダースは、後悔の念、罪責感、存在の意味の喪失など人間の実存に関わる問題を、スピリチュアルな問題として定義している。

このように終末期ガン患者にとっては、スピリチュアルペイン（霊的苦痛）の緩和の意味は非常に重大である。そしてスピリチュアルペインとは、終末期患者が生きる支えを失い、生きる目的が見出せず、孤独に苛まれる苦痛である。死への直面は、健康なときの人生の目的や人生観全体が崩れることが多く、新たな目的を見出し、苦難の意味、あるいは、死後の生命の問題などを解決しなくてはならない。多くの患者は、未解決の中で不安、恐怖などに襲われている。そのような危機状況の中で残された生命を価値あるものとして生きるために、スピリチュアルケアが必要なのである。しかし、わが国でスピリチュアルケアが具体的に行われているところはわずかである。具体的実現には、いくつかの解決すべき課題が残っていると言える[15]。

日本では二〇〇八年に「スピリチュアルケア」学会が発足して、学術的研究が始まったばかりである。毎年学術大会が開催されて、二〇一七年には学会誌『スピリチュアルケア研究』が発刊された。「スピリチュアルケア」の定義について議論されているが、まだ一つに定まっていない。また、臨接領域にある心理的・精神的ケアや宗教的ケアとの相違点も明確化されなくてはならない。このようなことを念頭に置きながら、この章ではスピリチュアルケアの具体化に伴う「ケア」という援助に焦点を当てて検討する。「ケアする」にはどんな困難が伴うのか、その困難の具体的解決法は何かなどを明らかにして、最後にはスピリチュアルケアの実現への可能性を明らかにしたい。

三　緩和医療と「ケア」の必要性と役割

すでに、今日の医療は現代の先端医学を用いて疾患治療を目的にしていることを述べた。その結果、患者の全体的存在を忘れて疾病の治療にのみに走り、患者の精神的苦悩に関わらなくなったことを述べた。そこには肉体と精神を二分化する考えがある。このようなデカルト以来の思考法に対して、イヴァン・イリッチは「痛みは、苦悶、罪業感、罪、苦悩、恐怖、飢餓、損傷、不快感などとの関係のなかでその位置を変化させてきている」[16]と、痛みは肉体的苦痛と苦悶や罪業感が深く関わっていることを述べている。つまり肉体的苦痛の緩和には、精神的苦悩の軽減も必要だということである。このことは、医学が疾病の治療にのみ専念せずに、人間の苦悶や罪責感への関心と配慮が必要なことを述べたものである。医学が人間の内面的問題への関心と配慮を失うとき、疾患の治療や原因の追求などに集中してしまい、患者を医学の道具にしてしまう。この点を池辺は「現代医学はあまりにも細分化し専門化している。その結果、当然のことながら医療の全体、病気の全体という視点が欠落する」[17]と述べているが、この批判は的を射ていると言える。そして、このような医療の在り方は反省すべきである。[18]

患者への「ケア」が重要になるのは、終末期ガン患者のように、治療（キュア）ができなくなった人たちに対して特に大きな意味をもつ。世界保健機関専門委員会は「パリアティブ・ケアとは、治癒を目的とした治療に反応しなくなった疾患をもつ患者に対して行われる積極的で全体的な医療ケアであり、痛みのコントロール、痛み以外の諸症状のコントロール、心理的な苦痛、社会面の問題、霊的な問題（spiritual problems）の解決がもっとも重要な課題となる。パリアティブ・ケアの最終目標は、患者とその家族にとってできる限り良好なクオリティ・オブ・ライフを実現させることである」[19]と定義している。緩和医療は患者を全存在として看る医療であって、患者を肉体的、社会的、精神的、スピリチュアル（霊的）な存在として看る。[20]このような医療では、患者の人生と深く関わることになる。つまり、患者の苦悶や罪業感にも配慮する医療であり、それを実現するには、多くの時間をかけて深く、患者の揺れ動く心の内を聴く忍耐が求められる。

ここで問題になることがいくつかある。

第一は、死に直面した人の苦悩を、健康人が理解できるのかという問題である。自分の死に直面したことのない人が、死に怯え、不安と恐怖に襲われている人を理解できるのか。人は自分の経験したことしか、本当の意味では理解できないのではないか。死に直面した人の不安や恐怖は、他人には十分には理解できないという限界に突き当たる。

第二は、死に直面した終末期患者がもつ不安、恐怖、孤独感、疎外感、虚無感を「共有する」ことが「ケア」の中心課題なのかどうか。もし、「共有」がケアの中心課題ならば、「ケア」はケアする者に精神的負担が大きくのしかかってくるのではないか。そしてケアする者は、その精神的負担を引き受けることができるだろうか。

第三は、「ケアする」という行為は、ケアされる者の人格、尊厳を傷つけることにはならないのか。「ケアを受ける側」の患者は、自らの弱さや無力さを開示することになるから、「ケアされること」によって尊厳が損なわれることにはならないのか。

第四に、「ケアする」とは、ケアされる者の魂の苦痛に耳を傾け、それを分かち合い、人格に配慮し、人間らしさ、自分らしさを支えるものであるとするなら、「ケアする者」に多くの労力と忍耐を求めるものにならないか。忍耐して労することを個人の善意、あるいは個人の倫理観に頼ることで可能なのだろうか。可能な忍耐の限界を超えて犠牲を求めることにはならないのか。そうであれば、「ケア」は持続的に継続が不可能になるのではないか。善意や犠牲がケアの基本的必要条件になれば、誰でもできるケアではなくなってしまう。

今まで述べたように「ケア」とは、患者の全存在を支える働きであるから、当然患者の人格に触れ、患者の魂からの叫びや悲痛な声に触れることである。そして、その叫びや悲痛な声はケアする人の耳にこびりつき、安易に掻き消すことができないものとなる。患者の悲痛な叫びは、聴く者の人格をも摑む力をもっている。それを聞いた者は、痛みを感じて、人格が揺り動かされ、人生観や世界観さえも変えられることがあるのだ。患者の叫びや悲痛との触れ合いの厳しい現実は、医療職、看護職、介護職についた者が疲れ果てて離職することの理由の一つと考えられる。終末期ガン患者へのスピリチュアルケアには、以上のような課題がつきまとう。人格的な疲労は、スピリチュアルケアの継続を非常に困難なものにすることになる。言い換えれば「ケア」という行為が、ケアする者の善意、職業的倫理観に立つだけのものであるなら、最後にはケア者にとって精神的負担となり、かつ犠牲を強いるものになってしまう。[21] それだけではなく精神科医の吉川武彦はケアを受ける側（患者）は、「ケアを受けるばかりで小さくなっていなければならない」と指摘している。[22] ケアされることが辛い経験を与えることになると述べたのである。以上のように「スピリチュアルケア」の具体化には、いくつもの課題があると言える。この章では「ケア」の継続化は、「ケアする人」の一方的善意や倫理観のみに依存していては不可能であると考えている。そこで、「ケア」にはケアの相互性の存在、つまり両者が共に与え、共に受けるという点に注目したい。このような相互性の中で互いに成長し合うことに注目したい。

四　「ケア」の概念の検討

終末期ガン患者への医療の中で「ケア」が中心的問題になったのは、それほど昔ではない。医療の第一の課題は癌の治療であった。治療（キュア）ができなくなった終末期患者を治療不可能だからと見捨てず、患者の全存在に注目して生活の質（ＱＯＬ）の高い時間を過ごせるようにする医療が、ケア中心の医療である。[23] このような医療の在り方の中では、常に「キュア」「ケア」とが対比されながら議論されている。[24]「キュア」は、一般的には治療、治すなどと訳されているが、治療の対象はあくまで疾病である。治療においては、治療者と患者との関係は上下関係になる。治療者は健康で上位にある。患者は治療される側にあり、弱い立場で下位にある。この上下関係は、下位にある弱者の自己表現、意思表示を困難にし、弱者に忍耐と諦めを強いることになる。その結果は、医療者（キュアラー）が患者を医療対象（物体）として見ることから、患者の尊厳や患者らしさは軽視されてしまう。また、人格を無視した過剰医療を生み出す結果にも繋がる。

これに対して、「ケア」は患者自身が対象で、患者自身が苦難や人生の不条理に悩みながらも生きようとしているので、その生への意欲を支え、励まし、その人らしく生きることを可能にする援助である。「ケア」は、患者の人間性、尊厳を重視し、その人らしく生きるための援助である。そこでは患者自身の意思、選択の自由が尊重され、その人らしい生命の質が保障される医療となる。哲学者のミルトン・メイヤロフは、「一人の人格をケアするとは、最も深い意味で、その人が成長すること、自己実現することをたすけること」であると述べている。[25] ケアとは、人間の尊厳が第一義的意味をもち、その人自身を生かすことを目的とする援助である。終末期ガン患者に当てはめれば、残された人生をその人らしく生き、病気の中でも成長することを支えることである。

「ケア」の語源をたどるとラテン語のcura（クーラ）である。[26] この語は、英語のcure（キュア）とcare（ケア）の語源になっていて、「キュア」は治療と訳され、ケアは看護、世話するなどと訳されている。先に述べたように、「キュア」には医療者と患者との間に上下関係があり、かつ「キュア」の関心は疾病の治療である。しかし終末期ガン患者の求めは、自分の人生観や宗教などを含めた全体的存在を支えてくれる医療であって、それは「ケア中心の医療」である。

そこで、ここでは「ケア」の辞典的意味に焦点を当てて、その本質を明らかにしてみよう。『新英和大辞典』第四版（研究社、一九六〇年）によれば、英語のcare（ケア）には、二つの意味がある。第一は、自分自身が心を痛めて苦しむことで、心配になる、気を揉むなどと訳される。第二は、他の人のことを心にかけて世話をする、人の面倒を見るなどの意味である。この二つの意味からcare（ケア）は、ケアする側の人も、受ける側の人も、痛み・悩むという共通の体験をしていることを示す言葉だとわかる。ケアする人自身は、ケアされる人の外側に立って観察するものではなく、内側に入って共通体験をもっているのである。この両者は、ケアの関係の中では上下関係にあるというよりも、互いに一つになることが示されている。

ここから明らかになるのは、「ケア」が人の善意や倫理観に依存する面はありながらも、深いところでは、両者が一つの体験をもっている点である。メイヤロフは「私は、自分自身を実現するために相手の成長をたすけようと試みるのではなく、相手の成長をたすけること、そのことによってこそ私は自分自身を実現するのである」[27]と述べている。そこでは、する／されるという関係や、どちらが利益を得るかという問題は取り除かれているということである。吉川武彦は「ケア」から「シェア」への転換を述べて、次のように語っている。「病気を抱えたり、障害を抱えている人たちの病気や障害を軽くすることもだいじでしょう。そして病気になった人や障害をもった人をお世話することもだいじです。でもそれでは、どこか治療者と患者、援助者と被援助者という構図がちらつきます。そこで考えたことが、病気や障害は確かに病気になった人や障害を負った〝その人〟に降りかかるものなのですが、それを〝その人〟に降りかかったものとして考えないという新しい考えをつくれば、その構図が変わるのではないかと思うのです。そこに登場させた言葉が、シェア（分かちもつ、共有する）です」[28]。吉川のこの指摘に著者も多いに同感するが、シェアすることで病人や障害者の負担は軽くなり、負いやすくなるものの、その地点で止まってしまうのではないか。シェアすることで両者が成長するという視点が、吉川の指摘にはないように見える。「ケア」はこのような相互に経験を共有し、かつ成長へと促される性格をもっている。

そして、この痛みを共有するということから、「ケア」に伴う精神的負担がケアする側に生じてくるのである。この精神的負担は、特にスピリチュアルケアに携わるとき、身体的苦痛の緩和のためのケアとは質的に異なるものになる。患者は死の危機状況にあるので、ケアする者自身も患者と共に死に直面せざるを得ない。そのためケアする者もケアに疲れ果ててしまう現実がある。

死に逝く人へのケアには精神的疲労が伴うもので、それはしばしば、ストレスの問題として扱われてきた[29]。身体的ケアに携わる人の疲労については今までにもいくつか扱われてきたが、スピリチュアルケアに携わることからくる疲労については議論されたことはない。

ここでは、スピリチュアルケアが疲れる理由をあげてみる。

(1) 患者は、病気や死の接近によって肉体的に疲労し、精神的、社会的苦痛を負いつつ弱り果てている。善意のケア者は、弱り果てた人を前にして、力を尽くしても、なかなか成果が見えない現実に無言の圧力を感じてしまう。すなわち、苦痛緩和の困難さからくるあせりと援助への義務感の中で、迷い、葛藤し、無力感に襲われる。義務感からのケアは、苦痛の原因となってしまう。

(2) ケアを受ける人は、個人的、人格的深刻な重い課題や問題を抱えている人もいる。個人的、人格的特異な重荷や心の苦悩を聴くことは、ケアする者が一旦は自分の思考の枠や価値観を脇に置いて、患者の思考枠に入らなくてはならない。そのために相手への最大限の注意が必要であろう。かつ何を要求しているかを知る集中力も必要になる。そのような作業は極端なエネルギーを求めるであろう。その消耗はケアする者を燃え尽きさせてしまう。(30)

(3)　ケアされる人は、「なぜ、こんな病で苦しまなくてはならないのか」という不条理な問題を抱えていて、悩み苦しみ、解決の道を見つけられない。このような不条理の問題や解決のない問題など、死を直前にしての問題は、ケアする者自身の問題として重くのしかかってくる。援助者自身が患者と同じような痛みを負うという共感疲労や、代理受傷と言われている苦痛を負うことになる。(31)

患者のみならずケアする者自身も無力感に襲われたり、あるいは無力な自分に罪責感をもって苦しんでしまうことが多くある。今までの医療、看護、介護の世界では、ケアする者の疲労の問題は、仕事の専門性や複雑性、そして、職場の人間関係からくるストレスの問題として扱われてきた。その点について精神科医の三木浩司は、「世の中の変化は加速していて、必要とされる知識は日々増大し更新されていく。周囲からの視線は厳しくなり、あらゆることが客観的な評価の対象とされ、責任は明確になり、仕事の期日や基準を厳格に守ることが求められる。無駄は徹底的に省かれ、ゆとりがなくなっている。……緩和ケアには、ことさらゆとりや豊かさを求められるために、その落差が大きいのかもしれない。有能な人材が燃え尽きて職場を去ったと耳にすることもまれではない」(32)と述べている。三木の言葉をスピリチュアルケアに当てはめると、時間のゆとりや心の豊かさがなくては、スピリチュアルケアは困難だと語っているように聞こえる。このように、スピリチュアルケアには特有な問題があるにもかかわらず、十分な検討がなされてこなかった。

スピリチュアルケアを考えるとき、この問題を、仕事上のストレスの問題や人間関係のストレスとしてだけに限定できない。むしろ、スピリチュアルケア自体が抱える問題なのである。心療内科医の所昭宏らは、ガン医療現場のナースが体験するストレスについて、ＮＩＯＳＨ（National Institute for Occupational Safety and Health）サイオッシュ＝米国労働安全衛生研究所の職業ストレスモデルや労働者のこころの健康づくりの指針などを紹介しながら、看護職が直面する問題を次のように結論している。「他の職域と比べて医療現場は、医学、医療という崇高な理念と利他的な個人的努力や犠牲に頼りすぎる傾向で、組織的対応は十分しているだろうか」[33]。これは看護職が崇高な理念の実現のために、看護師の個人的努力や犠牲に頼りすぎてしまう現実を戒めている。このような犠牲は、所らも指摘するように「燃え尽き」（バーンアウト）に至らせる不幸な結末になってしまう。むしろ患者が直面しているスピリチュアルな問題、つまり、人間の生の不条理の問題、死を前にしての人生の目的や苦難の意味の問題、あるいは心の深層にある罪責感などを患者がもち、その患者に関わることがケアする者を苦しめることに注目しなくてはならない。患者の抱える問題には、客観的な解答はないし、ましてや本人が納得できる解答などない。たとえケアする者に思いつく解答があったとしても、それが患者の実存的問題に十分応えることは難しい。このような納得いく解答がないペインに、ケアする者は関わり、共に痛み、共に苦しみ、共に納得いく解答を求め続けることは、ケア者にスピリチュアルペインを与えることである。

このようにスピリチュアルな問題は、ケアする者にとって肉体的疲労や人間関係上のストレス以上の苦痛である。非常に不条理で解決のない問題がもつスピリチュアルペインである。そこでケアする人自身のスピリチュアルケアが必要になる。

五　「スピリチュアル」ケアの検討

ここでは少し「スピリチュアル」という語に注目して「スピリチュアル」が内包する問題を明らかにしておきたい。終末期ガン患者へのスピリチュアルケアの問題が取り上げられて以来、徐々に「スピリチュアルとは何か」について議論され、現在、少しずつ共通理解が得られてきている。ここでは四つの特徴をあげる。

(1)「スピリチュアル」とは、宗教的とは同じではなく、「宗教」は「スピリチュアリティ」の一つの表現形態である。[34]それゆえに、「スピリチュアル」は宗教を包む概念で、人間存在の根底を支えるものを意味する。

(2)「スピリチュアル」とは、人間存在を超越的なもの（彼岸的、天的）との関係で理解すること。[35]「超越的なもの」は、必ずしも既存の宗教の神仏に限らない。人間の限界を超えた第三者的存在を示している。「スピリチュアル」な視点をもつということは、彼岸的視点や天的視点から自己存在を眺めることである。

(3)「スピリチュアル」とは、もう一つ、人間存在の「究極的なもの」（内的自己、真の自己）との関係で理解すること。日本人の「スピリチュアル」理解は、欧米のクリスチャンがもつ神が外的他者であるのに対して、自己の内に真の自己を見出し、そこに大いなるいのちを見ようとする傾向がある。自己をしっかりと見つめ、より深い真の自己に気づくとき、そこに新しい世界があると考える。それを「究極的自己」と名づけて、スピリチュアリティを構成する要因を考える。

(4)「スピリチュアル」は、すべての人に備わった人間の本質を表す言葉である。[36]言い換えると、すべての人はスピリチュアルな存在である。スピリチュアルな存在であることが明らかになるきっかけには、生命の危機、死、挫折体験、喪失体験などがある。このような危機によって彼岸的、永遠的、無限的なものを求めたり、自分の真の自己を求める。そのような世界は、死に逝く人に新たな視点に立って人生を見直すことを可能にさせる。それがスピリチュアリティの覚醒である。覚醒されるスピリチュアリティは、人間自身に彼岸的、永遠的なものや、内なる真の自己へと目を向けさせる。同時に、その視点から現実の自己を見直すことを可能にさせる。言い換えれば、有限な存在としての人間が、無限や真の自己との関係の中で生きていることに気づかせてくれると言える。

(5)　スピリチュアルな視点から人間を眺めるとき、すべての人は同一線上に並んでいる。終末期患者、病人、高齢者、障がい者も、健康な人も、若い人も、幼い子供も、同じ一線上に人間として存在しているとの理解に至る。死に直面して社会的地位・経済力を失った人も、超越的存在や真の自己の前では存在意味が附与され、永遠の時間と法則の中に自分の存在が位置づけられていることに気づかされる。このような「存在の意味の附与」や「永遠の中での存在の位置づけ」がスピリチュアルな出来事なのである。

現在、終末期ガン患者に関わる人たちの間に生まれたスピリチュアリティの理解は、スピリチュアルケアの実際を支えるものである。また同時に、ケアする者自身が、ケアに伴う困難や重苦しさの中に新たな視点を得ることは、ケアを遂行する上での大きな力となる。

先に述べたようにスピリチュアリティを理解すると、二つのことが明らかになる。

第一は、医療者と患者がもつ上下関係、つまり、「ケアする側の人間」と「ケアを受ける側の人間」との「落差」が小さくなる。第二は、ケアする者とされる者が同一線上に立ち、「苦しみを共有すること」を可能にする。しかし、なお「ケア」という技が、ケアする側の人の善意、そして高い倫理感に依存しなければならないとすれば、ケアする側に一方的負担と犠牲を強要することになる。シスター・M・シモーヌ・ローチは、カトリックの信仰の立場からケアの本質を明らかにして、「五つのC」を主張している。つまり、思いやり（Compassion）、能力（Competence）、信頼（Confidence）、良心（Conscience）、コミットメント（Commitment）をあげて、ケアを実行する際の必要なものだという。[37]これら「五つのC」は、「ケア」を実際に行うことには困難が伴うことを示しているように見える。しかしローチは「人間存在として、私たちはケアをすべきか否かなどということは考えない。それは、ケアをすることが人間性に内在するものだからである。私たちはどうすればケアリングが完璧に成し遂げられるかを考えるのである」[38]と述べて、ケアの具体化に伴う困難さをはねのけている。ローチの立場は、ユダヤ・キリスト教的伝統の中で行われて来たケアリングを、信仰に立った行為として受け止めているのである。このような信仰的立場は、忍耐や疲労を伴うケアを確かに可能にする道であるが、同じ信仰に立てない者には説得力をもち得ない。終末期ガン患者へのケアには、人生の目的や苦難の意味、死後の生命や罪業感に悩み苦しむ患者に関わり、寄り添わなくてはならず、それはケアする者にも同じ問いを投げかけてきて、先に述べた共感疲労や代理受傷の原因になるのである。

六　スピリチュアルケア者が必要とするスピリチュアルケア

患者の問題を前にして、ケアする者自身が立ちすくむとき、ケア者へのケアが必要になる。それは、ケアする者自身が人間存在を超えたもの、つまり、スピリチュアルなものへ視線を向けることではないか。スピリチュアルなものへの視線とは、ケアする者自身がスピリチュアルペインをもった存在であることを認識して、スピリチュアルなものからスピリチュアルな力を得るということである。ケアする者自身が人間を超えるもの、つまり、超越者、彼岸との関係（垂直関係）の中で見出す知恵、力、希望を得ることが必要となる。患者もケアする者も、共にスピリチュアルケアを必要とするという事実である。つまり、スピリチュアルケアの実践には、ケアする人自身の脆弱性があらわになり、ケアする人自身がケアの対象にならざるを得なくなる。[39]ここで、スピリチュアルケアする人のスピリチュアリティの問題が焦点となる。

終末期ガン患者へのスピリチュアルケアを実現に至らせる可能性は、今、ケアする者自身の問題に帰着する。「ケアすること」はケアする者へ犠牲を強いることでもあるとすでに述べた。また、ケアする者の善意や倫理的義務感だけではできないことにも触れた。そして新たな道は、ケアする者自身がケアを受ける者であるとの認識から開かれてくる。スピリチュアルケアする者が、まず、スピリチュアルなものへ自己を開示し、スピリチュアルなものに触れ、スピリチュアルなものから知恵、生命、力、希望を受けるときにはじめて「ケアする者」となるのである。ケアする者が、自己を超えた大きないのちに触れることと同時に、自己の内なる真の自己にめざめる必要があるのである。

別の言い方をすれば、スピリチュアルケアはスピリチュアルな問題に関わるがゆえに、ケアすることには大きなストレスがかかり、実行は困難である。もう一方で、スピリチュアルな問題だからこそ、ケアする者がスピリチュアルな存在であるとの自己理解をもち、自らのスピリチュアルニーズに応えるものに目を注ぐ必要がある。それゆえに、スピリチュアルケアに携わることで、スピリチュアルな成長に至ることができる。つまりケアへの困難性は、スピリチュアルな成長への入り口になる。

この章が示そうとする新しい道とは、ケアする者の目前にある厳しい現実が、ケアする者自身をスピリチュアルな成長へと促す道となることである。死と無力さの現実は苦痛の現実であるが、ケアに携わるゆえに開かれる、別の現実がある。その現実は、スピリチュアルという垂直の関係、超越者や内的真の自己との関係から立ち現れてくる現実である。その垂直の現実は、「ケアする者」も「ケアされる者」も彼方からの光の中で自分が扱われる場である。垂直の現実に目を注ぐとは、そこから新たな光（視点）が来ることを期待することである。ケアする者自身は有限な存在で多くの弱さをもつが、新たな視点から見直すことで新たな知恵、生命、力、希望が見えてくる。スピリチュアルケアは、スピリチュアルケアする者の無力さに直面させられ、自分が癒される体験となる。自らがスピリチュアルな世界に目を注ぐことで癒され、強められ、作り変えられる体験である。超越や究極の世界から与えられる知恵、生命、力、希望によって作り変えられることで、ケアする者が生かされるのである。

それは、ケアの中に入ることでしか得られない自己成長の道である。メイヤロフが「相手の成長を助けることが、そのことによってこそ私は自分自身を実現するのである」と言っていることを思い起こす必要がある。[40] ケアの中に飛び込むことによってしか得られない自己成長がある。自己成長への願望をもつ者にはケアの中に飛び込むことが求められている。それは願望、希望、更には信仰を必要とする。終末期ガン患者が経験している不安、恐怖、孤独を共有しようとする者は、人間の負わされた厳しい現実におじけ、立ちすくんでしまう。具体的に言えば、生の厳しい現実に立ちすくみ、おじけ、逃げ出そうとする私がいる。にもかかわらず、相手の中に飛び込むことで自分の可能性を新たに開花させるチャンスとなる。

この章の試みは、終末期ガン患者へのスピリチュアルケアの可能性を探し出すことであった。スピリチュアルケアの問題は、ここではケアする者自身への問いかけとなった。ケアを通して生の新たな可能性や喜びに出会おうとするのか、また、いまだ見たこともない世界に生きる自分を見出そうとするのか。あるいは、この世界の中に信頼できるものがあるのかを見定めようとするのか。ケアは新たな可能性への挑戦であり、また、新たな自分への招きでもある。

今日、スピリチュアルケアへの必要が叫ばれ、ケアする人が必要とされている。将来、スピリチュアルケアへの招きに応えて、そこに生きることの喜びにあずかる人が起こることを期待したい。

注

（1）世界保健機関編『がんの痛みからの解放とパリアティブ・ケア——がん患者の生命へのよき支援のために』（ＷＨＯ）専門委員会報告　八〇四号、武田文和訳、金原出版、一九九三年。この報告書は、終末期癌患者へのスピリチュアルケアの重要性を公的機関として最初に明らかにしたものである。近年は、慢性疾患患者へのスピリチュアルケアの重要性についても指摘されている。二〇〇五年一一月一三日の臨床パストラルケア教育研修センター第八回全国大会（名古屋）では、慶応大学医学部教授の加藤眞三が「慢性肝臓病患者の臨床とスピリチュアルケア」と題して講演を行い、スピリチュアルケアの必要性を述べている。

（2）『こころの臨床　アラカルト』（特集　スピリチュアリティと心のケア）、第二四巻第二号、二〇〇五年などが特集を組み、研究成果を発表している。また、緩和医療学会、臨床死生学会、生と死を考える会などが積極的にスピリチュアルケアを取り上げている。

（3）今村由香・河正子・萱間真美他「終末期がん患者のスピリチュアリティ概念構造の検討」『ターミナルケア』第一二巻第

五号、二〇〇二年、四二五―四三四頁。

(4) 市河三喜・岩崎民平・河村重治郎編『新英和大辞典』第四版、研究社、一九六〇年。

(5) 池辺義教「ケアの本性」『哲学と医療　講座 人間と医療を考える一』中川米造編、弘文堂、一九九二年、二九頁。

(6) 同書、五一頁。

(7) 松田道雄『安楽に死にたい』岩波書店、一九九七年、四四頁。

(8) 世界保健機関編、前掲書。本書は一九九三年に出版されたが、原著の公刊は一九九〇年である。

(9) 同書、五頁。「痛みからの解放はすべての癌患者の権利とみなされるべきであり……」とある。

(10) 同書、三八―四九頁。

(11) 同書、四八頁。

(12) E・キューブラー＝ロス『死ぬ瞬間』川口正吉訳、読売新聞社、一九七一年、一一六―一二〇頁。

(13) シャーリー・ドゥブレイ『シシリー・ソンダース――ホスピス運動の創始者』若林一美他訳、日本看護協会出版会、一九八九年、一五三―一七五頁。

(14) シシリー・ソンダース、メアリー・バイネス『死に向かって生きる――末期癌患者のケア・プログラム』武田文和訳、医学書院、一九九〇年、五九頁。

(15) 窪寺俊之「スピリチュアルケアの持つ意味」『スピリチュアルケアとスピリチュアリティ　テキスト　スピリチュアルケア第一集』日本ホスピス在宅ケア研究会・スピリチュアルケア部会編、二〇〇三年、一一―一三頁。

(16) イヴァン・イリッチ『脱病院化社会――医療の限界』金子嗣郎訳、晶文社（晶文社クラシックス）、一九九八年、一〇七頁。

(17) 池辺、前掲論文、三〇頁。

(18) それらの批判を整理すると次のようになる。第一に、回復見込みのない患者に苦痛の多い治療をすることで、残された時間は苦痛に耐えるだけの時間になってしまうことへの批判がある。第二に、意識を失った患者に対して延命治療を継続し、肉体的生命の存続だけを追求する医療は人間としての尊厳を損なうもので、患者の主体性や選択権を奪うことになるという批判。第三に、延命中心の医療の中では、患者を医療のための道具的存在にしてしまうという批判。道具的存在になった患者に対して、医療者は病気を疾患、部位などと呼び、人間を部品として扱うことになる。

(19) 世界保健機関編、前掲書、五頁。

(20) 世界保健機関（ＷＨＯ）専門委員会の立場を示しているが、一九九八年には健康の定義に霊的健やかさ（dynamicとspiritual）を加えるという執行理事会での決議がなされている。現実には第五二回総会の議題にはならなかったが、世界的潮流は、人間を霊的存在（spiritual being）として認める方向にあると言える。
(21) 池辺、前掲論文、四〇頁。
(22) 吉川武彦『ケアのための患者理解』（ケアハンドブック）関西看護出版、一九九五年、一五八頁。
(23) 世界保健機関編、前掲書、一三頁。ここでは生活の質（ＱＯＬ）の測定項目として、身体的症状、行動遂行能力、心理的状態、社会的交流の程度、性の問題、家族への影響、霊的面での葛藤の解決などに触れられている。
(24) 松川俊夫「ケア」『生命倫理学を学ぶ人のために』加藤尚武・加茂直樹編、世界思想社、一九九八年、二〇〇―二〇五頁。
(25) ミルトン・メイヤロフ『ケアの本質――生きることの意味』田村真・向野宣之訳、ゆみる出版、一九八七年、一三頁。
(26) "*Care*" W. T. Reich, ed., *Encyclopedia of Bioethics*, Vol.1, 3rd editon. Macmillan, Reference, 1995, p.349.
(27) メイヤロフ、前掲書、七〇頁。
(28) 吉川、前掲書、一五八―一五九頁。
(29) 『緩和ケア』誌では、二〇〇五年一一月号の特集として、ストレスの問題を扱っている。
(30) 武井麻子「感情労働としてのケア」川本隆史編『ケアの社会倫理学――医療・看護・介護・教育をつなぐ』有斐閣選書、一六〇―一六一頁。
(31) 同書、一六二頁。武井が語る共感疲労や代理受傷は、スピリチュアルケアに携わる者にも当てはまるように思える。
(32) 三木浩司「ストレスのメカニズム――精神医学の視点から」『緩和ケア』第一五巻第六号、六〇〇―六〇四頁。
(33) 所昭宏・河原正明・中井吉英「がん医療現場でのストレスとその対応」『緩和ケア』第一五巻第六号、六〇九―六一三頁。
(34) 世界保健機関編、前掲書、四八頁。
(35) 窪寺俊之『スピリチュアルケア学序説』三輪書店、二〇〇四年において詳しく説明しているので参照されたい。
(36) W・キッペス監修『ＮＨＳ（National Health Services〈イギリス〉国家医療制度）におけるスピリチュアルケア――医療を委託する関係機関（Purchasers）と、委託されている医療機関（Providers）へのガイド』関谷英子訳、サンパウロ、二〇〇三年。
(37) M・シモーヌ・ローチ『アクト・オブ・ケアリング――ケアする存在としての人間』鈴木智之・操華子・森岡崇訳、ゆみる出版、一九九六年、九七―一一三頁。

(38) 同書、一三五頁。

(39) 緩和ケア看護学を専門にしている河正子は「スピリチュアルケア」を特集した論文の中で、スピリチュアルケアは「科学的理性と、温かくもてなすこころの統合」が重要だと述べ、更に、患者のスピリチュアリティの領域に関わるには、「弱さの極みの中での連帯」であると述べている。このケアする者とケアされる者とが人間の限界、脆弱性という共通基盤に立ち戻ったところからスピリチュアルケアが始まると述べている。

河正子「スピリチュアリティとスピリチュアルペイン、スピリチュアルペインの探究からスピリチュアルケアへ」『緩和ケア』（増大特集　スピリチュアルペイン――いのちを支えるケア）第一五巻第五号、二〇〇五年、三六八―三七四頁。

(40) メイヤロフ、前掲書、七〇頁。

第III部

日本人へのスピリチュアルケアの可能性

第八章

日本人の古層のスピリチュアリティを求めて

――『竹取物語』を資料にして

要旨

日本最古の物語文学である『竹取物語』は、平安初期に各地にあった説話をもとに作られたと言われている。説話は人から人へと語り継がれて、人々の苦痛、期待、生死観を取り込みながら形成された。『竹取物語』の中心テーマはかぐや姫と竹取翁夫婦との「別れ」である。幸福の絶頂にあった翁夫婦にかぐや姫は、自分はこの世のものではなく「月の都の人」で「もう帰らねばならない」と伝える。この「別れ」は一般的別れではなく、回避できない「死」を指している。「別れ」は死の象徴として表現されている。かぐや姫は彼女の言葉通りに月の都の人に迎えられて月の世界に帰還する。帰還先は月の世界であり、死後の世界である。ファンタジックな物語の形式を取りながら、生と死を描き、死の恐れを月の世界への帰還として描くことで癒しの文学となっている。そこには、月の世界というスピリチュアルな視点が大きな役割を果たしているのである。

◆キーワード：説話文学、別れ、月の世界、帰還、スピリチュアルな視点

一　はじめに

この章では、日本最古の物語文学である『竹取物語』が生と死を扱った文学であり、人間の生命の有限性と永遠の生を求める願望を扱ったスピリチュアルな文学であることを明らかにしようとする。この物語の原型となった民間説話の「竹取翁物語」、あるいは現存する『竹取物語』にも、共通して流れている中心テーマは人間の「別離」であり、かぐや姫と「竹取の翁」夫婦が幸福の絶頂にあるときに、かぐや姫が月の世界に帰還するという筋書きになっている。ここには愛する者同士の「別離」という人生の不条理が表現されている。その別離は死の不条理を示しており、その解決をかぐや姫の月の世界への帰還で示そうとしている。このような月の世界への帰還は、スピリチュアリティの特徴である超越的視点で人生を捉えようとするものである。それは安定した生を破壊する危機から生を守る防衛機能で、新たな生の安定を得させるものである。つまりこの物語は、説話形成の過程で、人々のスピリチュアルな考え方を汲み取りながら形作られたと考えられる。そこで、物語の中に表現された日本人のスピリチュアリティを『竹取物語』の分析を通して明らかにしたい。

この章の論述の順序は、まず竹取物語の原型を、竹取の翁の説話と羽衣説話の二つの説話であると位置づける。そしてその中心的テーマをかぐや姫と竹取翁夫婦の別離と捉える。またその別離を死別の表徴として理解する。更に、月の世界や天女をスピリチュアリティの超越的存在として捉える。また別離の先を月の世界への帰還と、かつその帰還を「迎え」として描いた古代人の考え方にスピリチュアルな考えを見る。このようにして、日本人がこの物語の中で、死別の悲しみをスピリチュアルな思考で解決したことを明らかにし、古代の日本人の魂の層にあるスピリチュアリティを明らかにする。

二　説話文学『竹取物語』

『竹取物語』は、一般的には平安初期にできた日本最古の物語文学とされている。(1)文学としての『竹取物語』の形成過程、著者、時代背景などの文献学的研究は古くからなされている。片桐洋一によれば、例えば『竹取物語』を研究対象とし、その起源を探った研究者には、大学者契沖阿闍梨、江戸後期の田中大秀、小山儀、入江昌喜などがいるという。(2)更に明治以降には、碩学幸田露伴や西村真次や藤岡作太郎などがいるという。また近年では、民俗学者の柳田國男もこの物語について触れている。(3)『竹取物語』の構成を分析すると、いろいろな素材が組み入れられていることがわかる。その素材を分類し、その出典を明らかにする研究がなされてきた。一般的に『竹取物語』の成立は平安初期ということで、研究者の間では一致している。(4)そして、その作者については特定できないということでも一致している。ただし、『竹取物語』が仮名体で書かれていることから、作者は女房階級の人であると言えようが、物語の中に漢語の素養の高さを示す語句、文体、表現法が使われているので、物語として成立する過程で高名な僧侶たちが関わったのではないかと考えられている。(5)現存する『竹取物語』の成立過程については研究者の意見が一致しているわけではない。「原竹取物語」があったと主張する研究者もいるが、一般的には各地に説話があって、それが人から人に伝えられて形成されたと考えられている。(6)ここでは片桐洋一の研究を中心に取り上げる。(7)彼は、説話が原資料となってできあがったと考えられている。その上で、文章表現に注目して内容を分析し、七つの部分に分けられるとしている。①竹取の翁の紹介とかぐや姫の出生、②五人の求婚者の紹介。第一の求婚者石作皇子と仏の御石の鉢、③車持皇子と蓬莱の玉の枝、④阿倍右大臣と火鼠の皮衣、⑤大伴大納言と龍の頸の玉、⑥石上中納言と燕の子安貝、⑦かぐや姫、帝の召しに応ぜず昇天である。この片桐の分析の②から⑥の部分は貴公子たちや帝の求婚の話として一つのグループをなしているので、これを一つのまとまりとすると、この物語の全体の主要構成は、三つの部分で成立していると考えてよい。つまり、第一は、竹取の翁のもとにかぐや姫が来たこと、第二は、五人の貴公子と帝の申し出を断ったこと、第三は、かぐや姫が翁夫婦を残して昇天したことである。この三つの主要構成で成り立っている。しかし、第二に属する部分は、五人の貴公子たちや帝の結婚申し込みを断る話であり、ここには漢籍の教養が現れていて、①⑦の部分に比べて時代的には後のものだと考えられている。つまり『竹取物語』の原型は①⑦の部分だと考えられる。そして、その素材は「竹取の翁説話」と「羽衣説話」だと思われ、それらの素材が結び合わされることで『竹取物語』になったと考えられる。このような考え方をとる研究者は多い。特に、説話というものが長い期間に人々の間で語り伝えられてできあがった話であることを考えると、「竹取の翁説話」や「羽衣説話」には、古い日本人の魂の共通した考え方や心情が表現されていると見なされる。更に、この二つの説話は、同様の話が日本の各地に存在していることから推察すると、日本人の心の中の共通した考え方や心情が込められている説話だと考えられる。

羽衣説話の原型は天女の到来と昇天という基本的枠組みで構成されているから、『竹取物語』でもこの二つの部分が主要な構成要素となっている。そのことを片桐は、『竹取物語』全体の構成が成り立つには、「竹取の翁の紹介とかぐや姫の出生」と「かぐや姫が帝の召しに応ぜず昇天」の部分は不可欠であるとしている[8]。このような考え方は、民俗学者柳田國男も同じ立場に立つ。柳田はかぐや姫養育の部分とかぐや姫昇天の部分がわが国古来の、いわゆる羽衣説話と深くかかわっているであろうと述べている[9]。このように、この二つの部分は物語構成に不可欠の部分であり、かつ古くから各地に伝わる説話を素材にしているということであり、古来の日本人の心の様子を残していると考えられる。

三　『竹取物語』が示す「別離」

『竹取物語』の内容について、かぐや姫の昇天に注目しながら見てみよう。

『竹取物語』の魅力について片桐は二つの点をあげている。一つはそのロマン性であり、もう一つは人類の永遠の課題である「人生の有限性と永遠性」をあげている。[10] 著者も片桐のこの考えに基本的に賛成である。その上で、著者は『竹取物語』の大きなテーマは三つに分類できると考えている。一番目は、かぐや姫の竹からの誕生と早い成長（三か月で成人する）、二番目は、貴公子たちの求婚を断る場面、そして三番目は、竹取の翁夫婦との別れの場面である。貴公子たちの結婚の申し込みにはロマン性が強いが、「有限性と永遠性」に注目するならば、かぐや姫の最後の別れの場面である。そこではかぐや姫と竹取の翁の別れが、回避したいが非回避的必然的事柄として主張されている。「別れ」つまり「別離」は人間存在の有限性を示すもので、人生の最大のテーマである。この別離というテーマは、『竹取物語』の中で二回示されている。一回目は五人の貴公子と帝の求婚によって、かぐや姫が竹取の翁夫婦のもとを去る危険性があったときである。しかし、別離は幸運にも回避できた。二回目は月の世界へ行ってしまう場面である。この二回目は不運にも回避できなかったが、『竹取物語』では幻想的に表現されている。かぐや姫は竹取の翁夫婦を残して月の世界に行ってしまう。竹の中からの誕生や、貴公子や帝の求婚を拒否する場面でも、この物語の背後にはかぐや姫が普通の人間ではないことが暗示されている。貴公子や帝からの求婚をあえて断ることは、この地上での幸福を拒否することである。それは特別の理由がなければあり得ないことである。かぐや姫が実は月の人であることが告白されることで、かぐや姫と翁夫婦との別離が暗示されてくる。このように、かぐや姫の存在や行動の不思議さを物語の底流としながら、読者はかぐや姫と翁夫婦の別れというこの物語のクライマックスに導かれる。

かぐや姫が竹取の翁夫婦のもとに送られて、翁夫婦の人生は一変する。そのことは月の使者の言葉にも現れている。「長い年月の間、たくさんの黄金を賜って、おまえは生まれかわったように金持ちになった」(11)とある。翁夫婦はかぐや姫が来て以来、貧しさから脱出して金持ちになった。このように幸福な生活が持続できなくなるということで読者はハラハラさせられる。これは物語としての面白さを高めている。そして最後に幸福は崩されるが、その原因は「別れ」、すなわち離別である。竹取の翁が帝の力を借りて彼女の昇天を阻止しようとしたにもかかわらず、それはかなわなかった。この物語では別れが大きなテーマになっていることは明らかである。つまり、この物語の中心的テーマは、かぐや姫と翁夫婦との別れなのである。

四　不可避な別離・死

『竹取物語』では「別離」がどのように描かれているだろうか。かぐや姫は翁夫婦のもとから「去らなければならない」と繰り返し述べられる。(12)かぐや姫は翁夫婦のもとにいることを切望し、延期を懇願したにもかかわらず、拒否されている。その描写は翁夫婦のもとから強制的に連れ去られるように描かれている。再会を期待する「別離」にもなっていない。つまり、全く別世界に行ってしまうことになっている。このような非常に頑なな様子は、この「別離」が特別の意味をもつと考えられる。

一般的な別離には、親からの自立、独立しての結婚、老いを迎えての体力の減退、そして物質的消滅としての死などがある。それらは人生のサイクルの諸段階に存在していて、子供の自立や結婚などは寂しさと同時に喜びが大きく、一般的には歓迎の意味で用いられる。しかし、別離の中でも体力の減退や死は不幸の意味で用いられることが多い。

しかし、この物語においては、この「別離」が選択できるものとされておらず、絶対的必然として描かれる。「いまはもう帰らねばならぬ時になりましたので、この月の十五日に、あの以前にいた月の国から、人々が迎えに参上するでありましょう。避けることができず、どうしても行ってしまわねばなりません……」(13)とある。それは、絶対的な別離「死」の表徴になっていると考えられる。このことについて梅山秀幸は、「昇天」の神話的表現を取り上げて、これは「死」を意味していると述べている。(14)梅山はその根拠として、死者の霊魂を呼び戻す儀式とかぐや姫が天に舞い上がる情景が一致することをあげている。梅山の解釈は民俗学的解釈である。かぐや姫と竹取の翁夫婦との「別離」を死の表徴と解釈する理由にはいくつかある。その一つは、文学作品の修辞法の一つである隠喩法である。言いたいことを直接語らずにたとえを用いて表現する方法で、隠喩を用いることで効果的に表現できる。ここでは別れを用いて「死別」を表すのである。この作品は直接的には「死」を扱ってはいないが、老夫婦の嘆願や万全の警備にもかかわらず、かぐや姫は絶対的な力によって昇天していく。人間の願望や能力を超えた、死がもつ力の支配が描写されている。ここには隠喩という方法が使われていると考えられる。つまりこの物語の作者たちは、かぐや姫の別離を用いて、人間が直面する死の悲しみを表現しようと意図したと解釈できるのである。もう一つの解釈の可能性は深層心理学的解釈である。ユング派の臨床心理学者 河合隼雄は『神話の心理学』の中で、「人間存在のもっとも根源的なことにかかわることが、神話に語られている」(15)と指摘している。河合が扱っている神話と『竹取物語』での説話とは、単純に同じとしては扱えない。河合が取り上げた神話と『竹取物語』の原型である説話は、登場人物、創造物語のテーマなど多くの相違点をもつが、神話も説話も特定の個人の創作ではなく、民族が長い時間をかけて人から人に語り継いできた物語である点では共通している。[16] 一定の形にまとまるまでの過程に多くの人々の生活感情や問題が吸い上げられ、長期間にわたって語り続けることで説話ができあがったという意味では、共通点をもっていると考えられる。[17] このような解釈は、竹取の翁説話や羽衣説話の中に人間の根源的問題である死の問題が扱われ、それが『竹取物語』の中にも受け継がれたという解釈を可能にする。[18] つまり『竹取物語』は、その成立過程で人々の生きる悩みや不安、あるいは死の不安を物語の中に吸い上げ、悩みの根本的解決の道を示していると考えられる。このような解釈に立てば、「かぐや姫」の竹取翁夫婦との「別離」は、「死の表徴」であると解釈することができる。

更に、臨床死生学的解釈も可能である。これは、現在定まった解釈方法があるわけではない。この方法の特徴は、現実の死の臨床現場で観察される人間の苦痛、苦悩、疑問などに注目する。その上で、社会学、人類学、心理学などの知見をもとにして、人間が抱える死の問題を分析をして、人間らしい死の在り方を探る方法である。この解釈は、死の問題を人間の現場から見直すもので、これはいわば下からの方法だと言える。

この手法をとりながら、現代人が直面する死の現実の苦悩を見てみよう。現代人の生活文化は死の隠蔽的文化である。死の現実が日常生活の枠外に隠蔽されて、死を直接には経験しない。そのためにほとんど死に対する知識も理解もなく、自分の死に直面することになる。更に現代文化は、死を敗北として受け止める文化である。そのために死を受け入れることは非常に困難である。死が魔力的な力で人を襲ってくると受け取られている。また、ほとんどの死のケースは病院死である。病院は治療延命中心を目的とした医療環境であるので、延命のために最先端の医療知識と技術が投入されている。それにもかかわらず最終的には死を避けることができないので、医療の無力さを経験せざるを得ない。このような現代人の経験する死は、人生の終わりに総決算をする機会をもたない。つまり自分の人生を意味づけて、受け入れる機会がない。また、死後の世界に対する虚無的観念を抱いて、全く不安感の中で生の終わりを迎えている。

ここで現代人の死の現実をまとめると、次のようになる。

(1) 文化的死の隠蔽環境

現代社会は多くの人が指摘するように、死は病院の中に隠されて、日常生活から隠蔽されている。そのために、死を見たことも、死に対する理解も準備もなく、自分や家族の死に直面することになる。

(2) 社会的死のマイナス評価

能力、効率、生産性重視の現代の社会環境の中で、死はマイナス評価しかされない。そのために死を極端に嫌い、死を口にすることさえ忌み嫌う傾向がある。

(3) 治療延命中心医療

医療的には、治療延命中心の医療が行われるが、最終的に死は避けられない。それは医療者にも本人にも家族にも敗北感を与えるものである。

(4) 死後観の欠如

宗教的には明確な死後観が示されているが、現代人には死後の世界や永遠のいのちなどの理解が欠如している。そのため、死に逝く人にも家族にも死は絶望的なものになってしまう。

現代人はこのような死を体験しているので、この視点から『竹取物語』を見てみよう[19]。

ここでは小学館刊『竹取物語』(『日本古典文学全集8』)から「別れ」に関する語句を幾つかを紹介しなが

ら、「別れ」がどのようなものとして理解されたかを明らかにする。（傍線は著者が付けたもの）

(イ) わたくしの身は、人間世界のものではございません。月の都の人なのです。……いまはもう帰らねばならぬ時になりましたので、この月の十五日に、あの以前にいた月の国から、人々が迎えに参上するでありましょう。避けることができず、どうしても行ってしまわねばなりません……。[20]

(ロ) 帝は、それぞれの役所にご命令になられて、勅使として、中将高野のおおくにという人を指名し、六衛の司をあわせて、二千人の人を、竹取の翁の家に派遣される。家に到着して、竹取の翁の家の土塀の上に千人、建物の上に千人、翁の家の使用人などがもともと多かったのに合わせて、じつに数多く、あいている隙もないほどに守らせる。[21]

(ハ) わたくしを塗籠に閉じこめて、守り戦う準備をしたところで、あの月の国の人とは戦うことはできません。弓矢をもってしても射ることができないでしょう。[22]

(ニ) この数日の間も、縁にすわって、月の国の王に、せめて今年だけでもとお暇の延長を願ったのですが、まったく許されないので、このように嘆いているのでございます。[23]

(ホ) 汝、未熟者よ。……このように迎えるのを、翁は泣いて嘆く。かなわぬことだ。早くお返しもうしあげよ。[24]

ここに引用した言葉の中には、「避けることができず、どうしても行ってしまわねばなりません」「じつに数多く、あいている隙もないほどに守らせる」「守り戦う準備をしたところで、あの月の国の人とは戦うことはできません」「延長を願ったのですが、まったく許されないので……」「かなわぬことだ。早くお返しもうしあげよ」

などという表現にあるように、かぐや姫は月の世界に帰らねばならないと描かれている。そしていかなる手段も嘆願も、かぐや姫をこの地上にとどまらせることができない様子が表現されている。かぐや姫と翁夫婦との別れは回避できない必然的事柄となっている。このことは現代人が直面している死の現実と同じである。また、その「別れ」は外部の絶対的支配力で決定されて、人間の力が及ばないと主張している。これも現代人が死に直面する無力感に通じるものである。このような外部の絶対的支配という思想はかぐや姫の誕生にも現れていた。それはかぐや姫が肉親をもたずに誕生したことの中に現れている。つまり、かぐや姫の「生も死も」人間の力を超えるものが支配し、かぐや姫の生命は本人の意思や願望とは無関係に動かされることが示されている。現代人の生死も、やはりいかなる人間の力でも左右できないものである。このようなことを見ると、この別離は特に「死」を表現していると解釈できる。現代人が死に直面して最先端の医療知識と技術を尽くしても、死を制御（コントロール）できない現実と重なるのである。今日、「死」は最先端の医療知識や技術を使っても回避できない。現代人が経験する死は、いかなる方法を使っても、かぐや姫をこの地上に繋ぎ止めることができなかったことと重なる部分が多く、かぐや姫の「別離」は「死別」を語っていると解釈できるのである。死別は、人間の愛情や願望を踏みつけながら襲ってくる。それは、人間の無力さ、儚さ、有限性を見せつけられる事柄である。しかし、それが与える苦痛の緩和の解答を人間はもっていないのである。つまり、なぜ愛する者同士が別れなくてはならないか、なぜ死別という不幸が人間につきまとうのかの解答は、私たちには見出せないのである。このような哲学的宗教的問いが実はスピリチュアルな問題でもある。

五　スピリチュアリティと人生の危機

ここでは「スピリチュアリティ」について考えてみよう。実は、死とスピリチュアリティに深い関係があることは、すでに医療界では認知されている。[25] しかし、スピリチュアリティの解釈については、いくつかの説が現存している。[26] またオカルトや占いなどを含めると非常に幅のある概念である。[27] スピリチュアリティに関心をもっている研究者を分類すると、医療関係者、[28] 社会学関係者、[29] 宗教・哲学関係者[30]などがある。研究者の学問的立場からそれぞれ多少異なるスピリチュアリティへの理解をもっているのが現状である。著者はガンの末期患者の死の受容の研究から、スピリチュアリティの特徴を人間学的立場から見出している。[31] ①スピリチュアリティは人間の生得的機能である。②スピリチュアリティは危機によって覚醒する。③危機の中で揺れる自己を捉え直す方法として超越的視点をもつ。④人間の存在を人間同士の水平的関係と一緒に、超越的存在との垂直的関係性をもったものとする視点をもつ。⑤癒しの機能をもつ。⑥スピリチュアリティは本来の自己を取り戻す機能である。そしてその構造として、著者はスピリチュアリティが二つの極をもっていることを指摘した。[32] スピリチュアリティがもつ超越性と究極性である。人は生命の危機に直面し、自己が揺り動かされる不安や恐怖を経験する。その不安や恐怖の解釈を自分の心の拠りどころである価値観や信仰に求める。また、自分の内にある拠りどころに求める。つまり、自分を超えたものからの助けを得ようとするし、また、自己の内面を探りながら新しい視点から自己を見直す作業もする。スピリチュアリティの特徴は人間存在を超越的視点や究極的視点から眺めることで、直面している危機状況を新たな視点から解釈しようとする機能である。このような超越的・究極的視点から自分を捉えることは、日常的体験では少ない。日常的視点は「私とあなた」「私と彼女・彼」という水平的関係の中で「自己」を捉えるのが普通である。しかし生の危機に直面することで、生得的機能としてのスピリチュアリティが覚醒し、超越的・究極的視点という垂直的関係の中で自己を捉えようとする。このような機能が『竹取物語』の中にも現れている。次にスピリチュアリティの視点から『竹取物語』が語る「別離」の問題を検討してみよう。

六　月の世界、天女のスピリチュアリティ

先に、竹取物語の中心的テーマは別離であり、かつその別離は「死別」を表徴していることを述べた。かぐや姫や翁夫婦の懇願や帝の兵士たちの完全な警備にもかかわらず、かぐや姫と竹取の翁夫婦は別れなくてはならない。かぐや姫や翁夫婦などの言葉から、彼女の別離は運命づけられたものであり、彼女の生命は本質的には別の世界に属し、翁夫婦との生活は一時的生活であったことが描写されている。つまり、別離は死を意味し、人間の生命の不条理が扱われていると解釈できるとした。死は、現代人には避けたいが避けられない出来事である。医学が進歩し生活環境が改善されて寿命が延びても、現時点では死を避けることは不可能である。最先端の医療技術を駆使しても死は避けられず、死の理由を問うたとしても、それは人間の知性や理性を超えた不可解なことなのである。死の前では人間の本質的な無力さ、儚さが露呈する。

このような人生の不条理を解決する道として、スピリチュアリティが覚醒し、新しい視点から問題状況を見直すことが必要なのだが、この物語にはその機能が描かれている。それは、別離を月の世界への「帰還」としてい

る点である。この物語では、かぐや姫は「自分はこの世の者ではなく、月の世界から来たものである」と告白する。つまり、かぐや姫は竹取の翁夫婦と別れるが、それは同時に自分本来の国への帰還として描かれている。このような「月の世界」は、この地上で経験する水平的関係ではなく、空間的に垂直的関係のものであり、スピリチュアルな性質をもつものである。この物語では宗教的存在は登場しないが、人間を超える「月の世界」「天女」などが超越的存在として配置されている。物語の中では、月の世界や天女などの超越的存在とかぐや姫が関わることで、かぐや姫の人生は月の世界が決定したプログラムで動かされ、一時的に翁夫婦と生活するが、最終的には帰還することが決まっていることが語られる。この決定されたプログラムは絶対的拘束力をもち、かぐや姫はその力に従わざるを得ない。しかし月の世界への帰還という思考こそ、『竹取物語』がスピリチュアルな作品になっている現れであり、人間が直面する死の不条理を解決しているのである。

七　「迎え」の思想

この物語では、かぐや姫が竹取の翁夫婦のもとを「去る」と表現していると同時に、月の世界からの「迎え」という形をとっている。たとえば「この月の十五日に、あの以前にいた月の国から、人々が迎えに参上するでありましょう」[33]とある。このような月の世界からの「迎え」に込められたイメージは、少なくとも三つのことを示している。第一は、かぐや姫が語っているように、「迎え」が来るので、いかなる手段でも、こちら側ではそれを回避できないことを現している。迎えが来て連れ去るという意味合いが強い。しかし、第二には、「迎え」には迎える側から迎えられる者への尊敬の念が込められている点である。「迎えられる」は丁寧に扱われることを示している。(34)「別れ」は悲しみではあるが、「迎え」は悲しみを喜びに変える逆転の視点がある。第三は、「迎え」が来るという発想には、「迎え」をよこす世界（月の世界）の存在が、疑問の余地がないほどに確かなものになっている。つまり、こちら側が死後の世界の有無を議論する以前に、彼岸の世界が存在していることを示している。現代人が死後の世界の存在を疑い、不安に苛まれ、死を恐れて生に執着し続ける姿とは、非常に対照的である。

このように『竹取物語』では、生から死への移行を月の世界から「迎えられる」とした。月の世界が確かなものとして受け止められている。かぐや姫が「確かに存在する彼岸の世界」へ帰還することが読者には読み取れるので、読者にとってこの物語は悲劇にはなっていない。物語の中に「あの月の都の人は、たいへんすばらしく、年をとらないのです。また悩みごともないのでございます(35)」と表現されているが、月の世界では、人々の心は清らかで、年老いず、心悩ますことがない。これはまさに、人間にとって理想の世界である。このように、月の世界を美しく、不死の世界として描き、そこへの帰還を「迎え」として理解することで、死の不安の解決を示したものである。現実を超越したところから見るスピリチュアルな視点である。

ところで、『竹取物語』の「月の世界」「天人」も「迎え」も非現実的出来事であり幻想的（ファンタジー）世界である。このように彼岸からの光を当てることで、死の不安や恐怖は解消していく。幻想（ファンタジー）の世界は主観的で非現実的であるが、個人の内面的生命力を喚起し、引き出して、直面する死の不安や恐怖を緩和する機能をもっている。『竹取物語』のスピリチュアリティは、このような幻想的色彩の強いものであるが、死後の不安を解消し、むしろ月の世界への帰還を望ましいものとして描くことで、個人の内面的生命力を引き出すものになっている。

八　死別から本来の生の回復

かぐや姫が竹取の翁夫婦のもとを去って行くところは、月の世界である。かぐや姫は、本来、月の世界の人であったが、ゆえあってこの世に一時的に送られたことが告白される。「わたくしの身は、人間世界のものではございません。月の都の人なのです」[36]。「わたくしは、月の都の人としての父母があります」[37]。これらの言葉は、かぐや姫は月の世界の人であることを表明するものである。月の世界がかぐや姫の故郷であり、そこに両親がおり、そこに帰還すると描かれている。故郷とは、そこで生まれ、育ち、成人したところであり、そこは自分が自分になれる場である[38]。かぐや姫が翁夫婦と別れることは苦痛であるが、それは一時的苦痛であり、月の世界に帰還するということは、かぐや姫にとっては自分本来の生の場を回復することであり、セルフ・アイデンティティの回復である。つまり、このかぐや姫は、本来の場に帰還することになり、それは悲しみではなく、むしろ喜ばしいことなのである。先に述べたようにスピリチュアリティの機能は、癒しの機能である。スピリチュアリティは本来の立場、役割を回復することである。この物語は、月の世界をかぐや姫の故郷として描くことで、一時的に失われた月の世界での立場を回復することになっている。つまり、一時的に失われた立場、居場所を回復することで、かぐや姫は自分らしい生き方を回復することになる。この物語の別離をスピリチュアルに解釈すると、セルフ・アイデンティティの回復ということになる。

かぐや姫の帰還する月の世界が美しく描かれているのとは反対に、この地上は卑しい場所であると描かれている。「かぐや姫、こんな穢い所に、どうして、長くいらっしゃるのですか」[39]とあり、また、「壺にはいっている御薬をお飲みください。穢い地上の物をお食べになられたので、ご気分が悪いことでしょう」[40]と述べて、この地上での生活を卑しいものであり、穢いところであると描く。これは月の世界のイメージが一層良いところであると印象づける効果をもっている。古代人にとって月の世界は憧憬の世界であった。死後の世界に通じる月の世界をこのように描いたことには、古代の日本人の明るい死生観が見える。小嶋菜温子は「わかるのは、どうやら天上界は永遠に美しいものと当時は想像されたらしいということ。そしてそれと逆に、地上は生老病死を原理とする、『もの思ひ』深き世界だと了解されていたということです[41]」と述べている。つまり、この世に生きることよりも、あの世に生きることが美しく幸いであるとして描いているのである。

九　仏教伝来以前の日本人のスピリチュアリティ

先に見たように『竹取物語』の一部は、仏教や漢籍の影響を強く受けている。しかし、竹取の翁説話や羽衣説話は『竹取物語』の原型をなしている部分であり、仏教や漢籍の影響を受ける前の時期のもので、日本人の古代の考えが示されていると考えられる。平安時代の貴族階級の女房たちによって仮名体の文章で書き留められる以前に、この物語の原型はすでに存在し、日本人の古代の魂の問題や死生観が残されていると考えられる。仏教伝来以前に『竹取物語』の原型を位置づけることで、ここに古代の日本人の死の理解やスピリチュアリティが表現されていると考えられる。

平安時代に仏教が伝来して以来、死の苦悩に直面した人に対して極楽浄土という道を示すことができた。しかし『竹取物語』を見ると、日本人は仏教伝来前からスピリチュアリティの視点をもって、死の悲しみを緩和してきたことがわかる。月の世界や天女が重要な役割を果たし、死はその世界への帰還であり、その月の世界こそ、かぐや姫の故郷であるということを示している。仏教は死後の世界を極楽浄土に求めたが、古代の日本人は月の世界という具体的事象の中に求めた。また、死の不安や恐怖を緩和するために、月の世界からの迎えが来る、つまり歓迎として捉えることも、古代人の心の優しさを表現していると言える。片桐は「この物語は、天上の無限性と地上の有限性をテーマにした古来の伝承を、文学的にまとめたものである(42)」と述べている。片桐の言葉を借りれば、この物語は人間のスピリチュアリティという視点から死の問題を扱っていると言える。また彼は、先に述べたように非現実性を強調しているが、この非現実性をファンタジー性と言い換えることができる。そして、実はファンタジー性とスピリチュアリティが深い関係にあることを、精神科医の山田和夫は次のように指摘している。「ファンタジーは魂の世界だから、そこには現世的な価値基準や、善悪のない世界であることが特徴である。すべてを包容するため、真のカタルシスが得られ、作者も読者も癒される(43)」。つまり『竹取物語』は、古来の日本人の死の不安や恐怖からの痛みを、スピリチュアリティの視点をもって緩和し癒す機能を果たしてきたと言える。

一〇　日本人のスピリチュアリティの形成

多くの研究者によって『竹取物語』の成立過程や背景、本質、その文学的価値などについて研究されてきたことは、先に述べた。そして平安初期に成立したこの物語は、最初、貴族階級の女性たちが読者であった。[44]しかし、その後の歴史の中で『竹取物語』は「物語」という一つのジャンルにとどまってはいない。いろいろなジャンルの中で形を変えて語り継がれてきた。阪倉はそのことを「竹取物語は、成立以来、多くの人々に愛読されて、現在に至っている。その影響の下に生まれて来た文学作品は、詩歌、小説、戯曲を通じて、現在まで、その数莫大なものがあるであろう[45]」と述べている。『竹取物語』は、文学、謡曲、絵本などに表現形式を変えて、生命の不条理や悲劇に触れながら、日本人スピリチュアリティに触れてきた。それと一緒に、この物語は日本人のスピリチュアリティを育ててきたとも言える。

『竹取物語』に表現された死の不条理に対する解釈は、スピリチュアル的解釈である。死を消滅、空虚、不可解とは解釈せずに、月の世界への帰還と解釈した。これは、スピリチュアリティの一つの解釈で、希望を示している。この解釈は死の悲しみを緩和しようとするもので、そのことで死の教育的役割を果たしたが、それ以上に哲学的・宗教的機能を果たしてきた。『竹取物語』の読者について、片桐は「物語文学の本旨は、やはり若い女性のためのもの、子女教育のためのものということなのである[46]」と述べているが、その理由を、平安時代の貴族社会での権力や富を求める人々に、権力や富がすべてではないことを明らかにするものであるという。しかし、意図した教育的レベルの底流には、非常に深い無意識レベルでの死の不安や恐れがあって、それに対する解答をこの物語は示しているとは言えないだろうか。そこには、竹の中からの誕生、貴公子や帝からの求婚、月の世界への帰還などの幻想的（ファンタジー）表現をとりつつ、私たち人間が直面する生きる苦難、別れの悲嘆、死の苦悩、死後の世界、親子関係などの深刻なテーマが扱われているのである。この物語ではそのようなテーマを扱いながら、人生の有限性、言い換えれば、死の問題が中心的テーマになっていると考えることができる。

しかしこの物語は、死の悲劇を扱いつつ、宗教的言語を使わずに悲嘆の痛みを解決しようとしている。その宗教的テーマをスピリチュアルな解釈で示していると言える。言い換えると、それは今日の言葉で言えば、「癒しの文学」である。癒しとは、傷ついたものを健康にすること、失われた機能を回復すること、失った人生の目的や意味を取り戻すことなどである。すべての人間は肉体的死を経験する。しかし、スピリチュアルな生命、人間の限界を越えた垂直関係の中で得る慰めや希望は、肉体的死に束縛されない。そして、この物語はスピリチュアリティの視点から死の問題を扱うことで、人間の死の不条理に対する一つの解答を与えているのである。今日のようにスピリチュアルという言葉がない時代に、死後の世界を明るい場所とイメージし、死はその世界からの「迎え」と考えて、夢のような超現実的世界に生きることを願望していた古代の人々の姿が描き出されている。古代人が長い時間をかけて語り継ぎながら獲得した智恵である。

一一　結び

この章の目的は、日本最古の物語文学『竹取物語』の中に日本人のスピリチュアリティを見つけ出すことであった。そこで、スピリチュアリティの特徴を「超越性・究極性」「癒し」「セルフ・アイデンティティ」の三つと捉えて、この視点から読み直した。その結果、この作品がスピリチュアルな文学、あるいは「癒しの文学」の性質をもっていることが明らかになった。また多くの研究者の中では、『竹取物語』の資料が古い説話にあるということで一致しているので、日本人の古層には、死の問題をスピリチュアルな視点から見る感性や思惟があったことがわかった。

特に興味深いのは、かぐや姫と竹取の翁夫婦との別離が描かれ、「月の世界」や「天女」が登場し、かぐや姫は月の世界へ天女に迎えられて帰還する部分である。かぐや姫は竹取の翁夫婦のもとを「去る」のであるが、月の世界からの「迎え」が来て歓迎されて、月の世界に帰還する。「迎えが来る」という感性や思惟は向こうの世界（月の世界）の存在が確かなものとして受け止められていることを示している。現代人が死を恐れ死後の世界の存在を疑っているのとは対照的である。古代人は、死は月の世界からの迎えであり、月の世界こそ人間本来の生の場であるという感性と思惟で捉えていたのである。

このようなスピリチュアルな感性と思惟は、死の悲しみに直面したときにでも慰めを見つけ、将来への希望を摑む方法である。そして、このような思惟が私たち現代の日本人にも流れていると考えられる。『竹取物語』が今日まで日本人の心に何かを訴え続けてこられたのは、このような感性や思惟が私たちの深層にもあることを証している。死の不安に怯える人間の魂のニーズに応えるものを、この物語は明確にもっている。この物語は今後も日本人のスピリチュアリティに触れ、スピリチュアリティを育て続けることが想像できる。(47)

今日の医療、看護、介護の領域では、スピリチュアルケアの重要性が認識されてきた。宗教の役割が小さくなる中、人間がもつスピリチュアリティが見直され、スピリチュアルケアの重要性が語られる。この物語が示しているスピリチュアリティは、医療、看護、介護の中でも生かすことができるものである。日本人の魂の深みにあるスピリチュアリティは、この物語を「癒し」の文学にしているし、死の不安や恐怖を緩和する文学にもしている。人間存在の根源に関わるテーマが扱われ、古代人のスピリチュアリティが現れているのと同時に、現代人のスピリチュアリティにも共鳴するものなのである。そのようなスピリチュアリティは内的潜在力を開放する救いの世界である。その意味では希望の文学でもある。

注

(1) 竹取物語として成立したのは平安時代と考えられるが、原本は存在しない。長く最古の写本とされていたのは武藤本(武藤元信旧蔵本)と呼ばれるもので、室町時代の末期の天正二〇(一五九二)年の奥書がある。天理大学付属天理図書館所蔵。

(2) 片桐洋一「『竹取物語』の成立」『図説日本の古典5　竹取物語・伊勢物語』片桐洋一他編、集英社、一九七八年、八七頁。田中大秀『竹取翁物語解』全六巻、一八三〇(文政一三)年。その後、里村紹巴自筆の写本が見つかった。一五七〇年の奥書があり、最古の写真となっている。
秋山虔・室伏信助監修『紹巴本竹取物語：原寸影印』勉誠出版、二〇〇八年。

（3）柳田國男『昔話と文学』創元社、一九三八年。

（4）片桐洋一・阪倉篤義・堀内秀晃ら。

（5）阪倉篤義・大津有一・築島裕他校注『日本古典文學大系9　竹取物語・伊勢物語・大和物語』岩波書店、一九五七年、六頁。源順（みなもとのしたごう）や僧正遍照等の名前があげられているが、決定的な証拠がないために誰が書いたか不明であるとある。その理由として、使用されている語句、文体、表現法が仏典や漢籍などの素養を必要とする優れたものであることをあげている。

（6）同書、六頁。阪倉篤義は、この「竹取物語」が一つの物語として成立する前には、物語の素材（説話）が各地にあったと想像している。その例として、比治真名井の話（丹後風土記逸文）や伊香小江（いかごのおえ）の話（帝王編年記）、あるいは謡曲「羽衣」の話、鶴女房の民話などであり、また、竹取説話と呼ばれるものも多く残っている。
また、野口元大はその著書の中に関係資料を載せている。野口元大校注『新潮日本古典集成第26回　竹取物語』新潮社、一九七九年、二〇一—二五五頁。野口が載せている関連資料は、阪倉があげている資料と重なる部分もあるが、興味あるものとしては、中国の奥地四川省西部揚子江上流の金沙江のほとりに住むチベット民族の間に伝承されている中国民話「竹姫」である。この「竹姫」と『竹取物語』は登場人物、筋書きなどが酷似しており、両者の関係性は研究者の間でも未解決の課題になっている。しかし、そこには説話や民話がもつ一つの性質が現れていると考えられる。どの民族でも比較的共通の感性・関心・問題を抱えていて、長い期間人から人へと伝えられる間に、それが説話や民話の中に取り込まれていったと考えられる。しかし、それだけでは両者の酷似の理由は解決できない。

竹取物語の成立過程については、片桐とは異なる立場をとる研究者もいる。福嶋昭治は個々の説話が集まり『竹取物語』として成立したという考えはとらず、「原竹取物語」の存在を主張している。福嶋昭治「初期物語の隆盛」『物語文学の系譜』伊井春樹編、世界思想社、一九八六年、四五—六六頁。

（7）片桐他編、前掲書、八〇頁。しかし、堀内秀晃は一〇章段にわけ、それぞれの章段に説話の型を示している。堀内秀晃・丸山虔校注『新日本古典文学大系17　竹取物語・伊勢物語』岩波書店、一九九七年、三四七頁。

（8）片桐他編、同書、八〇—八一頁。

（9）柳田、前掲書、八一頁。

（10）片桐洋一「初期物語の世界――『竹取物語』『伊勢物語』を中心に」集英社刊 前掲書、三五頁。

（11）片桐洋一・福井真助・高橋正治・清水好子校注・訳『日本古典文学全集8　竹取物語・伊勢物語・大和物語・平中物語』小学館、一九七二年、一〇三頁。

（12）同書、一〇四頁には、かぐや姫にとって別離がいかに辛いものであったのか「わたくしが、この人間の国に生まれたというのであれば、ご両親様を嘆かせたてまつらぬ時まで、ずっとお仕えすることもできましょう。ほんとうに去って別れてしまうことは、かえすがえすも不本意に思われます」とある。

（13）同書、九七頁。

（14）梅山秀幸『かぐや姫の光と影――物語の初めに隠されたこと』人文書院、一九九一年、七〇―七一頁。

（15）河合隼雄『神話の心理学――現代人の生き方のヒント』大和書房、二〇〇六年、二頁。河合はこの書物の中で根源的な問いについて、自分が必ず死ぬこと、死後の生命のことなどが一人ひとりの根源的問いであると述べている（二〇頁）。河合隼雄はまた『昔話の深層』福音館書店、一九七七年、三五二頁の中で「日本人として民話のなかに日本人の心の根源」を探ると述べている。河合は、ユング派の分析手法を用いて神話や民話に潜む人間の心の根源を探る試みをした。この河合の立場は『竹取物語』を通して、日本人の心の深層のスピリチュアリティを探る道を開くものである。

（16）鈴木一雄は「神話・伝説・説話といった古伝承の世界は、ある部族氏族の集団の文学であった」と述べている。片桐他校注・訳、前掲書（『日本古典文学全集8』小学館）、八頁。

（17）鈴木一雄は、物語文学の血筋について「いまだ文字を知らぬ太古の長い時間のなかで、反覆され蓄積され決定されていた古伝承の『語り口』や『話型』が平安時代の物語文学の基底となっている」と述べている。（同書、八頁）。鈴木は物語文学の特徴を少なくとも二点指摘している。物語文学とは第一に、文字を知らぬ太古の長い時間を人々に繰り返し語り継がれたということ、第二に、語られたときの語り口や話型が徐々に固まったことである。鈴木は、語り口や話型が一定の形で人から人へ伝えられたと指摘しているが、語りの内容についても語り伝えられる中で、人々の感情や問題が自然な形で取捨選択され、あるいは追加されたと考えることは自然である。

（18）「神話」は神の創造や人間の生死を扱い、説話とは異なる面をもっている。しかし両者の起源は大昔に遡り、特定の作者による創作ではなく、むしろ人から人へ語り継がれた共同体の産物であると解釈すると、そこに共通点がある。

(19) 現代人の死の体験を明らかにすることが臨床死生学的アプローチの第一歩である。死の体験は、個人の生活環境、経済状況、家族関係、人生観、宗教観などはもちろん、その人が生きている国家、文化、政治、歴史によって大きく影響を受ける。そのために社会学、文化人類学、心理学などの知見を学びつつ、死の体験を分析することが重要になってくる。ここでは次のように定義する。「臨床死生学とは、死生学の一つの分野である。まず人の死の事実に注目するもので、社会学、文化人類学、心理学などの知見を深く学びながら、現代人の死の現実を浮かび上がらせ、そこにある問題点や課題を明らかにして、より人間らしい死の在り方を模索することを目的とする。」固定概念や先入観などを排除して、個々人の現実の死の在り方、生き方を本人の立場に立って考える学問である。

(20) 片桐洋一他校注・訳『日本古典文学全集8　竹取物語・伊勢物語・大和物語・平中物語』小学館、一九七二年、九七頁。

(21) 同書、九九頁。

(22) 同書、一〇〇頁。

(23) 同書、一〇一頁。

(24) 同書、一〇三頁。

(25) キューブラー＝ロス『死ぬ瞬間』、WHO専門委員会報告八〇四号、シシリー・ソンダースなど。安藤泰至「現代の医療とスピリチュアリティ――生の全体性への志向と生の断片化への流れとのはざまで」『現代宗教　二〇〇三』（特集　宗教・いのち・医療）国際宗教研究所編、二〇〇三年、七三―八九頁。沖永隆子「スピリチュアルケアの可能性――ホスピスとビハーラにおけるケアの事例」『現代宗教　二〇〇四』（特集　死の現在）国際宗教研究所編、二〇〇四年、六九―九二頁。Jenny Penson and Ronald A. Fisher, ed., *Palliative Care for People With Cancer*, Arnold, 1991, pp.190-201.

(26) スピリチュアリティの理解は今日では拡大の方向にある。特に宗教的スピリチュアリティに関してはキリスト教、仏教、神道など多くの研究がなされている。キリスト教関連では以下の文献がある。Gordon Mursell, ed., *Story of Christian Spirituality : Tow Thousand Years, from East to West*, Lion Hudson, 2001.『キリスト教のスピリチュアリティ――その二千年の歴史』青山学院大学総合研究所訳、新教出版社、二〇〇六年。Richard J. Foster, *Celebration of Discipline : The Path to Spiritual Growth*, Harper and Row Publishers, 1978.『スピリチュアリティ成長への道』中島修平訳、日本キリスト教団出版局、二〇〇六年。

(27) 窪寺俊之「スピリチュアリティの現在――人間学の立場から」『スピリチュアルケアを語る――ホスピス、ビハーラの臨床から』関西学院大学キリスト教と文化研究センター編、関西学院大学出版会、二〇〇四年、八八頁―八九頁。また、樫尾直樹編『スピリチュアリティを生きる――「新しい絆を求めて」』せりか書房、二〇〇二年など。

(28) Larry VandeCreek, ed. *Spiritual Needs and Pastoral Services: Readings in Research.* Journal of Pastoral Care Publications, 1995. や Richard. B. Gilbert, ed., *Health Care and Spirituality : Listening, Assessing, Caring.* Baywood Publishing Company, 2002. などがあげられる。また Stephen P. Kliewer, John W. Saultz, *Healthcare and Spirituality.* Radcliffe publishing. 2006.

(29) 伊藤雅之・樫尾直樹・弓山達也編『スピリチュアリティの社会学――現代社会の宗教性の探求』世界思想社、二〇〇四年。

(30) ヴァルデマール・キッペス『スピリチュアルケア――病む人とその家族・友人および医療スタッフのための心のケア』サンパウロ、一九九九年。

(31) 窪寺俊之「死に逝く人のスピリチュアリティ覚醒の研究」『人間科学研究』第五巻、大阪大学大学院人間科学研究科、二〇〇三年、七三―八九頁。

(32) 窪寺俊之「スピリチュアルケアとQOL」『緩和医療学』柏木哲夫・石谷邦彦編、日本緩和医療学会監修、三輪書店、一九九七年、二三三頁。窪寺俊之『スピリチュアルケア学序説』三輪書店、二〇〇四年、四七頁。

(33) 片桐他校注・訳、前掲書（『日本古典文学全集8』小学館）九七頁。

(34) この箇所は原本では「この世界にはまうで来たりける」とある。この「まうづ」は謙譲語であり、「身分の低い人が尊い人の所に行くこと」を示している。この点については片桐洋一の校注を参照されたい（同書、九七頁）。

(35) 同書、一〇一頁。

(36) 同書、九七頁。

(37) 同書、九八頁。

(38) 両親のいる故郷とスピリチュアリティが深い関係にある。スピリチュアリティは、「自分らしさ」と関わるもので、故郷は自分らしさを可能にする生活環境である。

(39) 同書、一〇四頁。

(40) 同書、一〇五頁。

(41) 小嶋菜温子「王・女・エロス――都市文学へ」『新日本古典文学大系17　竹取物語・伊勢物語』付録月報七四、一九九七年、岩波書店、二頁。

(42) 片桐他編著、前掲書（『図説　日本の古典5』集英社）三五頁。

(43) 山田和夫「文学の中のSpiritualityと癒し」『死生学年報二〇〇五』創刊号、東洋英和女学院大学死生学研究所編、二〇〇五年、六三頁。

(44) 片桐洋一は次のように述べている。この物語は「記載文芸であり、同時に宮廷社会、特に女性中心の社会で鑑賞されることを目的としてつくられた貴族文芸である」（片桐他編、集英社刊 前掲書、八六―八七頁）。

(45) 阪倉篤義・大津有一・築島裕他校注『日本古典文學大系9　竹取物語・伊勢物語・大和物語』岩波書店、一九五七年、二一―二二頁。

(46) 片桐他編、集英社刊 前掲書、三二頁。

(47) Kubotera, Toshiyuki, *Development of Spiritual Assessment Instrument (Sheet)*, Kwansei Gakuin University Humanities Review, Vol.7, 2003, p.33.　著者はこの中で、スピリチュアリティは人間固有の生得的要素があると同時に、生まれ育った環境の影響があることを指摘した。それには社会環境がもつ習慣、文化などがあるとした。その意味で『竹取物語』が一つの文化形態として果たす死生観形成の影響は大きいと言える。

第九章

スピリチュアルケアへの宗教の貢献

要旨

終末期医療においてスピリチュアルケアの重要性が認識されて久しい。スピリチュアルケアは宗教の枠を超えて、各人のスピリチュアリティ（超越性、究極性）を支えるケアである。宗教の有無に関わりなく、すべての人の魂の問題（人間存在の根源的問題）に向き合うスピリチュアルケアは、多くの積極的貢献をしてきた。一方、宗教との分離によって、宗教が築いてきたスピリチュアルな遺産を切り捨ててしまう消極的側面も起きている。医療での倫理的判断基準をスピリチュアリティはもっていない。このスピリチュアルケアの弱点を補うものを宗教がもっている。宗教には歴史と文化の中で築いてきた「叡知」がある。そこで、宗教のスピリチュアルな遺産の再考が求められる。教義、文化、集団を形成する宗教のスピリチュアルな遺産が、患者の癒しに貢献するものと考える。

◆キーワード：超越性、究極性、宗教、スピリチュアルな遺産

一　目的

今日、スピリチュアルケアへの関心が、医療、看護、介護、教育などヒューマン・サービスの領域で高まっている[1]。一九六〇年代以降、特に終末期ガン患者の生活の質（ＱＯＬ）の向上を目的にする全人的医療の一端を担うものとして、スピリチュアルケアの重要性が認識され始めた。終末期ガン患者のＱＯＬ向上にスピリチュアルケアが果たす役割が大きいとの認識は、近代的ホスピスの創設者の一人シシリー・ソンダースから始まった[2]。シシリー・ソンダースは、患者のＱＯＬの向上には、身体的苦痛緩和に加えて、精神的・社会的・霊的苦痛緩和（スピリチュアルケア）の大切さを提唱した。患者の全存在を支える全人的医療の理念は、従来の治療中心、医療者中心・病院中心の医療を脱して、患者中心・ケア中心・在宅中心に医療目的の方向変換を促した。その背後には、従来の医療が患者を疾患として扱ってきたことへの反省がある。患者は肉体的存在であるが、同時に精神的、社会的、霊的存在である。病の中で、患者は「生きる目的」「苦難の意味」「死後の世界」などへの問いをもつ。その問いをもつ人間に関わることを医療は促されたのである[3]。死に直面した患者は、不安、孤独、虚無感をもつことが多い。これらの問いは、科学が応えられるものではなく、むしろ宗教的・哲学的問いである。スピリチュアルケアはこのような問いをもつ人間に関わるケアであるが、いかなる宗教にも縛られずに、人間の根源的問いをもつ患者と関わりつつ、患者自身を支えるケアを行うことであると理解されている。

終末期医療でのスピリチュアルケアは、患者が存在の根源的問いである「生きる目的」「苦難の意味」や「死後の世界」について悩んだとき、患者と一緒に答えを探し出そうとする働きである。スピリチュアルケアは宗教的ケアと近い関係にあるが、別物であるとの考えが一般的である[4]。宗教的ケアは、牧師、神父、あるいは僧侶が患者の悩みを聴きつつ、特定の宗教の教え（教理、教義など）や伝統にのっとって患者の苦悩を解決しようとするケアである。それに対してスピリチュアルケアは、患者の宗教観、人生観が揺さぶられている中で、患者のスピリチュアリティを支えようとするものである。スピリチュアルケアと宗教的ケアの相違については、しばしば論じられてきた(5)。僧侶の谷山洋三は、スピリチュアルケアと宗教的ケアの相違点を明らかにした。谷山によれば、宗教的ケアは特定の宗教の教義や伝統をもって患者の悩みに応えるケアである。これに対して「スピリチュアルケア」は、援助者が相談者の世界に入って相談者に寄り添いつつ援助することである(6)。つまり、援助者は相談者に援助者の価値観、宗教観、世界観を押しつけない点に特徴を見出している。

イギリスやアメリカでは一九六〇年代以降、終末期医療ではスピリチュアルケアが注目を浴びて、その理論と実践の研究が盛んになっている。そのようなホスピスの理念が日本にも入って来て、スピリチュアルケアについての理論的研究が日本でも盛んになっている。日本ではW・キッペスや村田久行らが先駆的働きをしている(7)。医療の中でのスピリチュアルケアでも、あえて宗教的アイデンティティを明確にしている人たちの中に、キリスト教ではシャロン・フィッシュらがおり(8)、仏教では藤腹明子(9)や大下大圓(10)がいる。このような宗教色彩を明確にしたスピリチュアルケアも、宗教を押しつけるわけではなく、患者の意志や自律性を尊重する点では変わりはない。宗教の枠を超えて患者自身の魂の痛みに対応するのが、スピリチュアルケアの原点である(11)。

このようにスピリチュアルケアは、宗教的ケアとは一線を隔てることを意図してきたので、魂へのケアとか実存的ケアと呼ばれることもあった(12)。

この章では、魂の痛みへのケアと宗教との関係を考えてみたい。スピリチュアルケアは、宗教とは距離を保ち、既存の宗教の教義や礼典を押しつけたりしない。しかし、スピリチュアルケアにとって宗教は全く不必要なのか。スピリチュアルケアは、宗教なしで臨床現場の問題を解決できるのだろうか。この章では、臨床現場での医療倫理に関わる事例から、宗教がスピリチュアルケアに積極的意味をもつことを論じたい。スピリチュアルな視点から宗教を見直すことで、宗教がもつスピリチュアルな遺産を見出したい。ここでは、教義学のスピリチュアルな遺産、宗教文化のスピリチュアルな遺産、宗教集団の三つのスピリチュアルな遺産を取り上げる。その全体を宗教の「スピリチュアルな遺産」と呼んでみたい。スピリチュアルな遺産を検討し直すことで、宗教がもつ今日的価値の再発見に繋がると考える。

二　スピリチュアリティの概観

「スピリチュアリティ」の解釈は、今日一致した解釈や理解はない。[13] 人によって理解が異なるので整理する必要がある。[14]

(1) 宗教のスピリチュアリティ

宗教の中核を形成する神聖性としてスピリチュアリティが理解されることが多い。宗教学者、宗教者、信仰者たちの多くは、スピリチュアリティを霊性、宗教心という言葉で語り、宗教の中核として認識してきた。日本では「スピリチュアリティ」は「霊性」と訳されるが、人間の特性であり、人間の神聖性や神秘性をさすことが多い。[15]

イグナチオ・デ・ロヨラ（一四九一―一五五六年）は『霊操』の中で、第一週の原理と基礎に「人間が造られたのは、主なる神を讃美し、敬い、仕えるためであり、こうすることによって、自分の霊魂を救うためである」と、神への賛美と奉仕を通じてスピリチュアルな生き方を求めることを語っている。[16] また続いて、「自分の目的に助けとなるかぎり、それを使用すべきであり、妨げとなるかぎり、それから離れるべきである」と語っているが、ここには神の愛に応えるための修練の必要が語られている。

このような人間のもつ神秘性は神との合一によって、霊的な体験として精神性の高い世界を指している。キリスト教ではイエスの言葉の中に「スピリチュアルな」清さ、聖さが語られている。[17] 現世の俗世界からの脱皮、解脱を求め、より精神的自由を求めた姿が「スピリチュアルな」「霊的」という意味内容である。「霊性」にも「スピリチュアリティ」にも、この世俗からの脱皮による精神的自由さが強調されている。修道者たちは熱心に禁欲的生活に励み、ひたすら神聖性を追求した。[18]

（2）慈善の心としてのスピリチュアリティ

先に述べたスピリチュアリティは、個人の神秘性、神聖性、宗教性が強調されているが、それに対して、集団生活や社会的活動で現されるスピリチュアリティもある。博愛的、献身的行動をスピリチュアルな生き方の結実として受け止めている。それは、社会活動に見られた自己犠牲、博愛的行為、慈善的行為自体は行動であるが、その行動の根底は神仏への深い信仰が基本になっているからだ。神への信仰心の活動的表現が「スピリチュアルな」と言われる。このような博愛的行動を「スピリチュアルな」と呼ぶ歴史が長い間続いてきた。神への深い献身や奉仕の心は、神との一致や自己放棄の結果として考えられるからである。マザー・テレサのインドでの社会活動は、スピリチュアルな活動として受け止められている一例である。内面的神聖性が行動化されたスピリチュアリティは、社会的貢献をもたらすものが多いので、社会的評価も高い。無私な社会奉仕、犠牲的奉仕活動をスピリチュアルなものと認識している。

(3) 癒し系文化のスピリチュアリティ

この他に、今日、社会的現象になりつつあるスピリチュアル文化がある。癒し系と言われるスピリチュアル文化が、過去の宗教に取って代わって台頭してきている。人々は疲れた心の癒しにスピリチュアルなものを求めている。島薗進は、二〇世紀の最後の四半世紀に起きたスピリチュアリティへの関心を「スピリチュアリティの興隆」と名づけて、次のように述べている。「そこに見られる『スピリチュアリティ』は、それ以前の人びとが経験し、表現してきたような伝統的な『スピリチュアリティ』とはかなり形を変えている」[19]。更にこの文化は、「心や精神の変容、自己探求・自己実現・自己超越・自己解放といったことと関わりがありそうである」という[20]。過去には、宗教は罪からの救済を説いてきたが、今日のスピリチュアルな文化は島薗が指摘するように「救済の宗教」から「生きる力の源としてのスピリチュアリティ」との移行が見て取れる[21]。人々は宗教よりも手軽な癒し系の映画、音楽、絵画を求めている。経済的、物質的豊かさでは得られない実存的癒しを求めているからである。

(4) スピリチュアルケアへの関心

以上述べたこの三つの理解の他に、今日、新たな方向でのスピリチュアリティ理解が起きている。医療、看護、介護、教育などでスピリチュアルケアへの関心が高まっている。ホスピスから始まったスピリチュアルケアへの関心では、患者のQOLの向上のためのスピリチュアルケアがテーマになっている。この考え方では、スピリチュアリティは人間が生存するための一つの「機能」として理解されている。患者のいのちの危機をスピリチュアリティという機能を生かして、患者を支えようとする働きである。スピリチュアリティは、終末期ガン患者、高齢者、臨死患者などが死の危機に直面して、患者の存在を支えていた人生観、価値観が崩れて、生の根源的問いに苦しむ人へのケアである。このようなケアの中心になる「スピリチュアリティ」を著者は次のように定義した。[22]

スピリチュアリティとは、人生の危機に直面して生きる拠り所が揺れ動き、あるいは見失われてしまったとき、その危機状況で生きる力や希望を見つけ出そうとして、自分の外の大きなものに新たな拠り所を求める機能のことであり、また、危機の中で失われた生きる意味や目的を、自己の内面に新たに見つけ出そうとする機能のことである。

スピリチュアルケアは患者の「スピリチュアリティ」を支えるケアである。それは、死、病、挫折、離別に直面して、生きる目的や苦難の意味を失ったときに、自己を超える「超越的なもの」や自己の内なる「究極的なもの」へのニーズ（必要）を支える援助（ケア）である。ここでの「スピリチュアル」とは、人間存在の土台を与えるものという意味で使われている。スピリチュアルケアでは宗教に重点がないので教養学的議論には関心がない。むしろ、既存の特定の宗教への信仰のない人をも含めて、すべての人が普遍的に「超越的なもの」「究極的なもの」への関心をもつ存在であるという理解に立っている。[23]

このような生を支える土台や枠組みとしてのスピリチュアリティは、超越的なものとの関係性であるために主観的、実存的であり、患者の体調や病状によって変化しやすい。しかしスピリチュアルな側面からのケアは、死や苦難という危機に直面した人を支える手段として不可欠である。

表1　スピリチュアリティの理解

① 宗教のスピリチュアリティ	・宗教的修行 ・神聖性 ・神との合一体験
② 慈善活動のスピリチュアリティ	・社会的慈善的活動 ・内的神聖性の社会的表現
③ 癒しのスピリチュアリティ	・癒し系文化 ・自己回復 ・本当の自分探し
④ スピリチュアルケアのスピリチュアリティ（他者のスピリチュアリティ）	・患者、高齢者、生徒のスピリチュアリティのケア ・機能としてのスピリチュアリティ ・生活の質の向上が目的

出典：「スピリチュアルケアへの宗教の貢献 ―― 宗教の復権に向けて」『宗教研究』84巻2輯　窪寺俊之 2010

（5）スピリチュアルケアと生活の質（QOL）

以上概観したことを表にしたのが、表1である。①修道者や僧侶たちがもつのは自己のスピリチュアリティへの関心だった。また、②スピリチュアルな精神の表現としての慈善的活動があった。更に、③今日の癒し系文化におけるスピリチュアリティは個人的苦痛の癒しである。

しかし、この章で扱う医療や看護におけるスピリチュアルケアでの「スピリチュアル」は、患者のスピリチュアリティを支援するという意味である。

スピリチュアルケアの提供者の関心は、「患者」のスピリチュアリティに向けられている。根源的苦痛をもつ患者に対して、患者のQOLの向上のために、スピリチュアルな側面から援助を行うことが意図されている。その方法としては、患者のスピリチュアルな機能を支持し、強化することで、患者のQOLを向上させようとするものである。この理解の特徴は、スピリチュアリティを人間に備わった「機能」として捉えている点にある。[24] この機能は人間の自己保存の機能であって、直面する生存を脅かす危機状況の中で、人間が人間として生を維持し、自分らしい生の実現に向けて生きるための仕掛け（自己保存機能）として存在するのである。危機の中での不安、恐怖は心理的症状であるが、原因はスピリチュアルなもので、存在を支える土台、枠組みの喪失である。そこで、スピリチュアリティの構成要素である超越的他者・究極的自己との関係を再構築する援助が、スピリチュアルケアなのである。このようなスピリチュアルな機能が覚醒し活動することによって神仏的存在との関係が明確化され、その関係の中で生の意味、目的、死後の世界を見出すことで、危機の中での患者の生活の向上に益すると考えられる。

三　ケアの概念（ケアの概念についての概観）

ここではスピリチュアルケアの「ケア」に焦点を当てて、ケアの本質を明らかにしてみよう。「ケア」についての議論が、医学、看護、介護、教育などの領域で多角的視点からなされ始めている。[25] ここでは「ケア」の言語的意味を述べて、その後、ケアについての先駆的働きをした哲学者のミルトン・メイヤロフ（一九二五―一九七九年）の著作『ケアの本質』（*On Caring*）を取り上げて、その本質を明らかにしたい。[26]

1　言語的定義（援助者論的定義）

「ケア」（care）は、英和大辞典によれば、名詞として世話、看護、見守りなどと訳される。[27] この「ケア」には動詞もあり、次のような二つの意味がある。第一は、弱者や傷ついた人を「配慮する、看護する、世話する、面倒をみる、管理する、気をつける」ことを意味する。第二は、「気になる、気をもむ、心を痛める、心配する」である。第一の意味の「世話する」では、世話する人と世話される人は、立ち位置に上下関係が生じる。ところが第二の意味の「心を痛める」では、ケアする人自身がケアされる人の痛みに共感して心を痛め、心を揉むのである。ケアする人もケアされる人も、同じ経験を共有している。この苦しみや痛みを共有する点では、同じ立場に立っていることになる。このように「ケア」には、弱い人や傷ついた人の痛みに共感して、それを包み囲む思いやりが前面に出てくる概念である。そのために、しばしばキュア（cure）との対比で語られるとき、キュア（治療）には専門的知識と技術が求められるが、ケアではケアする人の人格的優しさや思いやりが強調される。ケアは、ケアする人とケアされる人との人格的触れ合いが関わる概念である。

2　ミルトン・メイヤロフの理解

ミルトン・メイヤロフはアメリカの哲学者であるが、「ケア」についての先駆的働きをした。彼は「ケア」を定義して「一人の人格をケアするとは、最も深い意味で、その人が成長すること、自己実現することをたすけることである」と述べている。[28] ケアを受ける対象になるわが子、妻、クライエント、芸術のアイディア自身が[29]「本来持っている権利において存在するものと認め、成長しようと努力している存在として尊重する。彼はその子にとって自分が必要であると感じているし、その子の成長したいという要求に彼がこたえることによって、その子が成長するのをたすけるのである」と述べている。[30] ここには、ケアする人、ケアされる人の関係は、互いに存在の権利として独立し、成長への要求があり、それらしくなることを望んでいるとある。更に、「もし私がその人の成長を援助しようとするならば、私は、時々刻々変わりゆくその要求にこたえねばならない」とあり、ケアする者の柔軟性が求められるとしている。[31] ケアする人の柔軟な姿勢を、「ケアの主な要素」について述べている中で知識、忍耐、正直など八つあげているが、その中の一つに「信頼」をあげ、次のように述べている。「相手を信頼することは、まかせることである。つまりそれは、ある危険な要素をはらんでいるが、未知への跳躍なのである」[32] とあり、ケアには信頼が不可欠であるが、そこには危険が伴うことを認めている。ケアされる人が失敗した場合には、「私は他の人をケアするうえで、たとえその人が過ちを犯しても、彼がその過ちから学ぶことができると信じている」と述べている。[33] この「ケア」の理解には相手の成長を期待するには信頼が必要であり、信頼には過ちを犯す危険性があるが、その危険は、将来そこから学ぶことがあるので、許容されるべきであると言っているようである。

3　「ケア」がもつ問題点

前節では言語的解釈とミルトン・メイヤロフの定義を見た。

「ケア」という概念は現代人の自律性や人権の尊重という観点からすると、終末期医療での人間関係（患者・医療者）を築く概念として非常にふさわしいものである。ケアは、患者の人格や主体性を最大限に尊重しつつ、ケアする者の価値観や信仰を押しつけることなく、相手を突き放すことなく、患者の自律性を尊重する関わり方である。

このようなケアの本質は、スピリチュアルケアの中でどのような影響を与えるだろうか。著者にはメイヤロフの理解には、人間に対する楽観主義が貫かれているように見える。この人間への楽観主義は次の言葉にも現れている。「相手が成長し、自己実現することをたすけることとしてのケアは、ひとつの過程であり、展開を内にはらみつつ人に関与するあり方であり、それはちょうど、相互信頼と、深まり質的に変わっていく関係とをとおして、時とともに友情が成熟していくのと同様に成長するものなのである」と述べている(34)。ここでは人間の成長や成熟に触れられているが、人間が欲望に流されたり、自己中心的になることには触れられていない。生命の危機に陥ると、欲望や自己中心性が顕著に現れるものである。それが過った判断に導く要因になるのである。メイヤロフが語る危険性は、育児、教育、芸術のアイディアのケアにおいては、成長への跳躍の契機になるだろうが、終末期ガン患者には、残された時間の少ないこと、危険から生じる損失の回復が保証されていないことなどを考慮すると、過ちが許されない状況にある。メイヤロフの考え方が肯定されるのは、ケアを受ける人間が時間的に余裕があり、過ちが後の成長に益する可能性が残されている場合である。このように終末期ガン患者へのケアには、患者の余命が短いことからできるだけ過ちや失敗が許されない状況にあること、また、過ちから受ける損失を取り戻せる保証がないことを考える必要がある。このことは、過ちを最小限に留めるために、患者の自律性について医療的側面からの特別の配慮が必要になってくる。つまり、患者の自律性を充分尊重しながら、失敗を避ける方策が求められている。スピリチュアリティと宗教が人間の根源的問題に応える機能をもっている点から、このような「特別の配慮」を、宗教が築いてきたスピリチュアルな遺産の中に見出すことができないかと考える。スピリチュアルケアの特徴の一つは伝統的宗教と一線を引くことであったが、同時にスピリチュアルケアがもつ弱点を宗教のスピリチュアルな遺産に求めることができると考える。

四　医療におけるスピリチュアルケアの評価（患者の視点から見る意味・価値）

スピリチュアルケアが終末期医療で必要だと言われて以来、スピリチュアルケアの本質の解明やケアの方法論などが議論されてきている。今日では、スピリチュアルケアが高齢者施設や教育現場でも注目されている。このような現場では、加齢や人生に挫折した子供たちへのケアの一つに、スピリチュアルケアの重要性が指摘されている。この章では、終末期医療の中でスピリチュアルケアが導入されたことの積極的意義について述べたい。それと同時に、臨床現場で見られる患者の魂の苦痛を、スピリチュアルケアで解決できるのかどうかを検証してみたい。特に宗教的ケアとの比較の中で積極的面と消極的面に触れてみたい。

1　積極的評価——宗教からの脱皮、解放

スピリチュアルケアが患者にもたらす利益をここで三つ述べてみよう。

（1）患者の生活の質の向上

一九六〇年代、英国のホスピスの創設者シシリー・ソンダースによって、スピリチュアルケアの必要性が語られ始めた。それ以前は、ソンダースが提唱した意味でのスピリチュアルケアは存在しなかった。ソンダースは、終末期ガン患者がもつ苦悩、罪責感をスピリチュアル・ペインと捉え、特定の宗教に縛られない形で行うケアをスピリチュアルケアと呼んだ。このような発想が生まれる前、欧米は言うに及ばず、日本においても、宗教立病院にはチャプレン（病院付き牧師）や神父やシスターが病室を廻って患者の心のケアに当たっていた。しかし、終末期ガン患者へのスピリチュアルケアが不可欠の要因であると認識されたのは、一九六九年に近代ホスピスが生まれてからである。そこでは終末期ガン患者がもつ苦悶をスピリチュアル・ペインと捉えて緩和ケアが行われた。このことは医療界では画期的なことで、それまでの医療は疾病の治療を目的にしていたので、患者の心の悩みに関わることはなかった。「こころの問題」は患者個人の問題として、医療者はそれには関わらなかったのである。しかし、現在は疾患の治療に加えて、心の痛みの緩和で患者の生活の質（ＱＯＬ）の向上を図るようになった。スピリチュアルケアはＱＯＬの向上のために重要な働きをすることが認められている。患者のいのちの全体性の回復が目指されることは、患者にとって大きな助けになる。

(2) 患者の自律性の尊重

実は心の問題や魂の問題は、宗教とも深い関係がある。しかし、信仰の自由という日本国憲法上の問題があって、一般病院での宗教的ケアは不可能であると考えられてきた。[35] そのために一般病院では、死の不安や生の孤独に苛まれた患者に対して、精神科医や臨床心理士が多少関わることで終わっていた。しかし、人生の目的、苦難の意味、死後の世界の問題は、精神科医や臨床心理士には扱い切れない。そこに登場したのがスピリチュアルケアである。人生の目的、苦難の意味、死後の世界に苦しむ患者に宗教的解答を与えるのではなく、患者自身に寄り添ってその宗教観や人生観を重視しながら、患者自身をケアする働きである。そこでは患者の自律性や主体的選択が尊重される。このことで患者の人権が尊重されつつ、魂の問題へのケアが可能になった。

(3) 不安・恐怖へのケア

スピリチュアルケアは徹底的に患者の魂のケアである。スピリチュアルケアの難しさは、魂という眼に見えない患者の内的世界に関わることなので、ケアには忍耐や謙遜が求められるし、人格的関わり合いが大きな意味をもってくる。人格的触れ合いを通じて、患者自身が納得する生き方を見出すケアである。これまで魂の問題は個人的問題として排除してきた医療が、今、患者の魂に徹底的に関わろうとする医療に変わったことは、スピリチュアルケアがもたらした積極的貢献である。患者はスピリチュアルなケアを受けて、自分自身の根源的テーマと向き合うことができるようになったのである。

このようなスピリチュアルケアによって、患者は死の不安や恐怖の中でも、一人ぼっちにされることが少ない。このことはスピリチュアルケアがもたらす積極的貢献である。

2　消極的評価――宗教のスピリチュアルな遺産

スピリチュアルケアが終末期の患者のＱＯＬの向上にもたらした意義は非常に大きい。しかし、あえて宗教的色彩を除いて、スピリチュアルケアとして「ケア」が提供されることの消極的側面もあることを指摘しておきたい。

スピリチュアルケアは、信仰の自由という憲法上の問題や現代人の宗教離れを背景にして、宗教とは分離して行われるようになった。宗教は教義、文化、集団など多様な側面をもっているが、現代人はそのすべての側面を否定してしまっている。そのことの意味は非常に大きい。宗教が歴史や集団の中で積み上げたスピリチュアルな遺産を捨ててしまったのである。

実は宗教の伝統の根底にはスピリチュアルな遺産が流れていて、終末期ガン患者の魂の深くに関わる教義、文化、集団的絆をもっている。今日のスピリチュアルケアでは、このような宗教がもつスピリチュアルな遺産が排除されたところに、スピリチュアルケアの消極的側面が出ている。そのため、宗教がもつスピリチュアルな機能を回復させることが必要である。そこで、この側面に起因する、スピリチュアルケアにおける倫理的判断の困難性について触れてみよう。

五　医療におけるスピリチュアルケアの倫理的判断の困難性

前の節で、スピリチュアルケアが宗教と一線を画したことで、積極的な面が生まれ、同時に消極的側面も出てきたことを述べた。ここではその問題を一歩深めて考えたい。

ここでは医療におけるスピリチュアルケアが抱える倫理的問題点を二つに絞って論じたい。一つはスピリチュアリティの変動性、二つ目はスピリチュアルケアにおけるインフォームド・コンセントの重要性についてである。

1　スピリチュアリティの変動性

ここでは、スピリチュアリティの変動性の問題について触れたい。スピリチュアリティの理解には一致したものがないことは先に述べた。アメリカの病院でチャプレンの訓練を受け、指導した経験もある伊藤高章は、「スピリチュアリティというのは、各自がもっている『超越性』への応答のパターンだと考えています。これは、……常に機能している、人間の外界との関係性の一つ、だと思います」と定義している。[36]また、樫尾直樹は、「スピリチュアリティは個人的な感覚・センスであるために階層的・文化的断層を超えることができないし、異なる属性を持つ人びとの間に絆をつくる力が弱い」と述べている。[37]ここから明らかなように「スピリチュアリティ」は非常に個人的、主観的、実存的傾向をもっている。また、「ケア」は患者に寄り添って支えることを本質としているために、患者が過ちや失敗するような場面に出会う。臨床の場では、患者の気分、体調などに注目しながらケアがなされるのであるが、援助者（ケアする人）は、動揺する患者の心に寄り添いながら支え続ける必要がある。援助者は、自分の価値観や生き方を患者に押しつけることは許されない。患者のスピリチュアリティを見定めながら寄り添うが、患者は悪化する病状と死の不安や孤独の中で、自分の殻に籠もったり人格的未熟性を出しやすい。そのために身近な占いや霊能者に助けを求めるようなことが起きる。[38] あるいは狂信的信仰に頼って、奇跡的完治を期待することもある。援助者は患者のこのような行為を容認して支持すべきだろうか。援助者は非常に困難な倫理的立場に立つことになる。そして、このような倫理的課題の解決をスピリチュアルケアの援助者はどこに求めることができるだろうか。

2　スピリチュアルケアにおけるインフォームド・コンセントの重要性

もう一つの問題は、狂信的宗教に入り反社会的信念をもつ人たちへのスピリチュアルケアである。自己の宗教的信念を守るために、患者が自分のいのちを危険にさらす可能性[39]が出る。また、現代医学での治療を求めて最先端医療の病院に入院したにもかかわらず、狂信的宗教に頼って治療を断るケースさえ出てくる。死の不安や恐怖の中で狂信的宗教や迷信に頼ることで安心を得ようとし、その結果、患者と医療者の信頼関係が築けず、医療行為が目的を達せないことがある。援助者の対応としては、患者の狂信的反社会的選択を相対化するという考えもある。[40] 五十子敬子は、他人の価値を傷つけたり、公共の福祉を害する場合には、個人の決定権は絶対的なものではないと言っている。

しかし今日の趨勢は、人格の尊重の立場からインフォームド・コンセントが重視されている。患者の意思や願望を尊重するスピリチュアルケアでも、患者への充分な説明と選択を確保することが重要になる。その説明には、宗教が築いてきたスピリチュアルな遺産が、患者の意思決定に特別の意味をもってくる。そこで、倫理的問題を解決する道を宗教のスピリチュアルな遺産の中に見出したい。

宗教が歴史的時間と社会的共感の中で築いたスピリチュアルな遺産を見直すことで、スピリチュアルケアに貢献する点があると考えるのである。このようなスピリチュアルな遺産を、患者が納得できるまで、患者の立場に立って伝えることが重要になってくる。ここにスピリチュアルケアにおけるインフォームド・コンセントの重要性がある。

六　スピリチュアルケアと宗教

スピリチュアルケアが、臨床の場で患者のスピリチュアリティの支持に徹しようとするとき、そこには倫理的困難が伴うことがあることが明らかになった。この問題はスピリチュアルケア自体では解決できないかもしれない。その理由は「スピリチュアリティ」が主観的、実存的要因が強く、患者の病状や気分に影響を受けやすいことがある。また「ケア」も、ケアする人の思想や宗教を押しつけないことを重視しているからである。そこで一つの手がかりとして、スピリチュアルケアが宗教的ケアや心理的ケアと深い関わりをもっている点に注目したい[41]。つまり、スピリチュアルケアの倫理的判断の困難性を解決する糸口を、宗教や心理学に求めることが可能なのである。この章では、宗教との関係の中での解決法を見出してみたい。なぜなら、宗教とスピリチュアリティが、生きる目的や苦難の意味、あるいは死後の生命などの人生の根源的テーマを扱っていて、互いに関心を共有しているからである。そうすることで、宗教がスピリチュアルケアにもたらす貢献を見出せると考えるからである。そしてそのことは、現代社会における宗教の役割を再発見する契機になると考える。

ここでの宗教とは、教団を形成して社会に存在する既成宗教の意味である。個人のこころの中での宗教心とは異なる意味で用いる。社会の中で教団を形成し、歴史を刻んできた宗教は、教義、文化、集団的絆にスピリチュアルな遺産があると考えてよい。そこでここでは、スピリチュアルな視点から宗教を見直すことについて触れておく。

第一に、スピリチュアルケアでは「ケアされる対象者」がいることをいつも意識しており、宗教の教義や規則よりも「ケアされる者」の経験を重視している。「ケアされる者」の経験に重点を置くことで宗教の自己絶対化から解放されて、「ケアされる者」の不安や恐怖に対する宗教の機能が重要になる。スピリチュアルケアで大切なことは、患者の苦痛緩和であり、生の充実である。これがスピリチュアルケアの視点から見る特徴である。

第二に、スピリチュアルケアの視点から見ると、宗教が日常生活の中に残している宗教文化に癒しや慰めを与えるものが存在している。終末期ガン患者は理性的機能は下がるものの感性は残るので、自分が神仏から見守られ、支えられていることを感じとる感性に働きかけることが大切となる。陽が昇ることに感動し、畏敬の念をもって手を合わせること、あるいは宗教音楽や絵画に触れることで、崇高なものに触れた慰めを得る。宗派や教団を離れて、宗教文化の中にある魂の慰めや死後の世界の中に希望を与えるものを再発見することが、スピリチュアルケアの視点では重要になってくる。

第三に、スピリチュアルケアの視点では、人間には人間を超える超越的存在、究極的存在との絆の大切さが見えてくる。生を支える土台の崩壊がスピリチュアル・ペインとなり、心理的不安や恐怖となっている。人生の土台を取り戻すために大切になるのが、患者自身が自分の超越的存在や究極的存在との関係を見出し、築いていくことを援助することである。スピリチュアルケアの視点から見ると、このような超越的存在や究極的存在との関係で作る生の枠組みは、個人個人によって異なっているが、それが存在を意味づけ、方向づけることになる。

七　宗教のスピリチュアルな遺産

伝統的宗教は、歴史の中で人々に苦難を生き抜く力を与えてきた。目に見えない超越的存在や究極的存在との関係をもつことの重要さを人々に語ってきた。水平の人間関係の中に生活しつつ、超越的存在や究極的存在との垂直関係をもつことで、人々は苦難や災難の中でも希望を与えられてきた。それらの経験から得た知恵が「宗教的叡智」となり、スピリチュアルな遺産となっている。例えば、患者が危機的状況に置かれて苦痛や自己憐憫、被害妄想に陥り、思考の視野が狭くなったとき、宗教のスピリチュアルな遺産は、患者に慰めを与え、患者の視野を広げ、解決の糸口を見出させる機会となる。新しい視野で眺め直すことで、苦難は負いやすくなり、危機状況の中で出口を見出す可能性が開かれてくる。歴史の中で積み上げられたスピリチュアルな遺産となっているメタファー（metapher）や宗教的シンボル（symbol）は、死に逝く人たちにとって死後の世界のイメージ作りに役立ち、それが不安や恐怖の中での慰め、希望になってくる。ここでは、このようなスピリチュアルな遺産を教義学、宗教文化、宗教集団の中に見出してみたい。

1　教義学のスピリチュアルな遺産

宗教は、信仰共同体を形成し、その維持、発展を志向するものである。その宗教の信仰内容や生活の基準を教義・教理として形成し、信者の生を慰め、かつスピリチュアルな成長に供している。そのような教義は、スピリチュアリティの視点から見ると、一つの教団に所有されるべきものではなく、むしろ人類の共有のスピリチュアルな遺産である。終末期ガン患者にとってそれらの遺産は、苦境の中にいる患者自身を、多角的方面、特に垂直的視点から見る情報源となる。スピリチュアルな遺産には、超越性や究極性という存在を規定する垂直的関係が示されている。その視点は患者の視野を柔軟にし、拡大する働きをもつ。つまりスピリチュアルな視点は、自分自身を水平的人間関係の枠を超えて垂直的関係で見ることを助ける。人生の目的、苦難の意味、死を超える世界への新たな可能性をもたらすものである。このような宗教がもつ視点は、人類共通のスピリチュアルな遺産として、宗教外の人にも苦痛の緩和の「叡智」になりうる。その叡智は、人間を時間や場所を超えた地点から見直すスピリチュアリティの視点を示して、危機を乗り切る道を開くのである。

2　宗教文化のスピリチュアルな遺産

宗教の文化的遺産は、先人から継承されているスピリチュアルな遺産である。宗教の季節の行事、地域の祭り、法事、宗教儀式は、私たちの文化の一部になって非日常的経験をもたらしてくれる。スピリチュアルな視点から見ると、それらのものは特定の宗教への明確な信仰の表現ではないが、自分を超えた超越的なものや究極的なものを思い起こす契機となる。それを思い起こすことで、自分の存在が自分を超えたものに支えられ生かされていることに気づかされて、魂は癒される。自分の存在が大きな存在の中に包まれ、守られていることを想起させてくれるのである。このような想起が、死の不安や孤独に苛まれている患者の慰めになる。

宗教のスピリチュアルな文化的遺産は、患者の心の癒しに繋がるものが多い。宗教音楽、宗教絵画、宗教的建造物や彫刻、庭園などのスピリチュアリティが癒しを与えてくれる。そこにあるスピリチュアルな遺産は、超越的存在を想起させてくれて、私たちに平安、安心を与えてくれる大切な文化的遺産である。

3　集団のスピリチュアルな遺産

伝統的宗教は、信仰を一つにして固い絆で結ばれた宗派や教団を形成してきた。信仰を同じくする者同士は、集団への帰属感を生み出して人々に安心や希望を与えてきた。スピリチュアリティの視点から見ると、宗派も教団も兄弟姉妹の集まりである。互いに理解し合い、認め合う者たちである。超越的・究極的存在との関係をもつことで永遠や平等を望む人間同士である。スピリチュアルな視点は、宗教の立場の違いを超えて、存在の根源から見直す視点を与えるものである。人々は魂で語らい合える仲間である。スピリチュアルな視点とは、超越的存在や究極的存在の無限性、神秘性、永遠性の視点から人間を見直すもので、人間の弱さや脆さを包み込んで、命を支え強める機能をもっている。このようなスピリチュアルなものを見出して、そこに自分の存在が帰属することに気づくことは、安心でき、生きる目的をもつことになる。

八　結び――スピリチュアルケアへの宗教の貢献する可能性（宗教の再生に向けて）

スピリチュアルケアは終末期ガン医療で重要な役割を果たすことが認識されている。特定の宗教に所属しない人も、死に直面したときにスピリチュアルケアが受けられることの意味は大きい。しかしスピリチュアルケアの臨床現場では、倫理的判断の困難な問題に出会う。このような倫理的判断の困難を解決するために、宗教が貢献できると考えてきた。そして宗教の教義のスピリチュアルな遺産、宗教文化のスピリチュアルな遺産、集団のスピリチュアルな遺産について考えてきた。

宗教には人類の「叡智」がある。人生にスピリチュアルな視点を与える教義学的遺産、生活に根づいたスピリチュアルな癒しを与える宗教文化的遺産、スピリチュアルな絆を与える集団的遺産がある。それらのスピリチュアルな遺産は終末期の患者を慰め、希望を与えるものである。また、現代社会で疲れた人々の魂に安らぎや夢を与えるものでもある。そのため、宗教がもつスピリチュアルな遺産を再確認して生活の中で生かしていくことが重要だと考える。これらの叡智は、人々に永遠の視点や超越者の眼差しの中で生命を見直す可能性を開いて、自己執着から解放してくれる。そして、現代人の生命に新しい視野を与え、新たな道を開く可能性をもっている。

注

（1）スピリチュアリティへの関心は、一九九八年、世界保健機関の健康の定義の改定案提出に始まった。健康の定義の改訂には至らなかったが、スピリチュアリティや健康についての社会的議論を巻き起こした。

（2）一九六七年にシシリー・ソンダース（Dame Cicely Mary Saunders, 1918-2005）によって、英国のロンドンにセント・クリストファー・ホスピス（St. Christopher's Hospice）が開設された。ソンダース医師は、終末期ガン患者は深い苦悶に悩んでおり、それをスピリチュアルペインと呼んだ。Cicely Saunder, Mary Baines, and Robert Dunlop. *Living with Dying : A Guide to Palliative Care*, Oxford University Press, 1995, pp.54-56.

（3）Roger Detels, James McEwen, Robert Beaglehole, and Heizo Tanaka. eds., *Oxford Textbook of Public Health*, Fourth Edition. Oxford University Press, 2004, pp.1911-1930. に、個人のスピリチュアルな問題が医療や福祉に関わることをあげている。

（4）Derek Doyle, Geoffrey W. C. Hanks, Nathan I. Cherny, and Kenneth Calman, eds., *Oxford Textbook of Palliative Medicine*, Third Edition. Oxford University Press, 2004, pp.951-957. を参照。第11章で、Joseph P. Cassidy and Douglas J. Davies

らがCultural and spiritual aspects of palliative medicine という章を設けて、患者の宗教の有無に関わりなく、スピリチュアルケアの重要性について述べている。

（5）窪寺俊之『スピリチュアルケア学序説』三輪書店、二〇〇四年、四五―四六頁。ここで宗教的ペイン、心理的ペインとスピリチュアルペインの相違を示し、それぞれのケアの視点を指摘した。

（6）谷山洋三「スピリチュアルケアをこう考える――スピリチュアルケアと宗教的ケア」『緩和ケア』第一九巻第一号、三輪書店、二〇〇九年、二八―三〇頁。

（7）W・キッペスは、日本のスピリチュアルケアの先駆的働きをした一人である。カトリックの信仰を背景としたスピリチュアルケアを目指している。W・キッペス『スピリチュアルケア病む人とその家族・友人および医療スタッフのための心のケア』サンパウロ、一九九九年。
村田久行も先駆的働きをした一人である。村田は人間を「関係的存在」「時間的存在」「自律的存在」と捉えて、スピリチュアルケアの具体的方法に貢献している。村田久行『改訂増補　ケアの思想と対人援助――終末期医療と福祉の現場から』川島書房、一九九八年。

（8）Sharon Fish, and Judith Allen Sherry, *Spiritual Care : The Nurse's Role*, Inter Varsity Press, 1978.『看護のなかの宗教的ケア』窪寺俊之・福嶌知恵子訳、すぐ書房、一九九四年。

（9）藤腹明子『仏教と看護――ウパスターナ傍らに立つ』三輪書店、二〇〇〇年。

（10）大下大圓『癒し癒されるスピリチュアルケア――医療・福祉・教育に活かす仏教の心』医学書院、二〇〇五年。

（11）このような立場を日本でもとる傾向がある。例えば日本スピリチュアルケア学会では、スピリチュアル・ケアワーカーの養成を目指しているが、そこでは、特定の宗教に偏らない魂のケアが目指されている。

（12）金井稔・森田達也「終末期癌患者の精神的・実存的苦悩を緩和するための鎮静」『日本緩和医療学会ニューズレター』第二六号、二〇〇五年二月。

（13）Elizabeth Johnston Taylor, *Spiritual Care : Nursing Theory, Research, and Practice*, Pearson Education, Inc. 2002.『スピリチュアルケア――看護のための理論・研究・実践』江本愛子・江本新他訳、医学書院、二〇〇八年、二―三〇頁には、スピリチュアリティの定義、関連概念など詳しい説明があり、参考になる。また、樫尾直樹『スピリチュアリティ革命――現代霊性文化と開かれた宗教の可能性』春秋社、二〇一〇年、二九―七二頁には、現在の学説を紹介しながら、スピリチュアリティを身体性、超越性、実存性、利他性という四つの側面と、それらが相関する全体性としてまとめている。

(14) スピリチュアリティの理解は、研究者の立場によって異なってくる。それをモデルの形で示すこともできる。例えば、宗教学的モデル（聖なるものへの志向性）、哲学的モデル（生きる意味）、心理学的モデル（セルフ・アイデンティティの確立）、社会学的モデル（自己喪失から自己確立へ）、医療的モデル（癒し）である。

(15) 樫尾、前掲書、四二―四八頁。スピリチュアリティの生成過程、意識、行為の志向性に注目して、個人意識的スピリチュアリティ、社会倫理的スピリチュアリティ、文化価値的スピリチュアリティの三つの類型に分類している。

(16) イグナチオ・デ・ロヨラ『霊操』ホセ・ミゲル・バラ訳、新世社、一九八六年、五一頁。

(17) マタイによる福音書二三章二七節「律法学者たちとファリサイ派の人々、あなたたち偽善者は不幸だ。白く塗った幕に似ているからだ。外側は美しく見えるが、内側は死者の骨やあらゆる汚れで満ちている」とある。偽善に染まった生き方へのイエスの厳しい批判である。聖化された生き方の重要さを指摘している。

(18) このような宗教生活は、聖書的表現では聖霊の実に結実することが示されている。ガラテヤ信徒への手紙五章二二―二四節。

(19) 島薗進『スピリチュアリティの興隆――新霊性文化とその周辺』岩波書店、二〇〇七年、四頁。

(20) 同書、五頁。

(21) 同書、六一―二〇二頁。島薗は、宗教の枠を超えて聖なるものとの関わり、いのちの原動力、生きる源泉に触れる経験を求める文化を「新霊性運動・文化」と呼んでいる。

(22) 窪寺俊之『スピリチュアルケア入門』三輪書店、二〇〇〇年、一三頁。

(23) 窪寺、前掲書、四六―四七頁。

(24) 同書、一三―一五頁。

(25) Warren Thomas Reich. Stephen G. Post. ed. *Encyclopedia of Bioethics*, Vol.1, 3rd ed. pp.349-374. 参照。ここで「ケア」の歴史を振り返り、ゲーテ、キルケゴール、ハイデガー、ロロ・メイ、エリクソン、メイヤロフなどを取り上げて論じられている。また、水野治太郎『ケアの人間学――成熟社会がひらく地平』ゆみる出版、一九九一年。広井良典『ケア学――越境するケアへ』医学書院、二〇〇〇年。中山將・高橋隆雄編『ケア論の射程』（熊本大学生命倫理研究会論集二）九州大学出版会、二〇〇一年。中野啓明・伊藤博美・立山善康編著『ケアリングの現在――倫理・教育・看護・福祉の境界を越えて』晃洋書房、二〇〇六年などが参考になる。

(26) Milton Mayeroff. *On Caring*, Harper and Row, 1971. 『ケアの本質』田村真・向野宣之訳、ゆみる出版、一九八七年。

(27)『新英和大辞典』（第六版）研究社、二〇〇二年。

(28) メイヤロフ、田村他訳、前掲書、一三頁。

(29) 著者メイヤロフは芸術家の心に浮かんできたアイデアもケアの対象になると考えている。

(30) 同書、一三頁。

(31) 同書、四七頁。

(32) 同書、五一頁。

(33) 同書、五〇頁。メイヤロフが明らかにしたことは、ケアする者のあるべき姿を明らかにした点で「ケア者論」と言える。そして、人には「成長への要求」があり、その人らしく生きる権利があると述べている点で、楽観的人間論が見て取れる。人間は常に成長に向かって生きているわけではない。

(34) 同書、一四頁。

(35) 日本国憲法　第二〇条第一項「信教の自由は、何人に対してもこれを保障する」とある。

(36) 伊藤高章「スピリチュアリティと宗教の関係――スピリチュアルケアにおけるキリスト教的シンボルの役割」『スピリチュアルケアを語る――ホスピス、ビハーラの臨床から』谷山洋三・伊藤高章・窪寺俊之編著、関西学院大学出版会、二〇〇四年、五〇頁。

(37) 樫尾、前掲書、二八七頁。

(38) 中村真一郎編『高見順　闘病記 下』岩波書店、一九九〇年、二〇八頁。ここで高見は「田邊孝治君から電話。明日、御嶽山の行者をつれて北鎌倉の自宅へ赴き、発病前まで寝ていた部屋のおはらいをしてもらうという。……私はその好意をうれしいと思う」と書いている。高見順は当時の最高学府の教育を受け、学生時代から左翼運動に入り最も理性的な人であった。その高見が先祖や前世のたたりだと思い込んで、おはらいに頼ったのは、人間がスピリチュアルな存在であることを示している。

(39) 櫻井義秀他編著『カルトとスピリチュアリティ――現代日本における「救い」と「癒し」のゆくえ』ミネルヴァ書房、

二〇〇九年、ⅳ―ⅴ頁。「スピリチュアリティ文化の両義的側面のうち、毒の部分の指摘が足りない。確かに、スピリチュアリティは、人間を超えるものに対する畏敬の念、人間と自然、人間同士を結びつける絆の役割、自己成長への動機づけという諸点において、現代文化の限界を超える要素を有していることは事実であり、硬直化した宗教文化よりは魅力的ですらある。ただし、オウム真理教もニューエイジから生まれてきたことを考え合わせれば、スピリチュアリティそのものの善し悪しを論じることに意味がないことは容易にわかる」。

(40) このような医療での自己決定の問題について、第一二回日本臨床死生学会がとりあげて、その記録が出版されている。五十子敬子編『医をめぐる自己決定――倫理・看護・医療・法の視座』(日本臨床死生学会記録 第一二回) イウス出版、二〇〇七年。ここでは自己決定を法的問題として扱っている。五十子は反社会的行為には公権力の干渉もありうると語っている。「社会生活の中では、自己についての決定が、いわゆる公共の福祉と関わりを持ってくる場合も少なくない。たとえば、自己決定に基づいて選択した事柄が他人の価値と衝突したり、公共の福祉を害するような場合もあり、そこに公権力の干渉もある。そうした場合、決定すべき事柄の性質により、自己決定権は必ずしも切り札としての機能を果たすわけではなく、利益衡量され、実質的には相対的に取り扱われる可能性も低くはない」(三頁)。

(41) 窪寺俊之『スピリチュアルケア学序説』三輪書店、二〇〇四年、四六頁。

第一〇章　医療と人権

——自己選択権をめぐって

要旨

高度医療は病気に苦しむ人々を救ってきた。その反面、延命治療が患者を苦しめる側面も出ている。患者の意思の確認が重要である。インフォームド・コンセントの必要性が叫ばれている。しかし、医療はますます高度化、専門化、細分化して、患者には、理解が難しくなり、結果的にはパターナリズムに陥っている。その弊害を取り除くために、六つのことを提案している。患者側の専門的知識の獲得、自己の確立、生死観の確立、価値観の確立、宗教の必要性、意思表示の必要性など。そして、医療が社会システムとして適切に機能するには、健全な医療文化が生まれることが必要である。

この章では、健全な人間理解、人権意識の啓発、死を負う者としての人間観を基本とした医療文化の必要を提案している。

◆キーワード：医療の高度化、パターナリズム、患者の意識改革、医療文化の変革、基本的人間観

一　はじめに

国民が最先端医療を受けられるような医療環境が、日本にも実現した。その結果、過去には死を避けられなかった病気が治療可能になった。これは現代の医療がもたらした恩恵である。しかし翻って考えると、高度の医療が可能になったのと同時に、喜んでばかりはいられない問題が発生したことに注目しなくてはならない。その一つが患者の人権の問題である。

現代日本での高度医療は、しばしば患者の意思の確認のないままに、延命治療がいつまでも継続されることがある。(1)それが患者本人の意思に叶うのかどうか戸惑う事態が起きている。つまり、患者の人権無視に当たるのではないかとの疑問である。(2)

また、患者は自分の病名を知る権利があるからといって、本人の意思確認のないままに無条件に病名を告知することも、人権侵害にならないのかという疑問が出る。(3)

現代医療は急速な進歩を遂げたが、それに伴った倫理的議論が十分になされているとは言えない。歴史的に見て患者の権利が問題になったのは、第二次世界大戦後のことである。最初に、生命が倫理的問題として取り上げられたのは、ナチスの人体実験を問題にしたニュールンベルグ綱領（一九四七年）である。その後、第二回世界医師会総会で、医師の倫理原則を問題にして採択された「ジュネーブ宣言」（一九四八年）、研究目的の人体実験などについて問題にしたヘルシンキ宣言（一九六四年）(4)がある。ヘルシンキ宣言の中で、インフォームド・コンセントという言葉が使用されている。基本原則の九に「ヒトを対象とする研究においては、被験者はその研究の目的、方法、予想される利益と研究がもたらすかもしれない危険性および不快において十分な情報を与えられなければならない。……その上で医師は被験者の自由意志によるインフォームド・コンセントを望ましくは書面で入手すべきである」としている。そしてこの中で、インフォームド・コンセントには五つの段階があるとしている。[5] アメリカで全米病院協会は「患者の権利章典に関する宣言」（一九七三年）を発表して、第三条には「患者は、何らかの処置や治療をはじめる前に、インフォームド・コンセントを与えるのに必要な情報を医師から受ける権利がある。……そのようなインフォームド・コンセントのための情報は少なくとも特定の処置や治療、医学上重大なリスクや無能力状態がつづくと予想される期間を含まなければならない」[6]。と述べている。インフォームド・コンセントの中味を、治療内容・それに伴うリスク・患者の選択権としている。第三四回世界医師会総会は「患者の権利に対するリスボン宣言」（一九八一年）を出した。その後、一九九五年九月の第四七回総会で修正したが、その原則3aに「患者には、自分自身に関して自由に決定する自己決定権がある。医師は、患者が決定したことによって起こりうる結果について知らせるものとする」として、インフォームド・コンセントを重視し患者の権利を規定している。[7]

患者が医学の実験材料とされた苦い体験を反省しながら、世界は患者の人間としての権利を保障する方向に動き、患者の主体的選択を認めるようになった。日本ではこのような流れを受けて、患者の権利宣言名古屋大会によって「患者の権利宣言」（一九八四年）を出した。[8] そこには「医療現場では、しばしば患者は、適切にその内容を知らされないまま診療や治療を受けているなど、医療行為の単なる対象物として扱われ、その人間性は十分に尊重されていません」と述べられ、日本の現状が語られた上で新たな医療への方向が示された。

患者の権利宣言名古屋大会での声明は、少なくとも三つのことを指摘している。第一は、病状に関する情報が患者自身に充分伝達されていない。第二は、治療方法や予後の説明が充分伝達されずに治療が医療者中心に行われている。[9] 第三は、人間性が尊重されていない。つまり、患者の人格が一個の自立的存在としても、あるいは安寧な生活も保障されずに、治療延命中心の医療が行われている。

このような名古屋大会声明に示された医療への反省が背後にあって、新しい動きが出てきた。その一つは、一九七二年以来、ケア中心の医療が開始され、ホスピスの建設が進められたことである。そこでは末期ガン患者の全人的ケアと生命の質（ＱＯＬ）が問題になっている。[10]

日本でも医療の中での人権問題が、法律家や医療者の間で議論されている。[11]この章では、特に末期ガン患者の人権を、インフォームド・コンセント（Informed consent）[12]の側面から考察する。これらの問題は、伝統的医療ではほとんど無関心であったものである。伝統的医療は病気の治療・延命のみに注目してきたので、患者の人権には無関心であった。病名・治療法・予後についてもほとんど知らされることはなかった。ここではインフォームド・コンセントという人権に関わる問題を取り上げて、それを自己決定権という視点から考察する。

その意味で、ここでの「人権」とは、人間としての尊厳が守られ、自分の生き方、死に方が認められるために、自分に関する病気の本質や予後が正確に伝達されて、医療の内容について自己決定ができることである。患者が生き方・死に方を選べるということは、患者の人生観・価値観が尊重されることである。具体的には、自分の負った病気の本質・特徴・医療方法について納得いくまで説明を受け、治療法を選択でき、選択後は患者の意思が周りの人によって厳守されることである。そして患者は、その決定に責任を負うことになる。言い換えれば、患者の人権が守られる患者中心の医療へと繋がる道を探ってみることである。末期ガン患者の人権問題は医療の中の一つのケースであって、今後、医療全体の人権問題の検討のきっかけになるものである。[13]

二　ガン末期医療における問題

日本人の死亡率を見ると、最新のデータ（二〇一七年）では三七万人がガンで死亡している。現代医学・医療の発達によって、ガンは治療可能な病気になった。標準的治療法は、外科手術、抗癌剤治療、放射線療法であり、それに加えて、免疫療法、温熱療法などが行われている。[14]けれども早期発見ができないと、現在でも完治不可能で死に繋がる病気である。ガンが恐れられている理由は、発見が遅れると完治不可能であるのみならず、それに加えて疼痛があり、諸々の身体的苦痛が重なるからである。しかしそれだけに終わらない。家族も多くの苦痛を味わい、かつ本人の社会的な苦痛も重なってくる。[15]

日本では超高齢化社会に入り、現在、治療不可能な末期ガン患者や慢性病を負った高齢者が多くなった。[16]それらの人は、病気を負ったままの生活を相当期間営まなければならない。それゆえに治療・延命目的の医療では、末期ガン患者や慢性的病気をもつ高齢者には、十分な援助を果たすことができない。完治不可能な病気をもつ人には、生活全般を改善することを目的とする医療が必要で、患者の生活の質（ＱＯＬ）を高めることが重要となる。[17]伝統的医療のように治療・延命を目的とすると、苦痛の多い治療が施されるので、患者の生活の質（ＱＯＬ）は下がってしまう。むしろ完治の見込のない患者にとっては、身体的苦痛を緩和し、不自由な運動機能を改善し、できる限りその人らしい生活を可能にする、ケアを目的とした全人的医療が必要である。病気を負い、社会活動からも離れた患者は精神的苦痛を味わっている人も多いため、当然心のケアが必要である。重要なのは、医療が肉体の疾患にのみ集中せずに、人間の全存在を見ることである。既存の医学が疾患の治療のみに偏っていたのを改めて、患者の存在全体を見ることにシフトする必要がある。[18]

患者の肉体が病に苦しむとき、患者の心も苦しんでいる。患者の精神的苦痛に対する配慮に欠けるなら、患者の苦痛が増大するのは明らかである。患者の精神的苦痛に対する配慮は、今までの医療にはなかった。人間に苦痛を与えるものは肉体的苦痛だけではない。肉体的苦痛と同程度に精神的苦痛があり、特に患者の自然の感情・意思・願望を医療者に伝達できないのは精神的苦痛になる。ここでは医療者と患者のコミュニケーションの問題が課題となっている。[19]

また患者にとっては、家族の苦労や負担は精神的負担となってくる。既存の医療は、家族への配慮などは全く医療の対象とは考えなかった。[20] 疾患の治療のみに集中して医療が行われてきたが、ここにも現代の医療の欠点を見ることができる。今までは、一人の家族が病気になると家族全体が力を合わせて病人を支えることができた。大人数家族が普通であったから、家族が力を合わせることで一人の病人を支える力となりえた。しかし現代は少人数家族であるから、病人を家族で支える力をもっていない。家族一人が負うべき負担は、以前に比べて大きくなっている。家族では負担できない労働力は、社会システムに頼らざるを得ない。また、愛する家族を失った遺族が家族内で互いに労り合い、慰め合う機会が少なくなったから、受ける心の傷への配慮ですら社会システムがもつ必要がある。日本の医療の現状では家族への配慮はほとんどない。患者は家族のことを思うと、安心して治療に励むことはできない。現代の医療は、家族も配慮の対象に加えながら、患者への医療をしなければならない時代を迎えているのである。[21]

ホスピスの四大目標として、肉体的苦痛の緩和、精神的苦痛の緩和、社会的苦痛の緩和、霊的苦痛の緩和があげられているのは、まさに医療の在り方に革命的変革をもたらせる医療理念なのである。[22] 伝統的医療は肉体的苦痛の緩和に集中して来た。それゆえに、それ以外のことには全く関心を払わなかった。特にホスピスの四大目標の第一の肉体的苦痛緩和を除く三つのケアは、伝統的医療ではほとんど無視してきた領域である。そして、特に第二の精神的苦痛と、第四の霊的苦痛は、まさに人間の本質に関わる領域である。人間は肉体的存在である。と同時に、精神的・霊的存在でもある。そうならば、ガン末期患者にとって精神的苦痛は、肉体的苦痛緩和と同じ程度に重要な意味をもっていると言えよう。[23]

人権の視点から見て重要な問題は、患者を疾患治療対象として見るのではなく、かけがえのない貴い存在として理解し、患者の尊厳が守られるように患者の精神性にも関心を払い、患者のすべての苦痛の緩和に努めることである。しかし多くの医療機関では、今でも治療・延命の医療が繰り返されている。

患者を一人の人間として見るとき、過去の経歴・家族関係・人間的成熟度・価値観など、患者個人の特異性にも関心を払うべきである。その上で、患者がＱＯＬの高い生活をするためには患者の感情、趣味、関心事などへの配慮が必要である。更に、本人が自ら考え、善とするものを選択する自己選択権などが考慮されなくてはならない。自己選択権こそは本人の意思表明の頂点にある。人間の自由意思表明に本質があると考えるなら、患者が自由に医療選択できる自己決定権こそ人権である。[24]

三　末期ガン患者の人権に関わる問題点

ここでは、現代の医学・医療が急速に発展し高度化し、専門化したことが、人権侵害の原因の一つになっている事情を概観する。現代医学・医療の急速な発展は、医療の在り方全体を変える原動力となった。医学部を卒業したての若い医師は、高度化した知識と技術を身につけるために、ほとんど高機能病院に勤務医として勤め、卒業後、直ちに開業医を希望する者は少ない。日進月歩の最新医学の知識と技術を身につけるためには、高機能病院にいることが不可欠である。患者も高機能病院に集まる傾向がある。なぜなら、高機能病院では適切な診断と治療が可能だと期待しているからである。医師も患者も高機能病院に集まる理由は、両者に治療重視の思想があるからである。患者が病院に来るのは、疾患治療のためである。「病院は治療するところである」と理解しているから、多少の苦痛は仕方がないと考える。「良薬は口に苦し」という諺は、病気治療には苦痛が伴うという諦めの思想が含まれている。このような考え方は、結果的には、治療中心の医療を助長する結果になり、患者の人権を無視することに繋がっている。

(1) 専門化構造

専門化構造とは、高度の先端医療の知識と技術をもつ医療者(病気の本質、治療法、予後の知識)とそれをもたない患者の両極化現象のことである。

現代の医学・医療は非常な勢いで発展し高度化し、専門化(細分化)している。その知識と技術を修得するのに、長い勉学・研修の期間を必要とする。そして、最先端の医学の知識と技術をもつ医療者と、それをもたない患者が、二極化する傾向にある。患者は医療者から医療を受けなければ生命さえ維持できないので、医療者は患者に対して優位な立場に立ち、逆に患者は弱者の立場になる。[25] ここには強者と弱者という上下関係が必然的に起きてくる構造がある。高度の医学・医療の知識をもたない弱者の立場に立たされる患者は、自分の病気についての情報を聞くことや、自分の意思を表出することにも躊躇する傾向が生まれてくる。医療者は無言のうちに患者の人権を侵害してしまう。

(2) 情報開示の欠如

現代の医学・医療は診断法・治療法も発達したが、それぞれの治療法が絶対に安全であるとは保障できず、多くの危険性や不備をもっている。最善の医療を施しても患者・家族が望むような結果を得られるとは限らず、治療が成功しない場合がある。また、医療過誤や不測の事態が起きて患者が死ぬ場合もある。(26) すると、医療者は医療者としての能力を問われ、医療処置が厳しい批判の対象になる。もし事件が起きれば、医療者側にすべての情報の開示が求められるが、厳しい批判を恐れて情報開示を渋る結果になる。

生命の危機と紙一重の医療の世界では、医療者は緊張の連続を強いられることになる。その上、ミスが生じたときには医療者は厳しい非難を受け、医療行為すべてが批判の的になる。そうなれば、医療者は情報の開示に消極的にならざるを得ない。(27)

人間である医師の行為に間違いが起こらないという保障はない。また、医学・医療の知識技術を修得したと思っても、完璧な知識・技術があるわけではない。だから、医療者でさえ患者のために正しい判断ができるわけではないのである。(28) 医療者が最善を尽くしても、なお、ミスや思いがけない不幸が起きる可能性がある。このような医療の状況を考えれば、そのミスや突発的不幸の可能性を含めて情報を伝達することが、医療者・患者が互いに納得し責任を負うことができる土台になる。ミスや不測の事態の責任を医療者のみに負わせずに、医療者と患者が互いに責任を負い合うことが必要なのである。(29)

治療方法や予後への情報が患者に正しく伝達されて、患者が治療方法を選択できるシステムが求められる。患者の情報が患者に開示されなくては、患者は後の人生を決めることができない。患者が自分の病状に関する情報を知ることは、患者が自分の人生を選ぶための最低必要条件である。

患者の知る権利は、やっとインフォームド・コンセントという形でかなえられつつある。(30) 木村利人はインフォームド・コンセントの際に伝えるべき内容について、次のように述べている。「診断の結果に基づいた患者の現在の病状を正しく患者に伝える」「治療に必要な検査の目的と内容を患者にわかることばで説明する」「治療の危険性の説明」「成功の確率の説明」「その治療処置以外の方法があれば説明する」「あらゆる治療を拒否した場合にどうなるかを伝える」などをあげている。[31] 医療者は患者に病気の本質・特徴・治療法・代替医療、そして予後等について説明し、患者の納得と了解を得なくてはならないという考え方である。[32] 患者の知る権利を主張する立場からすれば、現状で入手できる情報について知らされるのは当然のことである。こうすることで医療の透明性を保障することができる。

（3）パターナリズム（paternalism）（父権的温情主義、お任せ主義）

今日の日本の医療の問題の一つは、医療者にすべてを任せて、患者が自分の病状について詳しく知ろうとしない点があげられる。[33]「一番良い方法をお願いします」という「お任せ主義」が、今なお働いている。[34]

医療が普及していなかった過去の時代には、医師の数は少なく、医師に診てもらうこと自体が幸運な出来事であった。そのため、診察を受けられただけで医者への感謝と尊敬が生まれた。お世話になっているから不平を言わない。言いたいけども本当の気持ちは言わない、となる。また、医学的専門知識は素人には理解できないという自己理解があった。そしてまた、専門家である医療者に全面的に任せた方が、医療者は気分よく治療してくれると考えた。その結果、治療の一切を専門家である医師の判断に任せるという慣習が生まれた。[35] だがそれが、結果的に両者の関係を上下関係にしてしまっている。上下関係ができたために、上位者が下位者を抑圧しやすい構造が生まれて、人権侵害が起きやすくなった。そこには自分の生命・健康に対して自己責任を取らない傾向が生まれた。

このような上下関係が、日本文化を背景として生まれたのである。パターナリズムを生んだ原因の中には、医療者側の善意に似た過剰保護もあった。患者の人格・背景・家族関係などを考慮して、医療者が意図的に正確な情報をあえて伝達しない場合である。日本社会には、このような他者への思いやりから「嘘も方便」という諺が生まれている。今日の医療を改善しようとする際、このような思いやりはパターナリズムを温存させてしまい、結果的には、人権侵害と受け取られても仕方がない事態を作りだしてしまう。

以上概観したように、日本の医療には患者と医療者の双方にパターナリズムを生む原因があるように見える。その結果、患者は自分の感情・意思・願望を医療者に伝達することが困難になる。「患者は我慢するのは当たり前である」という思想が、結果的には人権侵害をもたらす背景要因になっている。情報が十分に伝わらず、結果として、それは自己決定権の侵害となる。

医療の中に、このような隷属的関係があることは望ましくない。医療者と患者が平等な立場に立つべきである。医師は患者の治療に参与し、患者は医療者の働きに対して正当な治療費を支払うのである。もちろん、患者が医療者に対して尊敬や感謝をもつのは良いことである。しかしそれで患者の自由な表現を抑えるのは好ましくない。良い意味での生産者と消費者の関係が必要である。患者は顧客（クライエント）だから、医療行為に対して治療費をもって報いるという意識が育つことが求められている。パターナリズム（paternalism）（父権的温情主義）は患者の本音を言わせなくする力として作用し、患者は医療の主体であるという意識が生まれない。医療者へ正直な気持ちを伝達し、両者がそれぞれの責任を負い合うパートナーシップを形成させていく必要がある。[36]このような対等な関係が、人権意識を育てる根底には必要である。このような医療者と患者の新しい関係の形成が、患者と人権を構築する土台には必要なのである。

（4）病院経営

病院経営の難しさも、人権問題に関わる大問題である。今日、病院経営は非常に困難になっている。その最大の問題は、人権費の増大と高機能機器の高騰化、そして健康保健の支払いが以前より困難になっていることがあげられる。[37] 病院経営は簡単ではなく、経営者は経費を削減して収入を増大しようと努力し、増収を目的として経営の専門家を導入するところさえある。

また患者は、高度の医療知識と技術をもつ高機能病院志向になりつつあり、中小規模の病院の経営は更に困難を呈している。この経営困難な事情が患者の医療にも跳ね返ってきている。不要と思える検査を繰り返し実施したり、大量の投薬をしたりすることなど社会的問題を引き起こしている。患者にとって不要な検査を患者の了解なしで行うことは、人権侵害である。患者に不必要な肉体的負担を加えるだけではなく、患者の健康を害することさえ起こりうる。このように、高価な医療機器の購入・人件費の高騰・医療保険からの医療費請求が困難になると、結果的には不必要な検査・投薬・医療を行うことで増収を図ることになる。このような患者の健康を害するような医療は、患者の人権の侵害になると考える。

このような医療制度で、患者が医師に意見を述べたり、あるいは余分な投薬を拒否したりすることは、ほとんど不可能に近い。

（5）医療者の特権意識

現代の医療を歪めている原因の一つは、医療を担っている医師たちの特権意識がある。すでに述べたように、病気の本質・治療法・治療効果・代替医療・予後などについて良く承知しているのは医療者である。素人の患者には、知識も理解力もなく、適切な判断はできない。だから、医者の中には強い特権意識をもつ者がいる。医師の特権意識を生み出している原因はいくつもある。日本社会では、医学部への入学は他の学部への入学試験よりも困難である。その難関を通過してきたという自負心が特権意識を生んでいる。医師になるには、生理学・解剖学・診断学・治療学・薬学などの広範な専門的知識を学ぶ必要がある。高度の医学を学ぶ知的能力が優れている必要がある。しかし医療は病気の人に関わるものであるから、医師の人格が問われるし、患者の性格・人生観・家族関係などに配慮して医療が施されるべきである。ところが現実には、病人の人間性・背景・価値観などへの配慮が欠如している。その上、現代の医学教育は知識・技術に偏向していて、医師の人格的成長やモラルを育てる教育が欠如している。

本来、「医学」と「医療」とは別物である。医学は科学的学問であるから、客観的研究に専念することでよい。しかし、患者が必要としているのは「医療」である。それを実現させる医療教育が日本には必要である。にもかかわらず、現在は医学教育しかない。現在の医学教育は、人の痛みや苦悩を理解できる医師養成プログラムになっていない。特に末期ガン患者は、なぜ自分だけが死を迎えなくてはならないのかという人生の難問を抱えている。そのような人生の深い疑問に付き合える哲学的宗教的素養をもつ医療者が求められている。医学には通じていても、患者を診ない医療者が生まれているのは、その教育プログラムに原因がある。このような欠陥の多い医学教育で育てられた医師には、患者に対する特権意識をもつ者が多い。そのような特権意識をもつ医師は、患者の言葉に耳を傾けないし、患者の人権を侵害していることさえ気づかない。

以上、現代医療の問題について概観してきた。ここで明らかになったことは、現代医療は肉体的治療が最優先され、それ以外のことはすべて排除してきた歴史があるということだ。この事実を支えていたのが、医療者中心・病院中心・治療中心の医療である。また、このような体制が長い期間温存されたために患者自身がそれに慣らされて、このような体制が当然のことと思い込まされて、病気になったら医療者に任せるしか仕方がないと、人権を主張することを諦めてしまってきた。このような要因が、全体として患者の知る権利や自己決定権を軽視する医療を生み、自分の受ける医療に服従的態度しかとれない環境を生み出している。

末期ガン患者にとって自己決定権が非常に重要な問題である理由は、特に末期ガン患者の残された時間が短いことにある。残された時間は、患者自身の意思・願望・目的に沿って用いられるべきである。自分で決めて納得できる人生を送る必要がある。また、死は人生を総決算するときである。自己の人生を積極的に受容するためには、自己決定に任せるべきなのである。

そして自己決定でしか、患者は自己責任を負えない。このことを考えると、自己決定権が患者の人生の質を決定する問題だということがわかる。

四　自己決定への道

すでに述べてきたように、日本の医療では、患者の人権が守られているとは言えない。その人権侵害の根源は、自己決定権が確立されていないことである。つまり、患者の人権が保障されていないのである。では、患者の人権が保障される医療とは何か。少なくとも、病気についての情報が知らされる必要がある。不治の病を負って苦悩し、負わされた人生に納得できず、悔しさをもつ患者にとっては、病気についての正しい情報を伝達されることが必要である。末期ガン患者にとっては、自己の生命を選択する自己決定権は重大な問題である。

しかし、日本の文化的状況では、自己決定権の実践が簡単に実現するとは考えにくい。現代の日本の医療は、肉体的疾病の治療・延命が第一義的重要性をもっている。そこで、「治療と延命」のためには、患者の願望・意思・生き方は軽視・無視されてしまう。また、病状の管理が重要であるから、ＩＣＵ（集中治療室）に入った患者は、家族との接触さえ制限されてしまう。このような治療第一主義は、あまりにも非人間的と言える。患者の自己決定権の主張は、患者自身に主体性を取り戻そうとする働きである。

日本文化の中では、医師・家族・社会の規範が優先しやすい[38]。すでに述べてきたように、個人の自己決定権の実現は必須である。しかし、そこにはいくつかの課題が残されている。まずは自己決定権を実現させるための前提条件が明らかにされなくてはならない。条件整備がなされてはじめて、自己決定権が実行されるのだと信じるのである。ここでは以下の点について述べる。

（1）医学医療への専門的知識・理解の獲得の必要性

患者の自己決定権の確立には、医療者と患者両方の積極的参与と、両者の関係の改善が必要である。第一に、医療者が病状や治療法、予後を丁寧に説明する必要がある。第二に、患者側での医学・医療の専門的知識・理解の積極的獲得が必要になる。

すでに述べたように、伝統的医療界には患者の人権侵害に当たるような慣習（医師の特権意識・情報開示への抵抗・パターナリズムなど）が存在していた。それならば、医療者側が古い慣習を改めて、新しい医療理念に積極的姿勢を見せることで、自動的に自己決定権が確立されて患者の人権が守られるかというと、それは疑問である。そのように簡単なものではない。

更に、患者側に人権意識が必要であるし、患者に自分の人権を確保したいという願望があることが絶対的に必要である。同時に、願望のみならず、自分が抱えている疾患（病気）についての医学的知識や理解をもつことも不可欠である。このような知識と理解が欠如していれば、医療者と同等の関係にはなりにくい。両者が全く同等の立場に立つことはできなくても、患者として自分の病気を理解することは必要である。(39) 病気を負っているのは患者自身であり、患者自身以外には治療と予後の結果を引き受ける者はいない。また、患者・家族が、医療者から検査結果・治療法・予後・代替治療法などの情報を詳しく伝達されるとき、患者・家族には正しい意味での医療者への尊敬と感謝が培われていく。そして医療者も患者と協力して病気の治療に当たることができる。医療者と患者のパートナーシップができ、互いの役割と責任への意識が高められていく。インフォームド・コンセントという考え方も、患者に病気の本質・治療法・予後について充分な説明をし、理解を得ることで、患者が自分の病気の特徴や治療法についての知識をもつことを目的としている。それによって患者の治療法についての自己決定権を保障しようとするものである。

(2) 自己の確立

自己選択権を行使するには、患者の自己確立ができていることが求められる。一人の人格として、自分の意思が定まり、価値観が定まり、自分に責任をとる覚悟ができている必要がある。また患者として、医療者に対して同等の立場を取れるためにも自己確立が必要である。それは、患者として、医療の選択は自己責任であるという意識が必要だということである。(40) 医療者との充分な協議の結果、自分の意思で選択し、医療者が最善を尽くしたときには、その結果が期待するものでなくても、それは自分の責任として受け止める覚悟が必要である。(41) つまり、選択結果に責任をとれる人格的成熟が必要なのである。今日までの日本の医療の中で、自己選択権が外国のように認められずにきた理由の一つは、パターナリズム（父権的温情主義）に見られるように、患者と家族が医療選択の権利を放棄してきた事情がある。それは、日本の文化には、自己確立が弱く、医療の主体は自分であるという意識が少なかった事情があると考えられる。医療に自己決定権を確立するには、日本文化の根源にも触れて人格確立を考える必要がある。

(3) 生命観・死生観の確立

自己決定権を確立するためには、患者・家族の生命観・死生観の確立があげられる。現代人の生命観や死生観は物質的・科学的色彩が強い。つまり、肉体としての生命が終わると、それですべてが終わると考える。このような生命観・死生観に立てば、死後の世界のイメージは貧弱になり、死の不安や恐怖に直面したときの支えにはならない。現代人の生命観や死生観の多くは、未来への希望を与えていない。その結果、現在の生命に執着し、治療・延命にしがみつくことになる。

残念ながら、死に直面したときに、その生命を根底から支えることができる生命観・死生観をもつ日本人は少ない。生命に関わる重大な選択をするには、明確な生命観・死生観をもつ必要がある。明確な生命観、死生観を確立してはじめて、患者は現状の医学水準・医療制度・医療者の中での最善の選択をするための基盤をもつことになる。この生命観・死生観が欠如すると、危機に直面しても非現実的な願望ばかりを追い求めて失望してしまう。また、完治を期待して、医療者に過大な期待を寄せる甘えが出てくる。健全な生命観・死生観は、選択のための「土台」となる。十分思慮された生命観・死生観こそが、現在の生命に執着することから解放する力となるのである。

(4) 価値観の確立

医療における自己決定権を確立し、過剰医療を避け、自らの生活の質を獲得し、予後を自分らしく生きるためには、自分の人生全般についての価値観を確立する必要がある。病気の診断は医療者が行うが、多岐の治療方法の選択は、患者の責任でなされるべきである。治療の選択肢によって病気回復の可能性が異なり、予後の生活も異なってくる。どのような予後を送るかは、患者自身が選択することである。その際、自分の人生にとって何が大切か、どこを重視するのかが明確になっていなくてはならない。自分の責任として、いかなる予後をも負う覚悟が必要である。治療の選択肢によっては、苦痛が伴うし、経済的負担、長期療養、予後の身体的不自由などが伴う。自分が納得する治療法を医療者と相談するには、医療の主体としての自己確立と価値観の確立が求められる。

(5) 宗教の必要性

自己決定権の確立には、自己責任が伴ってくる。自己責任とは、望ましくない結果に対してもその事実を自分自身の責任として受け止めることである。望ましくない結果が生じてくることは、末期医療ではつきものである。その危険性は死に直結する場合もあり、自分の死を受け止める覚悟が必要である。しかし、望ましくない結果が出たときに、その事実を受け止められる人は多くはない。望ましくない結果の前で戸惑い、狼狽し、葛藤し、苦悩する人が多い。多くの人は、望ましくない結果を受け止めるのは困難である。この事実を証明する例として、多くの末期ガン患者が「死にたくない。どうして治らないのか」「なぜ自分がこんな病気になったのか」と怒りや不満をもつ事例からも明らかである。自己決定権は、自己責任を負える人格的成熟、あるいは確かな責任意識が必要である。

このようなリスク（危険性）の中で、自己決定権を確立させようとすると、著者は宗教観の確立が必要だと考える。なぜなら宗教は、本来的意味で個人の自立を助けるものだからである。宗教、特にキリスト教では、神と人間との人格的関係を重視し、神の前に立つ人間の自立性・責任性を強く求めている。日本文化が和を尊び相互援助を重視することは積極的に評価できるが、一方では甘えを助長する側面をもっている。そしてキリスト教は、人間の本質を神の前に立つ存在と受け止めている。神と自己との一対一の人格的関係である。キリスト教は、人間を神から離れた自己中心的存在と見ている。自己中心は自立とは異なる。自分の欲望の虜になりやすく、責任転嫁や甘えに走りやすいことを示している。神を畏敬することが自立を促すのであるから、自己決定にとって重要な要因になる。

宗教は、人生を人間の能力や知恵を超えた地平から眺め、自分を含めた人間存在全体に光を照らし、自分の存在を見直させてくれる[42]。つまり、宗教は患者の人生を肯定し、襲ってくる困難や危機の中で患者に慰めや希望を与えるものなのである。宗教は、人生が単なる偶然に生起したものではなく、大きな摂理や神の意思があると考える。すべてのことに神の意思があると考えることは、患者にとって慰めとなる。また、たとえ治療が成功せずに死が早まったときでも、宗教は愛を語り続け、一見悪い結果と見えるものの中でも、神の力や愛の手が働いていることを説く。宗教は、絶望的状況の中でも希望のあることを説いている。そしてこのような希望は、末期ガン患者に新たな未来を開いてくれる。その証拠に、キリスト教はイエスの十字架上の死と復活を説いている。「しかし、神はイエスを死者の中から復活させてくださったのです」（使徒言行録一三：三〇）と語っている。これは、一旦絶望となった事情から新たな生命が吹き出してきた希望を語っている。

自己決定には自己責任が伴っている。そしてそれに伴うリスクを負う勇気と力には、人格的成熟性・自立性・責任意識の確立が求められる。リスクを引き受けるための背後からの支えとして、宗教がもつ意味は大きいと考える[43]。自分の選択からくるリスクは自己責任であると言うことは簡単である。しかし、本当にそれを受け止めるのは容易ではない。尻込みする自己を励まし、支えるのが、宗教の役割である。宗教は絶望的状況に置かれた人間を、主体として立たせる力をもつものだからである。[44]

（6）意思表示の必要性

自己決定権の確立には、それ自体が制度として確立される必要がある。自己決定権が認められ、社会的承認を得たとき、それが正しく実行されるか、現在の医療制度では保証されていない。いくつかの課題をクリアする必要が残されている。

まず自己決定権が確立するには、制度的にそれが確立・保証される必要がある。その際、自己決定の内容を、医療者や家族に伝達する方法が問題になる。また、伝達方法を誤ると患者の意思が伝わらず、誤って伝達されたり、誤解される結果を生む。自己決定権が医療者と患者の間で確立されただけでは不十分で、決定された意思の伝達方法の確立も重要である。その際、伝達方法が、社会的に認められ、実行される保証が社会システムの中で必要である。ここで重要なのは、医療者が患者の意思を尊重・実行するのを監督するシステムが存在することである。

アメリカでは、一九七六年に世界ではじめてのリビング・ウイル法が、カリフォルニア州議会で自然死法Natural Death Actとして可決された。[45]これによって、血縁や遺産相続上の利害関係のない二人の保証人があれば、患者の意思で生命維持装置が外されるようになった。大統領委員会がMedical Treatment Decision Act (Model Bill) を作り、リビング・ウイルのモデルを示している。[46]

ドイツで慈悲殺（積極的安楽死）を進めている外科医ユーリウス・ハッケタールは、著書『最後まで人間らしく』[47]の中で「オイビオス患者医師契約」の様式を紹介している。この契約書は、最後に患者と医師が一緒に署名することになっている。この患者医師契約の前提に「オイビオス臨床医の誓い」があり、その第五条に「患者の誠実でまじめな信頼できるパートナーであること。具体的には、病気と今後の治療についてすべてを正確に患者に説明する。患者の意思に反することは決して行わない」とある。これは医師が自己の立場を表明したものであり、患者の意思を尊重し、その意思の実現に努めることを誓ったものである。このような制度的なものが今後必要になってくる。

日本では、日本尊厳死協会の「リビング・ウイル（終末期医療における事前指示書）」が、患者が自分の意思表明するための一つの方法である。そこには次のようにある。「私の傷病が、現代の医学では不治の状態であり、既に死が迫っていると診断された場合には、ただ単に死期を引き延ばすためだけの延命措置はお断りいたします」(48)。そこでは、患者が過剰医療を望まず、尊厳ある死を可能にしてほしいとの希望と依頼の意思が示されている。「私の要望を忠実に果たしてくださった方々に深く感謝申し上げる」と意思表示した後、署名・捺印がされる。また、この宣言書は尊厳死協会に登録されるようになっており、協会は登録番号をつけて保管することになっている。そのコピー二通が登録者に渡され、本人と、近親者あるいは信頼できる人が一通ずつ所持する。このようにして尊厳死協会は本人の意思が実行されるように努めている。このような協会は、患者にとって一つの助けである。さらに本人の意思が正しく実行されるには、本人の署名だけではなしに、リビング・ウイルの正当性を示す人と患者の代理で意思表示をしてくれる人、この二人の証人の名前やそれぞれ患者との関係や連絡先も書くことによって、患者の「生前意思」が尊重されるシステムとなっている。

なお日本尊厳死協会は、「リビング・ウイル」に加えて「私の希望証明書」を二〇一八年一月から発行しており、主に四項目が記載されている。(一) 最期を過ごしたい場所、(二) 私が大切にしたいこと、(三) 自分で食べることができなくなり、医師より回復不能と判断された時の栄養手段で希望すること、(四) 医師が回復不能と判断した時、私がして欲しくないこと、などである。

これらによって患者の意思表示は確かなものになり、遺された者たちは、患者の意志決定したものを実行しやすくなる。しかし、家族の同意が得られない場合もある。家族と患者の考え方に相違がある場合には、第三者が患者の意思の実行を可能にする道を、法律的強制力をもたせて保証することが、人権を保証する上で重要になる。

五　結論

急速な発展を遂げた現代の医学・医療は、多くの生命を死から救い出した。その一方で、治療中心・病院中心・医者中心の医療が誕生した。その結果、患者無視、治療偏重、パターナリズムに陥ってしまった。患者は残された時間がないのに、自己決定が許されずに死を迎えるケースが多い。

ここでは、以上述べたことを踏まえて、社会的課題について三つの点を指摘したい。医療が社会のシステムとして患者の生活を支えるためには、医療文化が変わる必要がある。

1　医療者・患者のパートナーシップ

第一は、人権意識の啓発の重要性である。人権意識を啓発することの重要性は、部落差別問題・在日韓国朝鮮人問題・障がい者問題・女性問題などに共通している。人権啓発活動は必須である。それと並んでそれぞれの問題には固有の問題が存在しているから、その固有な問題を分析しなくてはならない。患者の人権を尊重した医療になるには、患者・家族・医療者・行政全体が医療における人権意識に目覚め、問題の所在を明らかにし、人権を尊ぶ意識を育むことが必要になる。

この章では、伝統的医療システムに人権侵害の問題があることを指摘した。

伝統的医療システムは、すべての患者の人権が保証される医療を目指して、今、新しい変革期を迎えている。不治の末期ガン患者や高齢者の増加に伴って、治療中心の医療は限界にきた。そして今、治療中心の医療からケア中心の医療にシフトチェンジ（方法転換）が求められている。かつて、患者は医療システムの中で、医療を受ける者・医者に世話になる者でしかなかった。しかし、徐々に医療システム自体に変化が起きてきた。現在、医師・患者関係は、生産者（医療提供者）と消費者（患者）の関係になりつつある。[49] 医師は患者を顧客（クライエント）として受け止め、顧客サービスに努力し始めている。[50] このような関係は人権的視点から見れば、伝統的患者観を乗り越えた前進と考えることができる。しかし注意して見ると、提供者と顧客の関係に対等な関係が生まれた点は積極的に評価できるが、患者が安心できる関係ではない。医療者は患者サービスに熱心になった。病室を改装し快適に病院生活が送れるようにと、病院が企業努力をし始めた。問題は、医療提供者にとって顧客は、利益追求の対象になるので、患者は道具に使われる危険性をもっている点である。この問題を解決するには、医療者と患者が利益を共有するシステムを構築する必要がある。医療者と患者が、対等関係だけではなしに、利益や危険（リスク）を共有できるシステムができることが望ましい。その一つには、医療者と患者がパートナーシップで繋がることがあげられる。患者と医療者が利益と危険を同時に負うならば、そこでは患者が利益追求のための道具とはならない。パートナーシップの中で、情報開示、治療、予後の生活を見ることができる。今、人権という視点から見たときには、利益と危険を互いに分かち合うような新しい医療システムが必要となっている。(51)

2 「負い目」を負った人間同士

もう一つ、人間そのものが「負い目」を負った存在であるという人間理解が、医療と人権を考える際に重要である。それは、自己決定権を実現するためにも重要なのである。現在の医療システムでは、患者は治療・延命の対象として扱われている。あるいは、医療提供者にとっては消費者として扱われる。このようなシステムには、医療者の利益追求の道具として患者が扱われる弊害は拭いきれない。両者が利益で関わる限り、人間としての苦痛は共有できない。人間として同じ立場に立つという視点が見えてこない。患者も医療者も死や病から逃れられないという事実が見えない。すべての人が直面せざるを得ない死や病気の現実は、私たちの自己理解を根底から同じ水平に立たせるものである。

医療者にこの「負い目」意識が生まれると、両者は共通基盤に立つことができる。人間が生きていられるのは、実に多くの人々の恩恵に浴しているからなのである。無数の人々の働きの恩恵に預かって生かされている。

誰一人として孤立して生きられない。「負い目」を負いながら生きている。ここに患者への謙遜や畏れが生まれる。人間存在は誕生から死まで、常に社会との繋がりの中で維持される。人間は社会との繋がりで、与えるものより「受けるものが大きい」のが現実である。生きていること自体が多くの人たちの労働・犠牲・努力の中で営まれているわけで、それは「負い目」を負う人生だと言える。

「負い目」意識は、医療者側に、自分の働きは他の人々の労働・犠牲・努力などへの返却、お返し、返済という謙遜さを呼び覚ますであろう。また患者は、医療者の労苦に対する感謝と尊敬を呼び覚まされる(52)。「負い目」を意識した人間観は、人権問題の重層的構造を破る力ともなる。なぜなら人権問題は、部落差別、在日韓国朝鮮人問題、障がい者問題などだけではない。人権侵害を起こす問題は至るところに散在している。人権意識を明確にしていないと、人権侵害を受けた者が加害者になる危険性をもっている。外国人差別はしないと言いながら、障がい者や病人への差別を犯す危険性を人間はもっているのだ。その危険性を防ぐには、人間の本質的弱さや「負い目」をもつ視点から自己理解をしておく必要がある。

なぜなら私たちの内に潜む人間の悪の問題があるからである。弱い者、貧しい者、能力の劣る者を抑圧し、搾取し、差別する傾向をもっている。この傾向を打ち破って、互いに尊敬し合うには、明確な自己理解が必要である。ここでは「負い目」をもつ自己理解を重視したい。

このように、互いに尊敬と感謝の念をもつ医療システムが構築される必要がある。そのようなシステムの中でしか自己決定権の実現はあり得ない。特に、末期ガン患者や高齢者は、死に向かって生きなくてはならない。自分の人生を総決算するときである。尊敬の念は、両者の間に利害・損得関係を超えてはじめて湧いてくるものである。人間を尊い存在として畏敬することが必要である。医療者がもつ「負い目」意識は医療者に優しさや労りの思いを起こさせ、自己存在の役割を正す働きをする。患者の最後のステージを締めくくる最も大切な時期に、医療者として関わることに畏れと誇りをもつ契機ともなる。

3　死を負う人間

最後に、人権意識の根幹を支えるもう一つの人間理解について触れることにする。人権とは、人間がもって生まれた基本的権利を尊重する思想である。その思想を生かすためには、人間とは何かという問いから出発する必要がある。人権思想が確立し、人権文化が実現するには、人間が他者の基本的権利を踏みにじったり、無視したり、抑圧したりしないようにする必要がある。差別の根幹には、自分だけが尊い存在で、それ以外の存在は価値が低いと見る自己中心の思想がある。自分だけが偉く、正しく、間違いなく、生きる権利をもっていると考える傲慢さがある。このような傲慢さは自己絶対化であり、自分以外の人間の尊厳を認めない危険思想である。この思想は、排他的・独善的・自己絶対化・他者否定を生み出す原因となっている。

このような危険思想を排するには、正しい人間観が必要であり、それは、共存・共生・他者尊重・生命への畏敬である。また、生かされていることへの「感謝の念」が必要である。先ほど、「負い目」意識は自分の働きを負い目への応答として考えさせる力となると述べた。感謝があるところには、弱い者と強い者が共存できる基盤が生まれてくる。

「人間は死すべき存在」であるという人間理解は、医療者と患者の双方に、人間の運命について目を向けさせてくれる。人間にとって避けられない死という事実は、人間の悲劇を示すと同時に、同じ運命を負った者同士の愛の共感をもたせるものである。そして、その連帯の中で、運命を乗り切るための新たな可能性に目を向けさせてくれるのである。それは人間を超越するものへの眼差しである。人間存在を超える大きな生命や力に対する探究が芽生えてくる。

正しい人間観を構築するには、互いの弱さを認める謙遜さが必要である。患者の人権が認められる文化を育むには、互いが人間であるという思想と、「医療者」と「患者」の境を超える思想が必要である。互いに人間であり、死すべき存在であるという自己理解が必要である。それは、医療者・患者という立場を捨て去ることである。立場・役割に立つ人間理解を捨てて、人間の本質に立つべきである。人間が「死すべき存在」であるという普遍的真理（事実）に立つとき、立場からくる高慢さから解放される。

また、そこから互いの存在の悲しみに対する労りや思いやり、痛みの共有が生まれてくる。医療者のみが人権侵害の加害者になるのではない。特に医療ミスが起きたときには、医師は非難の攻撃を受けて自尊心を失い、また、自己の適性を疑う者さえいる。患者だけが人権を主張する医療システムは不備である。医療者と患者の両者が人権を守られる医療システムを構築することが求められている。そして、このような医療者と患者の人権が守られる医療システムの中で、患者は自己決定権を安心して実行できるのである。このようなシステムの根底には、「人は死すべき存在」という運命づけられている絶対的原理を理解することからの出発が必要なのである。患者にも医療者にも優しい医療システム・文化が求められている。

注

（1）大井玄『終末期医療――自分の死をとりもどすために』弘文堂、一九八九年、一二七頁。「現実の終末期医療では、告知は行われず、結果として延命に治療が偏り、ほとんどの医師・看護婦が家に帰したいと思っている末期癌患者も、圧倒的に病院死を遂げている。私たちは一般に自分の死にたいように死ぬことを許されていない」。

（2）世界人権宣言（一九四八年一二月一〇日採択）第一条「すべての人間は、生まれながらにして自由であり、かつ、尊厳と権利とについて平等である。人間は、理性と良心とを授けられており、互いに同胞の精神をもって行動しなければならない」。ここには患者と医療者は人間としての尊厳と権利においては平等であり、互いに尊重すべきであるという人権理解がある。第一九条「すべて人は、意見及び表現の自由に対する権利を有する。この権利は、干渉を受けることなく自己の意見をもつ自由……」とある。本人の意思の確認のないままに、医療者や家族の意思で医療が選択・決定されていることは、個人の権利が干渉されていることになる。

（3）木村利人『自分のいのちは自分で決める――生病老死のバイオエシックス＝生命倫理』集英社、二〇〇〇年、二六一二八頁。木村は患者は「知る権利」と「知らないことを選択する権利」があることを述べている。

（4）高瀬昭治「『社会的存在としての人間から医療行為をみる』」『生命倫理学講義――医学・医療に何が問われているか』斎藤隆雄監修・神山有史編、日本評論社、一九九八年、一一一一二頁。

（5）同書、一二頁。高瀬昭治によると、五段階とは次のようである。第一段階、情報開示、第二は、被検者がその情報、内容を理解する。第三は、被検者が自発的に治験を受けることを承認する。第四は、治験行為や実験を受ける能力を患者が持っている。第五は、被検者が治療行為・医療行為に同意する。「この五つのうち一つでも欠けた場合には、インフォームド・コンセントは成立しないということになります」（一三頁）と述べている。

（6）同書、二七五頁。

（7）厚生省健康政策局総務課監修『21世紀の末期医療』中央法規出版、二〇〇〇年、二一九頁を参照、星野一正訳から引用。

（8）斎藤監修、前掲書、二七八頁。

（9）曽我英彦・棚橋實・長島隆編『生命倫理のキーワード』理想社、一九九九年、二七頁。ここで著者は、パターナリズムを排して患者中心の医療を行うためには「『知る権利』、そして個人に関わることについては……『自己決定する権利』が不可欠である」と述べている。

(10) 全米ホスピス協会のホスピスの定義は「ホスピスとは、末期患者とその家族を家や入院体制の中で、医学的に管理すると共に、看護を主体とした継続的なプログラムを以て支えていこうとするものである。種々の職種の専門家で編成されたチームが、ホスピスの目的のために行動する。その主な役割は、末期のために生ずる症状（患者や家族の肉体的、精神的、社会的、宗教的、経済的な痛み）を軽減し、支え励ますことである」。

(11) 福田みずほ「いま、なぜ『患者の権利法』が必要か」『こころの科学』第四三号、一九九二年五月、八七―八九頁。弁護士、大学の研究者、医師、看護婦、ジャーナリスト、一般市民などが患者の権利を法制化する運動をしている。

(12) 曽我・棚橋・長島編、前掲書、二四頁。「説明と同意」「説明・理解と同意」「説明と理解・納得・同意」「十分理解した上で自分で決定すること」などと説明されている。

(13) 医療における人権問題は多岐にわたっている。以下のものを参照。
現代の先端医療のもつ危険性については、生命操作を考える市民の会編『生と死の先端医療――いのちが破壊される時代』（部落解放・人権研究所、一九八八年）の中で取り上げられている。ここで扱っている問題は、次の通りである。出生前診断、ダウン症、臓器移植、安楽死、遺伝子治療、ヒトゲノム解析、クローン開発など。また、H・T・エンゲルハート、H・ヨナス他『バイオエシックスの基礎――欧米の「生命倫理」論』加藤尚武・飯田亘之編（東海大学出版会、一九八八年）では、人工妊娠中絶、欠損新生児、安楽死、臓器移植などの問題をあげている。その他、医療ミスについては、廣瀬輝夫『死の医学――良い死に方、死なせ方』（学生社、二〇〇〇年）を参照。ここでは、過剰医療、脳死判定（密室主義、臓器の必要からの生命軽視）、生命操作（優生学）、DNA解明（プライバシー保護の問題、結婚、職業、生命保険などでの差別）、安楽死（自己決定権、医療環境、社会政策）、エイズ差別（職業差別など）、臓器の売買（腎臓、肉体の神聖権）、院内感染（患者の人権の守り方）などがあげられている。山口研一郎編『操られる生と死――生命の誕生から終焉まで』（小学館、一九九八年）では、生命操作、遺伝子診断、脳死、臓器移植などに触れられている。その他、香川知晶『生命倫理の成立――人体実験・臓器移植・治療停止』（勁草書房、二〇〇〇年）、天笠啓祐『優生操作の悪夢――医療による生と死の支配』（社会評論社、一九九六年）などを参照。

(14) 近藤誠『ぼくがすすめるがん治療』文藝春秋、一九九九年。

(15) このような問題を医療の中に加えて、全人的医療を考えたのは、現代的ホスピスの創設者であるシシリー・ソンダースである。ホスピスでは患者の肉体的苦痛のみならず、家族を含めたケアを目的としている。

(16) 総務庁編『高齢社会白書　平成一二年版』大蔵省印刷局、二〇〇〇年、八八頁。日本は現在、超高齢社会に入り、「65歳以上の在宅の『寝たきり』(『全く寝たきり』及び『ほとんど寝たきり』を合わせたもの)の高齢者について、その寝たきりの期間を同調査でみると、『3年以上』となっている割合が半数近くになっている」。

(17) 同書、二一—二四頁を参照。国際連合は一九九九年を国際高齢者年と定めた。その上で、今後の高齢社会対策として、五つの原則を提案した。自立・参加・ケア・自己実現・尊厳である。特にケアについては「高齢者の日常的な生活を支えること全般」(二三頁)としている。またガン末期患者については、世界保健機関編・武田文和訳『がんの痛みからの解放とパリアティブ・ケア』金原出版、一九九三年、五頁を参照。ここで「パリアティブ・ケアの最終目標は患者とその家族にとってできる限り良好なクオリティ・オブ・ライフを実現させることである」とある。つまり、パリアティブ・ケアの中心は「積極的で全体的な医療ケア」「患者と家族へのケア」「クオリティ・オブ・ライフ」だと言っている。

(18) R・G・トワイクロス、S・A・ラック『末期癌患者の診察マニュアル——痛みの対策と症状のコントロール』武田文和訳、医学書院、一九八七年、二一八—二三二頁。

(19) 医療者と患者のコミュニケーションの問題については、恒藤暁『最新緩和医療学』最新医学社、一九九九年、三〇—三七頁。

(20) 家族の悲嘆の問題など。恒藤暁「家族のケア」『緩和医療学』日本緩和医療学会監修、柏木哲夫・石谷邦彦編、三輪書店、二五七—二七〇頁。

(21) 中重喜代子「末期患者を抱える家族への援助」『ホスピスケアの展望』(現代のエスプリ 二七四) 長谷川浩編、至文堂、一九九〇年、一一四—一五三頁。ここで家族の重荷として、精神的負担、心身の疲労、経済的・社会的な負担などをあげている。

(22) 世界保健機関編、前掲書、五頁。ここでは緩和医療は「積極的で全体的な医療ケア」「患者と家族へのケア」「クオリティ・オブ・ライフ」の実現がうたわれている。

(23) 柏木哲夫『死にゆく患者の心に聴く——末期医療と人間理解』中山書店、一九九六年。柏木は「魂のケア」「精神的ケア」「宗教的な痛み」に触れて、精神的苦痛・霊的苦痛へのケアの重要性を述べている。

(24) 町野朔『患者の自己決定権と法』東京大学出版、一九八六年、ⅰ頁（はしがき）。「患者が医療の遂行について自己決定権を持つことは、現在では何人も疑っていない。しかし、患者の自己決定権がいかなる意味内容を持つものなのか、いかなる範囲で法的な保護を受けるのか、……現在でも明らかになっているわけではない」と述べている。患者の自己決定権の範囲、医師の責任などについて詳しい。

(25) 田中伸司「患者――医療者関係」『バイオエシックス入門』第三版、今井道夫・香川知晶編、東信堂、二〇〇一年、一六四―一八一頁。この中で専門的知識・技術をもつ医療者とそれをもたない患者の関係を強者と弱者の関係であるとしている。その上で医療の透明性と医療者の説明責任の必要性を述べている。「患者は医療者の何気ない一言によって簡単に傷つき、思い悩む。そのように弱い存在だからこそ、患者が受ける医療には透明性が必要であり、患者（そして家族）に接する医療者には説明責任が求められる」（一八〇頁）と述べている。更に、「医療を患者との共同行為」（一八〇頁）と捉えるべきだとも語っている。

(26) 石原明『法と生命倫理20講』日本評論社、一九九七年、一〇六―一一八頁。石原は「医療過誤とは、医療関係者が患者に対して診療行為を施すに当たり業務上必要とされる注意義務を怠り、そのために患者の生命・身体を侵害した場合をいう」と述べている（一〇六頁）。また、「医療は、問診から始まって検査、診察したあと、注射、投薬、輸血、手術などの治療行為が行われ、そして予後リハビリなどで終了するが、医療過誤はそのいずれの段階でも、多少の差はあれ起こりうるものである」（一〇八頁）と述べて、医療過誤が防ぎにくいものであることを示唆している。

(27) 同書、一〇七頁。医療過誤をめぐる提訴件数は、増加傾向にある。増加の理由は「国民皆保険制度の実施による医療の拡大と患者の増加、医療技術の高度化、多種の薬品開発などによるものであるが、何よりも患者＝国民の権利意識の高揚とマスコミなどを通じて得られる医療に関する一般的知識の普及や医療制度への批判などが、その背景となっているものと思われる」と石原は述べている。

(28) 鈴木恒夫「インフォームド・コンセント」、今井・香川編、前掲書、三一頁。鈴木は「医療者が患者にとって善を判断できるとは必ずしもかぎらない」と述べている。患者の意思を排除しての医療者の一方的判断への警告である。内野正幸「『自己決定権と平等』」『岩波講座現代の法14　自己決定権と法』岩村正彦他編、岩波書店、一九九八年、七頁。自己決定権には外からの干渉を排除するという面があると述べて、内野は患者は自分の病気について「知り」「決定」する権利を有すると述べている。

(29) 鈴木、前掲論文、三〇頁。「バイオエシックスでは医療における患者の役割に注意が払われる。患者は医療者に庇護されるだけの受動的存在ではなく、自分の受ける医療について自から決定・選択する存在でもある」。

(30) 星野一正『インフォームド・コンセント――日本に馴染む六つの提言』丸善、一九九七年。森岡泰彦『インフォームド・コンセント』日本放送出版協会、一九九四年。R・R・フェイドン、T・L・ビーチャム『インフォームド・コンセント――患者の選択』酒井忠昭・秦洋一訳、みすず書房、一九九四年。

(31) 木村、前掲書、二一三頁。

(32) 「医療情報の公開・開示を求める市民の会」がある。このような会があること自体、日本の医療の閉鎖性を示している。この会のホームページには、「医療界全ての健全化のために、悲惨な薬害・医療被害が繰り返さないために　真のインフォームドコンセントがなされるために、私たちは医療情報の公開・開示を求めています」と記されている。ホームページ http://hkr.oo7.jp/simin/

(33) 木村、前掲書、二一二頁。この中でパターナリズムについて「上下関係のなかで一方的に患者を見下した父権的な温情主義」と批判している。森岡、前掲書、二二頁。「医者は親であり、患者はその子供であるとするパターナリズムの考えは、ややもすると親の一人よがり、親権の乱用につながり、医師の独善的判断が先行し、患者側の不評、不信の芽になってきたという一面もあった」と述べている。

(34) 本田裕志「医療におけるパターナリズム」『生命倫理の現在』塚崎智・加茂直樹編、世界思想社、一九八九年、一四八―一六四頁。本田はこの論文の中でパターナリズムの定義に触れながら、癌患者への医療におけるパターナリズムの問題点に言及している。「医師が衷心から患者のためを思って行なう情報隠匿が、患者にとって耐えがたい『善意の押しつけ』になる」（一六〇頁）と述べている。この論文での本田の論述の視点は、医療者側からの情報隠匿が問題にされている。

(35) 曽我・棚橋・長島編、前掲書、二五―二六頁。「パターナリズムは医療の世界ではごく『自然な』関係であった。なぜなら、不調感や無力感に陥っている病人は他者の助力による癒しを求めており、……」とある。

(36) ポール・ラムゼー「医師と患者の同意の意味」エンゲルハート、ヨナス他、前掲書、一八七頁。ここで「患者と医師の関係や被験者と研究者の関係を概念化する際には、『契約』よりも『パートナーシップ』の方が良いことばであることを意味している」と述べている。更に、患者と医師は「共同の冒険者」であると述べて、患者と医師の関係は信頼関係を基にしながら共にリスクを負う者であるという理解を示している。

(37) 谷本光男「医療資源の配分の倫理」『生命倫理学を学ぶ人のために』加藤尚武・加茂直樹編、世界思想社、一九九八年、一七六頁。ここで谷本は、患者の権利の問題を医療制度全体との関わりの中で捉えている。「医師――患者関係における倫理的問題（インフォームド・コンセント、パターナリズム、患者の権利など）はもちろん重要であるが、これらの問題は医療制度全体にかかわる問題と切り離して考えることはできない」と述べて、単に個人的倫理の問題では解決できないと指摘している。

(38) 木村、前掲書、二一九頁。木村は、日本では「個や自己の強調よりも家庭・親族・仲間内の人間的倫理関係に重きを置く傾向のある社会でのバイオエシックスの原理としては、『和』や『協調』をめざす『関係の中の自己決定』が展開されており、これは『関係的自己決定』と名づけられよう」と述べている。

(39) 自分の病気への理解度には個人差がある。しかし、精神的障害をもっているために病気に対する理解がもてない人もいる。このような精神的障害をもつ人々のケースは、今、扱わない。先に述べたように、日本の現状は理解力・判断力をもつ患者の人権さえ侵害されている。情報の理解力や、判断力をもたない人の人権の問題は、別の機会に論じたいと考えている。関心ある人は、高井裕之「ハンディキャップによる差別からの自由」岩村他編、前掲書、二〇三―二三五頁を参照。あるいは、国際法律家委員会編『精神障害患者の人権――国際法律家委員会レポート』広田伊蘇夫・永野貫太郎監訳、明石書店、一九九六年を参照されたい。

(40) 木村、前掲書、二一二―二一三頁。「日本では病気という弱い立場にある患者の心理的依存心や甘えの心情が、頼りがいのある医師にすべてをまかせるという状況をいまもつくり出している」と述べて、日本の現状を指摘しながら、個人の自立を促している。

(41) 内野、前掲論文、一一頁で、自己決定に伴う責任について論じている。

(42) 戸田省二郎「宗教と生命倫理」加藤・加茂編、前掲書、一九九八年、三〇三頁。この中で戸田は「真の宗教の世界観や人生観は、物質と我欲中心になりがちな世間のそれを超えたスケールと厳しさをもっている」と述べて、宗教の意味を評価している。

(43) 自己決定後のケアの必要性について、第七回日本臨床死生学会（二〇〇一年一二月八日、聖路加看護大学）での発表があった。高野里美（埼玉県立大学保健医療福祉学部）によると、患者は自己決定した後から、何度も、「揺らぎ」「納得」と「吟味」を経験するという。高野は患者の決定を支えることが必要であると述べている。

(44) 澤田愛子『末期医療からみたいのち――死と希望の人間学』朱鷺書房、一九九六年、一五〇―一五一頁。澤田は宗教と癒しに注目して「死に直面するような事態になれば、宗教の出番はますます大となった」「肉体的な状況がいかに絶望的であれ、その肉体を内包する人間存在は、癒しを通して、活気と歓びと安らぎに包まれ得ることだってあり得るのだ」と述べて、宗教が病人の全存在を支える力となることを述べている。

(45) 立山龍彦『自己決定権と死ぬ権利』東海大学出版会、一九八八年、三八頁。「一八歳以上の不治の患者が意思能力がある際に、生命維持装置を外すことを承認した文書に署名していた場合、医師に同装置の取り外しを求める権利があるが、血縁や遺産相続上の関係のない二人の保証人が必要である等の趣旨が規定されている」とのべている。このような法律は、アメリカでは拡大の方向にあるという。

(46) 厚生省・日本医師会編『末期医療のケア――その検討と報告』中央法規出版、一九九二年、一七九頁。そこにはリビング・ウィルが次のように示されている。「医師達が、延命措置を行おうと否とに関わらず私は死に至り、延命措置の実行は単に死の過程を人工的に伸ばすだけであると判断した時、私はこのような措置を控え、あるいは中断することを指示し、快適なケアのために必要であると見なされる投薬と、医学的措置のみにより、自然死に至ることを許されるべきことを定める」

(47) ユーリウス・ハッケタール『最後まで人間らしく――患者の自己決定権について』関田淳子・柳沢ゆりえ・岩切千代子訳、未來社、一九九六年、二八四―二八六頁。

(48) 日本尊厳死協会監修『自分らしい終末「尊厳死」』法研、一九九八年、三五三頁。

(49) 高橋涼子「患者からユーザーへ」『病と医療の社会学』(岩波講座現代社会学14) 井上俊他編、岩波書店、一九九六年、一五一―一六八頁。

(50) 村上國男『医の倫理』農山漁村文化協会、一九七九年、五一頁。村上は「医療こそ本当のサービス業」だと言っている。村上のサービス業には、利益追求のサービス業というニュアンスは少なく、むしろ、人間への奉仕者との意味が強い。村上の医療の背景には、キリスト教的博愛主義がある。「ある時は力およばず亡くなった患者のため密室に下って神の恵みを乞い、またある時は、すべての人の予期を裏切るかの如くに死の床より生還させ得たことを家族と共に喜び合いながら心に神の名を覚えたことなど、私にとっては、これが精一杯なのだが……」(二三一頁) とある。

(51) 新しい医療システムが各国で模索されている。世界保健機関（ＷＨＯ）が中心となって、Health Promote Hospital (HPH)

計画が一九七〇以降、ヨーロッパを中心に進められ、治療中心型医療から健康増進型医療へ転換しつつある。この計画の理念は、医療者と患者の関係は「健康増進を計る協同者」だということである。この計画に直接関係している、ドイツのミュンヘン大学医学部教授で、セント・イルミンガード病院院長のクラウス・D・ヒュレマン博士が、関西学院大学神学部の招待で二〇〇一年一〇月二〇日に講演した。その際、この計画について話され、ヨーロッパの各国では患者中心の良い成果を収めているとの報告があった。

(52) 浜口吉隆『キリスト教からみた生命と死の医療倫理』東信堂、二〇〇一年、一六七頁。「人間の自己決定は他者との連帯性からも考察されなければならない……人間は一定の社会や共同体の構成員として、その連帯性の自覚の下に他者のために自己決定するのである」と述べている。ここでは、他者を利益追求の対象としたり、あるいは医師・患者関係を強者・弱者関係とも見ていない。むしろ、互いに相手を「貴重な賜物」（一六三頁）として認め合う思想が見て取れる。

あとがき

ここに集めた論文は関西学院大学神学部在職中に執筆したもので、神学部の紀要『神学研究』と先端社会研究編集委員会の『先端社会研究』と人権教育研究室の『関西学院大学人権研究』誌と日本宗教学会の『宗教研究』に掲載したものである。一九九三年から二〇〇八年まで関西学院大学神学部で教育と研究に携わる機会をいただいた。それまでのホスピスの体験やカウンセリングの体験を学問のテーブルにのせて整理、分析する研究作業をする機会に恵まれた。

神学作業は苦しみもあったが、それ以上に喜びが多かった。特に私自身の内にある疑問に光を当てて解答を探る作業で、私自身の心が解放される喜びが大きかった。

本書に収めた論文は発表の年代ではなく、関連するテーマでまとめた。大まかに三つのカテゴリーに分け、第Ⅰ部 死と向き合う、第Ⅱ部 スピリチュアルケア、第Ⅲ部 日本人へのスピリチュアルケアの可能性とした。更にそれぞれのカテゴリーをいくつかのテーマで章立てている。どの章から読んでいただいても結構である。

改めて全論文を見直し、加筆、訂正した。また、理解しにくい文章に手を加えてわかりやすくした。その上で、要旨とキーワードを加えることで、読者の理解を助けることができるようにした。

本書は、死の臨床現場が抱える問題に対してスピリチュアルケアができる可能性を追求した小さな結果である。生ける人間の苦悩や葛藤に少しでも寄り添い、スピリチュアルな側面からできる援助を模索している。扱ったテーマは死に逝く人々の魂の苦悩、宗教的渇望、死生観、自己喪失、ケアすること・ケアされること、日本人のスピリチュアリティ、医療における人権の問題などである。

医療は急速な進歩を遂げているが、病いを負った患者は身体的苦痛だけではなく、人間としての心の苦悩も深い。人間は人間らしく、自分らしく生きたいと葛藤している。いのち全体を扱う視点が不可欠なのである。医療は専門化して医療選択の問題や意思決定の問題、更には高齢化に伴って生きる意味の問題が大きな課題となってきた。社会制度や政治・経済・医療・福祉・介護などが関わり、そこでは宗教やスピリチュアルケアを視野に入れて問題を扱う必要がある。スピリチュアルな問題は過去には主に宗教が関わってきたが、近年は制度化された宗教の枠組みを超えた、より大きな枠組みで考えるようになっている。精神的治療や心理カウンセリングではなく、宗教的、あるいは実存的苦悩に寄り添いつつ共に考えるケアとして扱うようになった。それによって今まで宗教に無関心だった人にも、個々人が自分のいのちを支える基盤を求めたときには、その助けをスピリチュアルな側面から考えることができるようになった。それは人間の生の質や幸福や生きがいに深く関わっている。ここに収めたものは、小さな成果であり、今後もいろいろな分野の方々のご指導いただき取り組んでいきたいと願っている。

今回、このような形で関西学院大学出版会から出版していただけたことに心から感謝している。出版会の田中直哉氏は筆者の出版の希望を前向きに受け止めてくださり、出版の道を開いてくださった。田中氏の好意に心から感謝している。また直接、編集の任を引き受けてくださり、非常に丁寧な作業を進めてくださった辻戸みゆき様にも心からの感謝を申し上げたい。お二人の支援がなければ、この書物はこのような形で世に出ることはなかった。その他一人ひとりのお名前は記さないが、同じ関心を共有して、研究会などをもった多くの研究者仲間に恵まれたことを心から感謝している。そして、その研究者から多くの刺激を受け、研究を進める喜びを与えられたことをありがたく思っている。

また、教育や研究、そして教会の奉仕などで多忙を極めていたが、妻幸子が背後で常に家族を支えてくれたので、時間と労力をスピリチュアルケアへの関心に注ぐことができた。この著書の出版を妻と心から喜びたいと思う。

震災、原発事故、テロ事件などがあり、人々は深く傷ついたのが平成の時代であった。自国第一主義、貧富の格差が広がっている。令和の時代は、信頼、和解、共生の時代であって欲しい。スピリチュアリティへの関心が新しい物の考え方や価値観への道しるべとなることを願っている。

全ての人が生まれてきたことを心から喜び、死の恐れから解放されて、日々のいのちの質を高め、平和で安心して過ごせる世界を作ることが私の祈りである。

宝塚の自宅にて

二〇一九年（令和元年）五月二日

著　者

初出一覧

第一章：魂の遍歴――「スピリチュアリティ」の探求（魂の遍歴――「スピリチュアリティー」の探求）
神学研究　第四三号　一九九六年（一六三―一九二頁）
参考文献：西田英史『ではまた明日』

第二章：スピリチュアリティ覚醒のメカニズム（危機体験とスピリチュアリティ）
神学研究　第四四号　一九九七年（二〇七―二五九頁）
参考文献：西川喜作『輝やけ 我が命の日々よ』

第三章：死にゆく人の宗教性を支える（死にゆく人々への宗教的援助）
神学研究　第四一号　一九九四年（一〇五―一二九頁）
参考文献：青木日出雄『ガンを見すえて生きる――告知からの出発』

第四章：岸本英夫の生死観について
神学研究　第四五号　一九九八年（一―三三頁）
参考文献：岸本英夫『死を見つめる心』

第五章：スピリチュアリティと自己喪失――自己を求めて（自己喪失とスピリチュアリティ――自己を求めて）
先端社会研究　第四号　特集「スピリチュアリティと幸福」二〇〇六年（五―二三頁）

第六章：医療におけるスピリチュアルケア・モデルの構築
神学研究　第五五号　二〇〇八年（八一―九九頁）

第七章：スピリチュアルケアにおける「ケアすること」と「ケアされること」の本質的問題
（旧題：終末期ガン患者へのスピリチュアルケア――ケアの可能性について）
神学研究　第五三号　二〇〇六年（一二七―一四一頁）

第八章：日本人の古層のスピリチュアリティを求めて――『竹取物語』を資料にして
神学研究　第五四号　二〇〇七年（八一―九六頁）

第九章：スピリチュアルケアへの宗教の貢献（スピリチュアルケアへの宗教の貢献――宗教の復権に向けて）
宗教研究　第八四巻第二輯（三六五号）特集「スピリチュアリティ」二〇一〇年（二八三―三〇四頁）

第一〇章：医療と人権――自己選択権をめぐって
関西学院大学人権研究　第六号　二〇〇二年（三五―五一頁）

著者紹介

窪寺 俊之（くぼてら・としゆき）

1939生まれ、埼玉大学、東京都立大学大学院に学び、米国エモリー大学神学研究科を修了（M.Div.）、コロンビア神学校神学研究科修了（Th.M.）、博士（大阪大学）、米国リッチモンド記念病院元チャプレン、米国イーストベイ・フリー・メソジスト教会元牧師、淀川キリスト教病院元チャプレン、関西学院大学神学部元教授、聖学院大学大学院元教授、現在、客員教授。スピリチュアルケア学、死生学、牧会学。日本スピリチュアルケア学会副理事長、日本臨床死生学会常任理事、日本臨床宗教師会副会長、日本ホスピス財団評議員。


〈著書〉

『スピリチュアルケア入門』、『スピリチュアルケア学序説』、『スピリチュアルケア学概説』、『スピリチュアルケア研究』、『癒やしを求める魂の渇き —— スピリチュアリティとは何か』（共）、『緩和医療学』（共）など。

〈訳書〉

『魂への配慮』（D.D. ウイリアムズ）、『神学とは何か』（M. ワイルズ）、『キリスト教カウンセリングの方法と実際』（ケネス・デール）、『看護の中の宗教的ケア』（J.A. シェリー／S. フィッシュ、共訳）、『愛する人が死にゆくとき』（ルース・L・コップ、共訳）など。

死とスピリチュアルケア論考

2019年10月10日初版第一刷発行

著　者　窪寺俊之

発行者　田村和彦
発行所　関西学院大学出版会
所在地　〒662-0891
　　　　兵庫県西宮市上ケ原一番町1-155
電　話　0798-53-7002

印　刷　株式会社クイックス

Printed in Japan by Kwansei Gakuin University Press
ISBN 978-4-86283-283-2